全国高等卫生职业教育护理专业
"双证书"人才培养"十三五"规划教材

供护理、助产等专业使用

病理学与病理生理学

（第2版）

主　编　唐忠辉　周　洁　杨少芬

副主编　卢化爱　孟加榕　温且木·买买提

编　者　(以姓氏笔画为序)

卢化爱　宁夏医科大学高等卫生职业技术学院

申　力　广州医科大学卫生职业技术学院

杨少芬　广州医科大学卫生职业技术学院

何钟磊　上海健康医学院

陈雅静　漳州卫生职业学院

周　洁　江西卫生职业学院

居来提·托合提　新疆维吾尔医学专科学校

孟加榕　中国人民解放军第一七五医院

唐忠辉　漳州卫生职业学院

温且木·买买提　新疆维吾尔医学专科学校

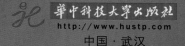
华中科技大学出版社
http://www.hustp.com
中国·武汉

内 容 简 介

本书是全国高等卫生职业教育护理专业"双证书"人才培养"十三五"规划教材。

本书是将病理学与病理生理学的教学内容进行整合后编写而成的。全书分为十八章,内容主要包括疾病概论,细胞和组织的适应、损伤与修复,局部血液循环障碍,水、电解质代谢紊乱,酸碱平衡紊乱,发热,炎症,肿瘤,弥散性血管内凝血,休克,缺氧,呼吸系统疾病,心血管系统疾病,消化系统疾病,泌尿系统疾病,女性生殖系统疾病,内分泌系统疾病,传染病。

本书供高职高专护理、助产、口腔、检验、眼视光等专业使用。

图书在版编目(CIP)数据

病理学与病理生理学/唐忠辉,周洁,杨少芬主编.—2版.—武汉:华中科技大学出版社,2016.1(2023.2重印)

全国高等卫生职业教育护理专业"双证书"人才培养"十三五"规划教材

ISBN 978-7-5680-1540-0

Ⅰ.①病… Ⅱ.①唐… ②周… ③杨… Ⅲ.①病理学-高等职业教育-教材 ②病理心理学-高等职业教育-教材 Ⅳ.①R36

中国版本图书馆 CIP 数据核字(2015)第 308158 号

病理学与病理生理学(第 2 版) 　　　　　　　　　　唐忠辉　周　洁　杨少芬　主　编

Binglixue yu Bingli Shenglixue

策划编辑:居　颖

责任编辑:居　颖　叶丽萍

封面设计:原色设计

责任校对:张会军

责任监印:周治超

出版发行:华中科技大学出版社(中国·武汉)

　　　　　武昌喻家山　　邮编:430074　　电话:(027)81321913

录　　排:华中科技大学惠友文印中心

印　　刷:湖北恒泰印务有限公司

开　　本:787mm×1092mm　1/16

印　　张:21

字　　数:515 千字

版　　次:2012 年 2 月第 1 版　2023 年 2 月第 2 版第 5 次印刷

定　　价:79.00 元

全国高等卫生职业教育护理专业"双证书"人才培养
"十三五"规划教材编委会

丛书学术顾问 文历阳 沈 彬

委 员（按姓氏笔画排序）

于洪宇 辽宁医学院护理学院
王志亮 枣庄科技职业学院
艾力·孜瓦 新疆维吾尔医学专科学校
付 莉 郑州铁路职业技术学院
白梦清 湖北职业技术学院
任海燕 内蒙古医科大学
杨美玲 宁夏医科大学高等卫生职业技术学院
沈小平 上海思博职业技术学院
陈荣凤 上海健康医学院
姚文山 盘锦职业技术学院
夏金华 广州医科大学卫生职业技术学院
倪洪波 荆州职业技术学院
徐国华 江西卫生职业学院
沈国星 漳州卫生职业学院
隋玲娟 铁岭卫生职业学院

总 序

世界职业教育发展的经验和我国职业教育发展的历程都表明,职业教育是提高国家核心竞争力的要素之一。近年来,我国高等职业教育发展迅猛,成为我国高等教育的重要组成部分,与此同时,作为高等职业教育重要组成部分的高等卫生职业教育的发展也取得了巨大成就,为国家输送了大批高素质技能型、应用型医疗卫生人才。截至 2010 年底,我国各类医药卫生类高职高专院校已达 343 所,年招生规模超过 24 万人,在校生 78 万余人。

医药卫生体制的改革要求高等卫生职业教育也应顺应形势调整目标,根据医学发展整体化的趋势,医疗卫生系统需要全方位、多层次、各种专业的医学专门人才。护理专业与临床医学专业互为羽翼,在维护人民群众身体健康、提高生存质量等方面起到了不可替代的作用。当前,我国正处于经济社会发展的关键阶段,护理专业已列入国家紧缺人才专业,根据国家卫生和计划生育委员会的统计,到 2016 年我国对护士的需求将增加到 240 万余人,平均每年净增加 11.5 万人,这为护理专业的毕业生提供了广阔的就业空间,也对高等卫生职业教育如何进行高素质技能型护理人才的培养提出了新的要求。

教育部《关于全面提高高等职业教育教学质量的若干意见》中明确指出,高等职业教育必须"以服务为宗旨,以就业为导向,走产学结合的发展道路"。《中共中央国务院关于深化教育改革全面推进素质教育的决定》中再次强调"在全社会实行学业证书、执业资格证书并重的制度"。上述文件均为新时期我国职业教育的发展提供了具有战略意义的指导意见。高等卫生职业教育既具有职业教育的普遍特性,又具有医学教育的特殊性,护理专业的专科人才培养应以职业技能的培养为根本,与护士执业资格考试紧密结合,力求满足学科、教学和社会三方面的需求,把握专科起点,突出职业教育特色。高等卫生职业教育发展的形势使得目前使用的教材与新形势下的教学要求不相适应的矛盾日益突出,加强高等卫生职业教育教材建设成为各院校的迫切要求,新一轮教材建设迫在眉睫。

为了顺应高等卫生职业教育教学改革的新形势和新要求,在认真、细致调研的基础上,在教育部高职高专医学类及相关医学类专业教学指导委员会专家和部分高职高专示范院校领导的指导下,我们组织了全国 30 所高职高专医药院校的 200 多位老师编写了这套秉承"学业证书和执业资格证书并重"理念的全国高等卫生职业教育护理专业"双证书"人才培养"十三五"规划教材。本套教材由国家示范性院校引领,多所学校广泛参与,其中副教授及以上职称的老师占 70%,每门课程的主编、副主编均由来自高职高专医药院校教学一线的教研室主任或学科带头人组成。教材编写过程中,全体主编和参编人员进行了认真的研讨和细致的分工,在教材编写体例和内容上均有所创新,各主编单位高度重视并有力配合教材编写工作,责任编辑和主审专家严谨和忘我地工作,确保了本套教材的编写质量。

本套教材充分体现新一轮教学计划的特色,强调以就业为导向、以能力为本位、贴近学生的原则,体现教材的"三基"(基本知识、基本理论、基本实践技能)及"五性"(思想性、科学性、先进性、启发性和适用性)要求,着重突出以下编写特点。

(1) 紧跟教改,接轨"双证书"制度。紧跟教育部教学改革步伐,引领职业教育教材发展趋势,注重学业证书和执业资格证书相结合,提升学生的就业竞争力。

(2) 创新模式,理念先进。创新教材编写体例和内容编写模式,迎合高职高专学生思维活跃的特点,体现"工学结合"特色。教材的编写以纵向深入和横向宽广为原则,突出课程的综合性,淡化学科界限,对课程采取精简、融合、重组、增设等方式进行优化,同时结合各学科特点,适当增加人文社会科学相关知识,提升专业课的文化层次。

(3) 突出技能,引导就业。注重实用性,以就业为导向,专业课围绕高素质技能型护理人才的培养目标,强调突出护理、注重整体、体现社区、加强人文的原则,构建以护理技术应用能力为主线、相对独立的实践教学体系。充分体现理论与实践的结合,知识传授与能力、素质培养的结合。

(4) 紧扣大纲,直通护考。紧扣教育部制定的高等卫生职业教育教学大纲和最新护士执业资格考试大纲,随章节配套习题,全面覆盖知识点与考点,有效提高护士执业资格考试通过率。

这套规划教材作为秉承"双证书"人才培养编写理念的护理专业教材,得到了各学校的大力支持与高度关注,它将为高等卫生职业教育护理专业的课程体系改革作出应有的贡献。我们衷心希望这套教材能在相关课程的教学中发挥积极作用,并得到读者的青睐。我们也相信这套教材在使用过程中,通过教学实践的检验和实际问题的解决,不断得到改进、完善和提高。

全国高等卫生职业教育护理专业"双证书"人才培养"十三五"规划教材
编写委员会

前言 foreword

根据《中共中央国务院关于深化教育改革全面推进素质教育的决定》所强调的"在全社会实行学业证书、执业资格证书并重的制度"的相关精神,为了更好地服务高等卫生职业教育,满足我国高等卫生职业教育教学的需要,华中科技大学出版社精心策划和组织了多所全国高职高专医药院校共同编写了全国高等卫生职业教育护理专业"双证书"人才培养"十三五"规划教材。本教材是该系列教材之一,可供高职高专护理、助产、口腔、检验、眼视光等专业的学生使用,也可供其他专业的师生、病理医生及临床医生参考。

本教材将病理学与病理生理学的教学内容进行整合后,分为总论和各论两部分,共十八章,其中第一章至第十一章为总论,第十二章至第十八章为各论。我们着力构建具有护理专业特色和专科层次特点的课程体系,以职业技能的培养为基本要求,与护士执业资格考试紧密结合,力求满足学科、教学和社会三方面的需求,在结构上和内容上体现思想性、科学性、先进性、启发性和适用性,把握专科起点,突出高等卫生职业教育特色。在教材的编写上以纵向深入和横向宽广为原则,突出课程的综合性,淡化学科界限,对教学内容采取精简、融合、重组、增设等方式进行优化,同时结合各章、节的特点,适当增加人文社会科学相关知识,提升专业课的文化内涵。

本教材紧扣教育部制定的高等卫生职业教育教学大纲和护士执业资格考试大纲,全面覆盖知识点与考点,以有效提高护士执业资格考试通过率。本教材内容具有以下特点:①每章内容前均列出"学习目标",使教、学目标明确;②每章中均设有"知识链接",有利于拓展学生的知识面;③每章后配套"能力检测",有利于培养学生分析问题、解决问题的能力;④全书最后列出"中英文对照",有利于学生查找和掌握一些常用的医学英语专用名词。

本教材是在全体编者辛勤努力下共同完成的,同时,得到了各参编单位领导与同仁的大力支持和热心帮助,在此一并致谢。

由于编写时间仓促、编者水平有限,书中难免存在不足之处,敬请使用本教材的师生和同行们多提出宝贵的意见和建议,以便及时修正。

唐忠辉　周　洁　杨少芬
2016 年 1 月

目录 contents

绪　　论

📖 **学习目标**

掌握：病理学的任务、内容及其在医学中的地位。
熟悉：病理学的研究方法及其在医学实践中的应用。
了解：学习病理学的指导思想。

一、病理学的任务与内容

病理学（pathology）是研究疾病发生、发展规律的一门科学。它是用自然科学的方法研究疾病的形态结构、功能和代谢等方面的改变，从而揭示疾病的病因、发病机制和转归的医学基础学科，同时也是一门重要的临床学科。病理学的根本任务就是运用各种方法揭示疾病的本质，阐明疾病的发生、发展规律，为防治疾病提供科学的理论基础。

病理学内容包括病理解剖学（pathological anatomy）和病理生理学（pathophysiology）两部分，前者侧重于从形态结构的角度、后者侧重于从功能和代谢的角度阐述疾病的发生、发展规律。需要指出的是，任何疾病都有形态、功能和代谢的改变，三者互相联系、互相影响。因此，病理解剖学和病理生理学之间存在着有机联系，不能截然分开。

本教材将病理解剖学与病理生理学的教学内容进行整合后，分为总论和各论两部分。总论部分为第一章至第十一章，阐述各种不同疾病发生、发展的共同规律，包括疾病概论，之后依次为细胞和组织的适应、损伤与修复，局部血液循环障碍，水、电解质代谢紊乱，酸碱平衡紊乱，发热，炎症，肿瘤，弥散性血管内凝血，休克，缺氧；各论部分为第十二章至第十八章，是在总论内容的基础上阐述各种不同疾病的发生、发展及转归的特殊规律和重要器官的病理过程，即研究各种疾病的病因、发病机制、病理变化及其转归，依次为呼吸系统疾病（含呼吸功能不全），心血管系统疾病（含心功能不全），消化系统疾病（含肝性脑病），泌尿系统疾病（含肾功能不全），女性生殖系统疾病，内分泌系统疾病，传染病。总论和各论之间有共性与个性的关系，认识疾病的共同规律有利于认识疾病的特殊规律，反之亦然，两者互为补充，这样才能从本质上认识疾病。因此，总论和各论之间有着十分密切的内在联系，学习时应互相参考，不可偏废。

二、病理学在医学中的地位

病理学是一门重要的基础医学课程，也是介于基础医学和临床护理之间的重要桥梁课,起着承前启后的作用。它与前期的基础课程如正常人体结构、生理学、生物化学等密切相关,同时又是学习临床护理如外科护理技术、内科护理技术、妇产科护理技术、儿科护理技术等的基础,为正确做好临床各种疾病护理提供了理论依据。病理学的重要性还表现在对疾病的诊断方面。通过活体组织检查、脱落细胞学检查及尸体解剖等,对疾病进行诊断,称为诊断病理学。在医学诊断中,尽管有各种辅助诊断方法,但最具有权威性也是最能为临床提供准确诊断的就是病理诊断,因为它更具直观性和客观性,临床工作中的医疗纠纷及法律纠纷案例也常通过病理诊断才能得出较正确的结论,所以病理诊断也是最后的宣判性诊断。因此,病理学在临床医学中占有十分重要的地位。

三、病理学的研究方法

(一)活体组织检查

用局部切取、钳取、细针穿刺和搔刮等手术方法,从患者体内获取病变组织进行病理检查,确立诊断,称为活体组织检查(biopsy),简称活检。这是被临床广泛采用的检查方法。活检是临床上最常用的一种检查方法,对疾病的及时确诊、指导治疗、判断疗效和预后起着重要作用,特别是对于良性和恶性肿瘤的鉴别以及某些疑难病例的确诊具有十分重要的意义,还有利于采用一些新的研究方法如免疫组织化学、电镜观察、组织培养和细胞培养等,对疾病进行更深入的研究。必要时还可在手术进行中做冷冻切片快速诊断,以协助临床医生选择最佳的手术治疗方案。

(二)尸体解剖

尸体解剖(autopsy)简称尸检,即对死者的遗体进行病理解剖检验和后续的病理学观察,是病理学的基本研究方法之一。其主要方法是通过肉眼观察和显微镜观察,系统地检查全身各脏器、组织的病理变化,结合临床病史,作全面的疾病诊断和死因分析。其目的在于:①确定诊断,查明死因,协助临床医生总结在诊断和治疗过程中的经验和教训,以提高医疗质量和诊治水平;②及时发现和确诊某些传染病、地方病、流行病和新发生的疾病,为采取相关防治措施提供依据;③接受和完成医疗事故鉴定,明确责任;④积累各种疾病的人体病理材料,作为深入研究和防治这些疾病的基础,同时也为病理学教学收集各种疾病的病理标本。

目前,我国的尸检率还不高,有进一步下降的趋势,十分不利于我国病理学和医学科学的发展,亟待立法和大力宣传尸体解剖的意义。

(三)动物实验

运用动物实验的方法,可在适宜的动物身体上复制出某些人类疾病的动物模型,称为动物实验。通过疾病复制过程进行观察、研究,了解疾病的病因、发病机制、病理改变及疾病的转归和治疗疾病的药物疗效等。其优点在于不仅可以认识疾病的全貌,而且可以人工控制条件,多次重复,反复验证研究的结果,以弥补人体观察的局限和不足,并可与人体疾病进行对照研究。当然,动物和人体之间毕竟存在物种上的差异,不能把动物实验结果不加分析地直接应用于人体。

(四)组织和细胞培养

将某种组织或单细胞用适宜的培养基在体外进行培养,研究在各种病因作用下组织、细胞病变的发生和发展,称为组织和细胞培养。采用这种方法,既可建立组织细胞病理模型,也可观察某些干预因素对细胞分化、增殖及功能、代谢的影响,因而可在细胞水平上揭示某些疾病的发生、发展规律。如肿瘤的生长、细胞的癌变、肿瘤的诱导分化等。这种研究方法的优点是针对性强、条件易于控制、周期短、见效快、节省开支,故已广泛应用于病理学的研究领域;缺点是孤立的体外环境与复杂的体内环境毕竟存在很大差别,故不能将体外研究结果与体内过程简单地等同看待。近年来通过体外培养建立了不少人体和动物肿瘤细胞系或细胞株,这对研究肿瘤细胞的生物学特征和进行分子水平的研究起到了重要作用。

(五)病理学常用观察方法

1. 大体观察

大体观察是指主要运用肉眼、量尺和各种衡器等辅助工具,对所检标本的大小、重量、形状、色泽、硬度、表面及切面、病灶特征等进行细致的观察与检测。有经验的病理医生及临床医生往往能够通过大体观察初步判断病变性质,为选择进一步的诊断方法提供方向,所以,大体观察的能力往往是病理医生的基本功。

2. 组织学观察

组织学观察是指将病变组织制成厚约数微米的切片,通常用苏木精-伊红染色(HE 染色),或其他方法染色后,用光学显微镜观察其微细病变。到目前为止,传统的组织学观察方法仍然是病理学诊断和研究最基本的方法,是任何其他方法不可取代的。

3. 细胞学观察

细胞学观察是指通过采集病变处的细胞、涂片染色后进行诊断。细胞的来源可以是各种采集器在食管、口腔、鼻咽部以及女性生殖道等病变部位直接采集脱落的细胞;也可以是自然分泌物(如痰、乳腺溢液、前列腺液)、体液(如胸腹腔积液、心包积液和脑脊液)及排泄物(如尿)中的细胞;还可以是通过内镜或用细针穿刺病变部位(如甲状腺、淋巴结、乳腺、肺、肝、肾等)采集细胞。抽取体液要经过离心沉淀后制成细胞学涂片,做显微镜检查,以了解病变性质。此方法常用于某些肿瘤(如肺癌、食管癌、子宫颈癌、乳腺癌等)和其他疾病的早期诊断,还可用于重点人群的普查,但限于取材的局限性和准确性,有时使诊断难免受到一定的限制。近年来,运用影像技术及内镜等指引进行细针穿刺吸取组织细胞进行检查,既提高了穿刺的安全性,也提高了诊断的准确性,但最后确定是否为恶性病变,尚须进一步做活检证实。此外,细胞学观察还可用于对激素水平的测定(如阴道脱落细胞涂片)及为细胞培养和 DNA 提取等提供标本。

4. 超微结构观察

超微结构观察是指运用透射或扫描电子显微镜对组织、细胞内部和表面的超微结构进行更细微的观察,即从亚细胞(细胞器)和大分子水平上了解细胞的病变。但由于电子显微镜较光学显微镜的分辨能力高千倍以上,放大倍率太高,观察病变只见局部不见全貌,常须结合肉眼及光镜检查,才能发挥作用。此方法是迄今最细致的形态学观察方法,在超微结构水平上,将形态结构的改变与机能代谢的变化联系起来,大大有利于加深对疾病和病变的认识。

5. 组织和细胞化学检查

一般称为特殊染色,通过运用某些能与组织或细胞内化学成分进行特异性结合的显色试剂,定位地显示病变组织、细胞的特殊化学成分(如蛋白质、酶类、核酸、糖类、脂类等),同时又能保存组织原有的形态改变,达到形态与代谢的结合。这对某些病变进一步诊断具有一定的参考价值,如PTAH(磷钨酸苏木精)染色可显示横纹肌肉瘤细胞质内的横纹,苏丹Ⅲ染色法可将细胞内的脂肪成分反映出来等。这种方法不仅可以揭示普通形态学方法所不能观察到的组织、细胞的化学成分的变化,而且往往在尚未出现形态结构改变之前,就能查出其化学成分的变化。此外,随着免疫学技术的进步,还可运用免疫组织化学和免疫细胞化学的方法,了解组织、细胞的免疫学性状,这对于病理学研究和诊断都有很大帮助。

6. 免疫组织化学与免疫细胞化学

免疫组织化学和免疫细胞化学是利用抗原-抗体的特异性结合反应来检测和定位组织或细胞中的某种化学物质的一种技术。由免疫学和传统的组织化学结合而成。其优点是,可以在原位观察抗原物质是否存在及其存在部位、含量等,把形态变化与分子水平的功能、代谢结合起来,用显微镜直接在组织切片、细胞涂片或培养细胞爬片上原位确定某些蛋白质或多肽类物质的存在特点,并可精确到亚细胞结构水平,结合电子计算机图像分析技术或激光扫描共聚焦显微技术等,可对被检测物质进行定量分析。该方法目前已广泛运用于病理研究、肿瘤的病理诊断与鉴别诊断。

四、学习病理学的指导思想

在学习病理学与病理生理学时,要以辩证唯物主义的世界观和方法论作为指导思想,用对立统一的法则去认识疾病,辨别疾病过程中的各种矛盾关系。用运动、发展的观点看待疾病,具体病变具体分析,以掌握疾病发生、发展和转归的基本规律。为此,在学习过程中应注意以下几点。

(1)用"动态"的观点认识疾病。既要认识疾病各阶段的变化,又要掌握它们连续的动态过程;在观察病变时,既要看到它的现状,也要想到它的过去和未来。

(2)正确认识总论与各论的关系。总论是病理学的基本原则,而各论是总论原则的应用实例,两者之间有着不可分割的关系。因此,总论是学习各论的前提,学习时应注意两者的有机结合。

(3)正确认识局部与整体的关系。人体是一个完整的统一体。局部病变可累及全身,但又受整体所制约,两者之间相互影响、互为因果。因此,在认识和处理疾病时,既要注意局部,又要重视整体。

(4)正确认识形态结构、功能和代谢的关系。代谢改变是功能与形态结构改变的基础,功能改变往往又可导致形态结构改变,形态结构改变必然影响功能和代谢改变。在学习时,通过形态结构的改变去理解功能、代谢的变化,再由功能、代谢的变化去联想形态结构的改变,全面认识病变实质。

(5)重视病理与临床的联系。学习的目的在于应用,掌握疾病本质是为了更好地理解疾病的复杂表现和指导疾病的防治。因此,要学会运用病理学知识解释疾病现象,联系有关疾病防治的问题,培养防治疾病的分析能力,提高学习效果。

(6)注意理论与实践的联系。病理学与病理生理学是一门实践性和理论性较强的学科。学习时要注意理论联系实际:一要重视理论联系实验,病理学与病理生理学的实验内容包括观察大体标本和病理切片、动物实验及临床病理讨论等,通过实验来印证理论,并加深对理论的理解;二要注意理论联系临床,学会运用所学病理学知识去正确认识和理解有关疾病的临床表现,加强对临床症状与病变关系的理解,达到正确认识疾病本质,不断提高发现问题、分析问题和解决问题能力的目的,为后继课程的学习及今后从事临床工作打下坚实的基础。

随着转化医学的兴起以及各种交叉学科的建立,病理学与病理生理学作为基础医学与临床医学的"桥梁",在教研中要进一步加强与临床结合,掌握临床对相关疾病诊治的最新进展,促进基础研究成果的临床应用;要紧密追踪和应用后基因组时代的相关研究成果,促进个体化医疗的实施;要吸纳和整合生命科学、社会科学及其他相关学科的最新成果,开展高水平科学研究,不断提高对疾病的诊治和预防水平。

能力检测

1. 名词解释:病理学、活体组织检查、尸体解剖。
2. 什么是活体组织检查? 有何临床意义?
3. 简述病理学的任务与内容。
4. 谈谈你为什么要学习病理学。如何学好病理学?

(唐忠辉)

参考文献

[1] 王斌,陈命家. 病理学与病理生理学[M]. 6 版. 北京:人民卫生出版社,2010.

[2] 唐忠辉,许娟娟. 病理学[M]. 北京:北京大学医学出版社,2010.

[3] 刘红. 病理学[M]. 西安:第四军医大学出版社,2011.

[4] 吴和平. 临床病理生理学[M]. 西安:第四军医大学出版社,2011.

[5] 唐忠辉,邓建楠. 形态学实验教程[M]. 厦门:厦门大学出版社,2007.

[6] 吴继锋. 病理学[M]. 2 版. 北京:人民卫生出版社,2007.

[7] 刘红,苏鸣,孟冬月. 病理学[M]. 武汉:华中科技大学出版社,2010.

[8] 王蓬文,徐军全. 病理学[M]. 北京:高等教育出版社,2009.

[9] 金惠明,王建枝. 病理生理学[M]. 7 版. 北京:人民卫生出版社,2008.

[10] 李玉林. 病理学[M]. 7 版. 北京:人民卫生出版社,2008.

[11] 步宏. 病理学与病理生理学[M]. 2 版. 北京:人民卫生出版社,2007.

[12] 王恩华. 病理学[M]. 7 版. 北京:人民卫生出版社,2008.

第一章

疾 病 概 论

📖 学习目标

掌握:健康、亚健康和疾病的概念;疾病发生、发展的一般规律。

熟悉:病因、疾病的经过与转归;脑死亡的概念和临床意义。

了解:疾病发生的基本机制。

健康与疾病是生命活动过程中两个对立的概念,医护工作者的根本任务就是防治疾病,促进健康,提高人民的健康水平及患者的生活与生命质量。

知识链接

医学模式的改变

随着社会的进步与科学技术的发展,医学模式已发生变化,已由单纯的生物医学模式转变为"生物-心理-社会"的现代医学模式,人们对健康与疾病的认识也在不断深化。健康与疾病的概念不仅是医学科学面对和研究的问题,同时也是医学模式的核心问题和争论焦点,至今仍无完整的定义来明确区分两者的界限,而且在临床实践中又衍生出了亚健康的概念,注重心理、社会、环境等因素在疾病发生、发展、转归及防治中的作用。近年来,临床医学模式也发生了巨大改变,即从传统的经验医学转变为循证医学。

第一节 健康与疾病

一、健康的概念

健康(health)是医学中的一个重要概念。世界卫生组织(WHO)关于健康的定义是:健康不仅是没有疾病或衰弱现象,而是躯体上、精神上和社会适应上的一种完好状态。这种完好状态有赖于机体内部结构与功能的协调,有赖于诸多调节系统对内环境稳定的维持。它反映了现代医学模式,说明健康不仅要拥有健全的体魄,而且还需要健全的心理精神状态和社会适应能力,三者应取得和谐与统一。增强健康意识,保障个人和大众的健康是每个人义不容辞的责任。

二、疾病的概念

疾病(disease)是对应于健康的一种异常生命状态,是在一定病因作用下,机体内稳态调节紊乱而导致的异常生命活动过程。在疾病过程中,躯体、精神及社会适应上的完好状态被破坏,机体进入内环境稳态失衡、与环境或社会不相适应的状态。机体内稳态是否被打破主要取决于两方面的因素,即病因的强度和机体自身调节稳态的能力。当各种致病因素作用于细胞,达到一定强度和持续一定时间,体内可出现一系列的损伤与抗损伤反应,引起机体功能、代谢和形态结构的改变,机体与外环境间协调紊乱,出现各种临床症状、体征和社会行为异常,机体与外环境的协调发生障碍。症状是指患者主观上的异常感觉和病态改变,如咳嗽、头痛、头晕、恶心、呕吐等。体征是指医生对患者进行体格检查时发现的异常情况,是疾病的客观表现,如肺部啰音、心脏杂音、肝肿大等。社会行为是指人际交往、劳动等作为社会成员的活动。

病理过程(pathological process)是指存在于不同疾病中的共同的、成套的功能、代谢和形态结构的异常变化。例如肝炎、阑尾炎、肺炎以及所有其他炎性疾病都有炎症这个病理过程,包括变质、渗出和增生等基本病理变化。病理过程可以局部变化为主,如充血、血栓、栓塞、梗死、炎症等,也可以全身反应为主,如发热、缺氧和休克等。

三、亚健康的概念

健康与疾病两者间缺乏明确的界限,从健康到疾病是从量变到质变的连续过程。亚健康(sub-health)是指介于健康与疾病之间的一种生理功能低下状态,即人虽然无明确的疾病,但出现机体生理功能降低、适应能力减退的表现。亚健康即机体处于非疾病、非健康的状态,它既可以恢复到健康状态,也可以发展为各种疾病。

知识链接

亚 健 康

亚健康可表现为以下某一个或两个以上的状态。

① 躯体亚健康状态:疲乏、无力、周身不适、精神不振、工作效率低、性功能下降和月经周期紊乱。

② 心理亚健康状态:失眠、周期性的情绪低落、恐慌、心情烦躁、冷漠、孤独等。

③ 人际交往性亚健康状态:对工作、生活、学习等环境难以适应,人际关系难以相处等。

世界卫生组织的一项调查表明,人群中真正健康的人仅占 5% 左右,患有疾病的人约占 20%,约有 75% 的人处于亚健康状态。中年人是亚健康的高发人群。

掌握亚健康概念,对于疾病早期防治具有积极意义。从加强自我保健和体育锻炼、调整心理平衡等方面进行综合防治,阻断亚健康向疾病方向发展,可以恢复、保持和促进健康,提高人们的健康水平。医务工作者应充分认识亚健康的危害性,重视疾病预防,促使亚健康向健康转化。

第二节 病 因 学

病因学(etiology)是研究疾病发生的原因、条件及其作用规律的科学。决定疾病的发生、发展常有多种因素,根据其在疾病发生中的作用,可分为疾病发生的原因(病因)和疾病发生的条件。

一、疾病发生的原因

引起疾病发生的原因称为致病原因,简称病因(cause of disease),即病因是指引起疾病必不可少的、赋予疾病特征或决定疾病特异性的因素。许多疾病已经找到了明确的病因,如疟疾由疟原虫引起,白喉由白喉杆菌引起,但还有许多疾病的病因不明,如肿瘤和动脉粥样硬化症等。认识和消除致病的原因,对疾病的预防、诊断和治疗具有重要意义。病因种类繁多,可归纳为以下几大类。

(一) 生物因素

生物因素为最常见的病因,包括病原微生物(如细菌、病毒、支原体、衣原体、立克次体、螺旋体、真菌等)和寄生虫(如原虫、蠕虫等)。它们通过一定的途径侵入机体,可在体内繁殖,有特定的损害部位。但机体是否发病,除了与病原体的数量、毒力及侵袭力有关外,也与机体自身的防御功能特别是免疫力等强弱有关。

(二) 物理因素

物理因素有机械暴力(引起创伤、震荡、骨折等)、温度(引起烧伤、中暑、冻伤)、电流(引起电击伤)、电离辐射(引起放射病)、气压(引起高山病、减压病)等,其致病性主要取决其作用于物理因素本身的作用强度、部位及持续时间,而与机体的反应性关系不大。

(三) 化学因素

化学因素包括无机化学物质和有机化学物质,达到一定浓度或剂量时可引起人体化学性损害或中毒,如强酸、强碱、重金属盐类化学毒物、一氧化碳、有机磷农药和一些药物等。它们对机体的作用部位,大多有一定的选择性。如一氧化碳与血红蛋白有很强的亲和力,使红细胞失去携氧能力而致病;有机磷农药与机体胆碱酯酶结合并抑制其活性,引起乙酰胆碱蓄积而致病。此外,多种药物对机体也有一定的毒副作用。

(四) 营养因素

各种营养素(如糖、脂肪、蛋白质、维生素、无机盐等),某些微量元素(如氟、硒、锌、碘等)以及纤维素是维持生命活动必需的物质。一切营养物质摄入过多和营养物质摄入不足均可引起疾病。长期大量摄入高热量食物可引起肥胖病,并与动脉粥样硬化症的发生有密切关系。营养物质摄入不足可引起营养不良,如维生素 B_1 缺乏可引起脚气病,维生素 D 缺乏可引起佝偻病,缺碘可引起甲状腺肿大等。

(五) 遗传因素

遗传因素是指染色体或基因等遗传物质畸变或变异引起的疾病,包括直接致病和遗传易感性两种情况。

（1）直接致病　引起遗传性疾病。这是由于亲代生殖细胞中遗传物质的缺陷（如基因突变或染色体畸变）遗传给子代所致。基因突变引起分子病，如血友病；染色体畸变引起染色体病，如21-三体型综合征。

（2）遗传易感性　遗传易感性是指由遗传因素所决定的个体患病风险（即在相同环境下不同个体患病的风险），其具有易患某种疾病的遗传素质，在一定环境因素作用下，机体才发生相应的疾病，如高血压病、糖尿病等。

（六）先天因素

先天因素是指那些损害胎儿生长发育的因素。由先天因素引起的疾病称为先天性疾病，如妇女妊娠早期感染风疹病毒可能引起胎儿先天性心脏病。母亲的不良生活方式如吸烟、酗酒等也可以影响胎儿的生长发育。先天性疾病一般是不会遗传的，但有些先天性疾病也可能存在遗传性，如唇裂、多指（趾）等。

（七）免疫因素

机体免疫功能状态是某些疾病产生的重要因素，许多疾病的发生、发展与免疫反应密切相关。常见的由免疫因素引起的疾病有：①变态反应性疾病（超敏反应），如过敏性休克、支气管哮喘、荨麻疹等；②自身免疫性疾病，如系统性红斑狼疮、类风湿性关节炎等；③免疫缺陷病，其特点是容易发生各种感染和恶性肿瘤。

（八）心理和社会因素

随着生物医学模式向生物-心理-社会模式的转变，心理和社会因素在疾病的发生、发展中的作用日益受到重视。社会制度、社会经济条件、受教育程度、生活方式、劳动环境、风俗习惯、个人卫生、人际关系、处世态度等，都通过对大脑皮层与皮层下结构相互协调活动的影响，导致疾病产生。近年来，精神及心理因素引起的疾病越来越受到人们的关注。良好的心理状态是维持健康的基本保证，而长期的忧虑、悲伤、恐惧等不良情绪和强烈的精神创伤易导致应激性溃疡、高血压病的发生。变态心理和变态人格也可导致身心疾病的发生。一名医护工作者不仅要会看身体上的病，还要懂得调节患者的心理状态。

由此可见，引起疾病的病因是多种多样的，疾病的发生可由一种病因引起，也可由多种病因同时作用或先后参与。在疾病发生、发展过程中，病因作用机制是极其复杂的，因此对疾病的病因预防要具体分析和个性化防治。目前，还有一些疾病的病因不完全清楚和新的疾病不断出现，有待于医学科学进一步阐明这些疾病的病因。

二、疾病发生的条件

疾病发生的条件是指能促进或减缓疾病发生的某种机体状态或自然环境。条件本身不引起疾病，但可影响病因对机体的作用。如在感染结核杆菌的人群中，只有在某些条件（如营养不良、过度疲劳等）影响下，导致机体抵抗力降低者才会发生结核病。疾病发生的条件是多方面的，有许多条件是自然因素（如气候条件、地理环境）造成的。此外，年龄、性别也可成为某些疾病发生的条件，例如：小儿和老年人易患感染性疾病；女性易患乳腺癌、甲状腺功能亢进症等；男性易患肺癌、动脉粥样硬化症等。

能加强病因的作用而促进疾病发生、发展的因素称为诱因（precipitating factor）。如上消化道大出血可诱发肝性脑病，情绪激动可诱发心绞痛等。诱因仍属于疾病发生的条件的范畴。当某些因素与特定疾病的发生、发展明显相关，但又不宜归类于上述病因，被称为危险因素（risk factor），如高脂血症是动脉粥样硬化症的危险因素。

值得注意的是，有些疾病（如创伤、烧伤、中毒等）只要有原因存在便可发生，无需任何条件。同一因素对某种疾病来说是原因，而对另一种疾病则为条件。如营养不足是营养不良症的原因，而对结核病来说却是条件。

第三节　发　病　学

发病学（pathogenesis）主要研究疾病发生、发展的规律和机制。疾病发生、发展和转归，遵循着一些共同规律。

一、疾病发生、发展的基本机制

随着医学科学的发展，各种新方法、新技术的广泛应用，对疾病发生机制的认识从系统水平、器官水平、细胞水平逐步深入到分子水平。疾病发生的基本机制可归纳如下。

（一）神经机制

神经系统对维持和调控正常人体生命活动起着极其重要的作用，可以根据机体内、外环境进行调整，使机体各系统代谢处于相对平衡。因此，许多致病因素可以直接损伤神经系统或间接影响神经系统的变化，从而引起疾病的发生。如流行性乙型脑炎病毒、脊髓灰质炎病毒具有高度嗜神经性，能直接破坏神经细胞；烧伤时，由于疼痛和体液丢失，刺激感觉神经和颈动脉及主动脉弓压力感受器，引起交感神经的强烈兴奋，导致对全身组织器官血流和代谢功能进行重新的调节。长期精神紧张、烦恼、焦虑、恐惧等可导致大脑皮质和皮质下功能失调，引起血管运动中枢反应性增强，小动脉收缩、血压升高，此即神经机制参与的结果。

（二）体液机制

疾病中的体液机制是指致病因素通过改变体液因子的数量或活性，引起内环境紊乱而致病的过程。体液是维持机体内环境稳定的主要因素。体液的严重减少，如大出血、严重脱水可导致休克。体液因子包括作用于全身的胰岛素、胰高血糖素、组胺、儿茶酚胺、激肽、激活的补体、活化的凝血与纤溶物质、肾上腺素、前列腺素等，和一般作用于局部的内皮素、某些神经肽及细胞因子等。体液因子作用于靶细胞的方式有内分泌、旁分泌和自分泌三种。

体液机制与神经机制密切相关，常常同时发生，共同参与疾病的发生、发展，故常称为神经-体液机制。如休克使交感神经强烈兴奋，刺激肾上腺髓质释放肾上腺素，因肾小动脉收缩，促使肾素-血管紧张素-醛固酮系统激活。交感神经兴奋和血液中儿茶酚胺、肾素、血管紧张素等共同作用可导致血管收缩和组织缺血、缺氧。

（三）细胞机制

细胞是生物机体最基本的结构、功能单位，致病因素作用于机体后可直接或间接作用于细胞，造成细胞的代谢、功能和结构的改变，引起细胞的自稳态调节紊乱而导致疾病。细胞受损的方式有：有的是致病因素直接损害组织细胞，如机械力、温度、某些化学毒物和生物因素等；有的是病因通过细胞膜功能障碍和细胞器功能障碍的机制损害细胞，如细胞膜上的钠泵在病因机制作用下引起功能失调,导致细胞水肿,而细胞器功能障碍以线粒体功能障碍最为重要,可出现氧化还原电位下降,各种酶系统受抑制,最终导致细胞变性、死亡。

（四）分子机制

细胞的生命活动由分子执行,任何病因无论通过何种途径引起疾病,在疾病发生、发展过程中最终都会表现出分子水平上的异常,影响正常的生命活动。分子病是由遗传物质或基因(包括DNA和RNA)的变异引起的一类以蛋白质异常为特征的疾病。由于分子机制异常而导致的分子病,可归纳如下。

1. 酶缺陷所致的疾病

酶缺陷所致的疾病主要是指DNA遗传变异所致的酶蛋白异常引起的疾病,如Ⅰ型糖原沉积病等。

2. 血浆蛋白或细胞蛋白缺陷所致的疾病

因基因突变导致蛋白质构成异常引起的疾病有镰刀型细胞贫血症等。

3. 受体病

受体病是指由于受体基因突变(缺失、缺陷)而致的疾病,如低密度脂蛋白(LDL)受体基因缺失引起家族性高固醇血症等。

4. 膜转运障碍所致的疾病

膜转运障碍所致的疾病是指由于基因突变引起特异性载体蛋白缺陷而造成膜转运障碍的疾病,如胱氨酸尿症等。

二、疾病发生、发展的一般规律

（一）患疾病时自稳调节紊乱

正常状态下,机体通过神经、体液的精细调节,使各系统、器官、组织、细胞之间的活动互相协调,机体处于稳态,即机体内、外环境的相对动态稳定性(动态平衡),又称自稳态。在自稳态的维持中,反馈机制起着重要作用。如甲状腺素分泌过多时,可反馈抑制下丘脑促甲状腺素释放激素(TRH)和腺垂体促甲状腺素(TSH)的分泌,使甲状腺素的分泌减少,回至正常水平。由于病因对机体的损伤作用,使机体的自稳调节发生紊乱,引起相应的功能、代谢、形态结构出现异常,又可通过连锁反应使自稳调节的其他方面相继发生紊乱,从而导致更为严重的生命活动障碍。如某些病因使胰岛受损以致胰岛素绝对或相对不足及细胞对胰岛素敏感性降低,可引起糖尿病的发生,出现糖代谢紊乱,如进一步发展又可导致脂肪代谢紊乱,发生酮症酸中毒及动脉粥样硬化症等。

（二）损伤与抗损伤

对损伤做出抗损伤反应是生物体的重要特征,也是生物机体维持生存的必要条件。致病因素对机体可造成损伤,损伤又可激起机体的各种抗损伤反应。这种既相互对立,又相互依存的关系,贯穿于疾病的全过程,影响着疾病的发展方向和转归。当抗损伤占优势时,则疾病好转或痊愈;反之,当损伤占优势时,则疾病发生恶化,甚至导致死亡。如机械暴力引起的组织破坏、出血等属于损伤,而血压下降和疼痛引起的交感神经兴奋、血管收缩,可减少出血,属于抗损伤。这时心率加快、心收缩力增强,使心输出量增加及血液凝固性增高,有利于止血,属于抗损伤。

损伤与抗损伤虽然是相互对立的两个方面,但两者之间并无绝对的界限,在一定的条件下,它们可以互相转化。有些变化的本身就具有损伤和抗损伤的双重意义。例如,致病微生物引起发热,一定程度的体温升高可以增强单核吞噬细胞系统的功能,有助于增强机体的抗病能力,但长期发热或体温过高,则造成机体多个系统的功能及代谢紊乱,由抗损伤转变成损伤。因此,在临床疾病的防治过程中,应尽量减轻和削弱或消除体内的损伤,扶持、保护和加强抗损伤,促使病情稳定、好转而痊愈。

(三)因果交替

因果交替指疾病发生、发展过程中,由原始病因作用于机体所产生的结果又可作为病因,引起新的后果。如此因果交替,相互转化,由此推动疾病过程不断延续进展。例如,创伤(机械暴力)作为原始病因造成大失血,大失血又可引起血容量减少、血压下降,使回心血量和心输出量进一步减少,导致组织灌注量不足等变化,在因果交替规律的推动下,机体的损伤不断加重,病情进行性恶化,称为恶性循环(图1-1)。相反,若通过机体对原始病因及发病学原因的代偿反应和适当治疗,病情不断减轻,趋向好转,最后恢复健康,称为良性循环。例如,创伤导致大失血使机体通过交感-肾上腺系统的兴奋引起的心率加快、心收缩力增强及血管收缩,引起心输出量增加,血压得到维持,加上清创、输血和输液治疗,使病情稳定,最后恢复健康;若失血过多或长时间组织细胞缺氧,可出现微循环障碍,回心血量进一步降低,动脉血压下降,发生失血性休克,甚至导致死亡。因此,采取医学干预打断因果转化和恶性循环,才能使疾病向有利于康复的方向发展。

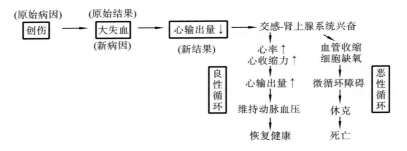

图1-1　大出血时的因果交替示意图

(四)局部与整体

疾病病变的表现形式,可以是以局部病变为主或是以全身病变为主。由于生物体是一个相互联系的有机整体,在疾病过程中,局部和整体相互影响和制约。局部病变可通过神经和体液途径影响整体,而机体的全身功能状态也可通过神经和体液途径影响局部病变的发展。如病毒性肝炎时,患者有肝区肿胀、疼痛等局部表现,也可产生发热、乏力、黄疸和食欲降低等全身症状;皮下脓肿有局部红、肿、热、痛和功能障碍等局部表现,严重的还可引起发热、菌血症、毒血症等全身反应;糖尿病有"三多一少"等全身表现,也可因抵抗力降低、血管损伤而发生疖、痈和下肢血栓形成等局部病变。所以认识疾病和治疗疾病,应从整体观念出发,辩证地处理好疾病过程中局部和全身的相互关系。

第四节 疾病的经过与转归

一、疾病的经过

疾病的发生是一个非常复杂的过程,不同疾病的经过是不同的,临床上常将疾病的经过分为四个期。

(一)潜伏期

潜伏期是指致病因素作用于人体至出现最初症状前的时期。不同疾病潜伏期长短不一,此期可有实验室检查阳性发现,是早期发现和诊断所患疾病的良好时机。掌握疾病潜伏期有利于对传染病患者及早隔离和预防治疗。有些疾病如创伤、烧伤无潜伏期。

(二)前驱期

前驱期是指从疾病出现最初症状起,至出现典型症状前的时期。此期虽有临床症状,但程度较轻,且多数无特异性,容易误诊。临床上应仔细诊断,早期治疗。此期患者应当及时就医。

(三)症状明显期

症状明显期是指出现该疾病典型症状表现的时期。临床上常将此期的临床表现作为诊断疾病的依据。此期诊断虽容易,但病情最为严重,应积极治疗。

(四)转归期

转归期是指疾病发生、发展过程中,所呈现的发展趋向和结局。疾病转归取决于致病因素作用于机体后所发生的损伤与抗损伤的双方力量的对比和(或)是否得到及时、恰当的治疗。疾病的转归大体可分为完全康复、不完全康复和死亡三种形式。

上述对疾病阶段性的分期,是针对某些疾病特别是急性传染病而言,但有些疾病的阶段性表现不典型。

二、疾病的转归

(一)完全康复

完全康复(complete rehabilitation)是指疾病所致的损伤完全消失,机体的自稳调节恢复正常,机体的功能、代谢和形态结构完全恢复正常。临床上,多数疾病治疗后可以完全康复,有些疾病可获得永久特异的免疫力。

(二)不完全康复

不完全康复(incomplete rehabilitation)是指疾病所致的损伤得到控制,主要症状消失,机体通过代偿机制维持相对正常的生命活动。但是,此时疾病基本病理改变并未完全恢复,有些可留有后遗症。例如,风湿性心瓣膜病经治疗后,心力衰竭的症状和体征消失,但心瓣膜的病理改变依然存在,机体通过各种代偿维持正常的生命活动,若因负荷突然加重可再次发生心力衰竭。

(三)死亡

死亡(death)是生命活动过程的必然结局,然而,对死亡的精确判定一直是一个难题。

传统上判定死亡的标志是心跳、呼吸停止和各种反射消失,认为死亡是一个过程,包括濒死期、临床死亡期与生物学死亡期。随着复苏技术的提高,以及器官移植的广泛应用,人们对死亡的概念和判断标准提出了新的认识。目前认为死亡是机体作为一个整体功能的永久性停止,并不意味着各器官、组织同时死亡,因此提出脑死亡(brain death)的概念。脑死亡是指全脑功能(包括大脑、间脑和脑干)不可逆的永久性丧失以及机体作为一个整体功能的永久性停止。脑死亡并不意味着各组织、器官同时死亡。除脑以外,死者的重要生命器官(心、肺、肝和肾等)还可存活一段时间,并可供器官移植使用。如果脑干功能尚存,有自主呼吸,则为"植物人",不能称为脑死亡。

判定脑死亡的主要指征如下。①持续、不可逆性深昏迷,对外界刺激完全无反应性。②自主呼吸停止:进行人工呼吸15min以上、停止人工呼吸8min仍无自主呼吸。③脑干神经反射消失:瞳孔反射、角膜反射、咳嗽反射、吞咽反射等消失。④瞳孔散大或固定。⑤脑电波包括诱发电位消失。⑥脑血液循环停止(经脑血管造影或颅脑多普勒超声诊断)。

脑死亡概念的重要意义在于:①有利于判定死亡时间,为可能涉及的一些法律问题提供依据;②确定终止复苏抢救时间,停止不必要的无效抢救,减少经济和人力的消耗;③为器官移植创造了良好的时机和合法的依据。

知识链接

临终关怀与安乐死

最近临终关怀和安乐死受到社会广泛关注。临终关怀是指为临终病人及其家属提供医疗、护理、心理、社会等方面的全方位服务与照顾,使病人在较为安详、平静中接纳死亡。为此,我国最近已出现一些临终关怀医院。安乐死是指对患有不治之症的患者在濒死状态时,为了免除其精神和躯体上的极端痛苦,用医学方法结束生命的一种措施。由于安乐死涉及复杂的医学、社会学和伦理学问题,大多数国家(包括我国)尚未通过立法来施行。

能力检测

1. 名词解释:健康、疾病、亚健康、脑死亡。
2. 为什么说没有躯体疾病及虚弱现象不等于健康?
3. 何谓疾病的原因、条件和诱因? 三者的关系如何?
4. 疾病发生、发展的一般规律都有哪些?
5. 为什么说损伤与抗损伤在一定条件下可相互转化? 请举例说明。
6. 如何判断脑死亡? 脑死亡有何意义?

(唐忠辉)

参考文献

［1］王斌,陈命家. 病理学与病理生理学[M]. 6 版. 北京:人民卫生出版社,2010.

［2］唐忠辉,许娟娟. 病理学[M]. 北京:北京大学医学出版社,2010.

［3］吴和平. 临床病理生理学[M]. 西安:第四军医大学出版社,2011.

［4］吴继锋. 病理学[M]. 2 版. 北京:人民卫生出版社,2007.

［5］刘红,苏鸣,孟冬月. 病理学[M]. 武汉:华中科技大学出版社,2010.

［6］王蓬文,徐军全. 病理学[M]. 北京:高等教育出版社,2009.

［7］金惠明,王建枝. 病理生理学[M]. 7 版. 北京:人民卫生出版社,2008.

第二章

细胞和组织的适应、损伤与修复

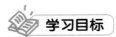 学习目标

　　掌握：萎缩、肥大、增生、化生、变性、坏死、机化、溃疡、空洞、再生和肉芽组织的概念；各种变性和坏死的病变特点；肉芽组织的结构和功能。

　　熟悉：萎缩的原因与类型；坏死的结局；创伤愈合的过程及其影响因素。

　　了解：化生的类型；变性的常见原因及意义；各种细胞的再生能力及组织的再生过程；骨折愈合。

　　在生命过程中，机体细胞和组织不断地接受各种内、外环境变化的刺激，会发生代谢、功能和形态结构的变化。在生理负荷过多或过少时，或遇到轻度持续的病理性刺激时，细胞、组织和器官通过自身的反应和调节机制发生适应性变化。这种反应能力不仅能保证细胞和组织的正常功能，且能维护细胞、器官乃至整个机体的生存。若病理性刺激的性质、强度和持续时间超过了细胞、组织和器官耐受与适应能力，则会发生损伤性变化。

第一节　细胞和组织的适应

　　细胞和由其构成的组织、器官对于内、外环境中的持续性刺激和各种有害因子而产生的非损伤性应答反应，称为适应（adaptation）。适应包括功能代谢和形态结构两方面，其目的在于避免细胞和组织受损，在一定程度上反映了机体的调整应答能力。形态学上表现为萎缩、肥大、增生和化生。适应是介于正常和损伤之间的一种状态。适应性反应是细胞生成和分化受到调整的结果，引起细胞原有蛋白质的增加或减少，或合成新的蛋白质，导致细胞数目、体积或细胞分化的改变。

一、萎缩

　　萎缩（atrophy）是指已发育正常的细胞、组织或器官的体积缩小。萎缩细胞的合成代谢能力、原有功能下降，功能性细胞器减少，以适应降低了的营养和血液供应、神经内分泌刺激和工作负荷。组织或器官发生萎缩时，实质细胞除体积缩小外，往往伴有数量减少。组织或器官没有发育或发育不良等不属于萎缩的范畴。

　　（一）原因与类型

　　萎缩可分为生理性和病理性两类。生理性萎缩常与年龄有关，如青春期胸腺的萎缩、

更年期妇女的子宫和卵巢的萎缩、老年人的器官的萎缩等。病理性萎缩按病因可分为以下类型。

1. 营养不良性萎缩

营养不良性萎缩可因蛋白质摄入不足、消耗过多和血液供应不足引起，分为全身性和局部性两种。前者多见于结核病、糖尿病、恶性肿瘤晚期或饥饿、长期不能进食等，因蛋白质过度消耗或摄入不足引起；后者常因局部血液供应不足引起，如脑动脉粥样硬化时动脉管腔狭窄，导致脑组织慢性缺血，引起脑萎缩（图2-1）。

2. 失用性萎缩

失用性萎缩可因器官组织长期工作负荷减少和功能代谢低下所致。如久病卧床、四肢骨折后长期固定等，可发生肌肉萎缩和骨质疏松。

3. 压迫性萎缩

压迫性萎缩因组织与器官长期受压后所致。如尿路梗阻时肾盂积水，压迫肾组织使肾萎缩（图2-2）；脑脊液循环障碍时引起脑积水，压迫脑组织使脑萎缩。

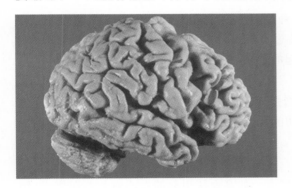

图 2-1　脑萎缩

注：脑回变窄，脑沟增宽。

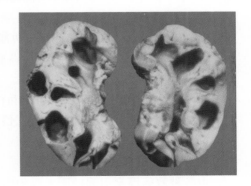

图 2-2　肾压迫性萎缩

注：肾盂积水、扩张，肾皮质受压萎缩。

4. 去神经性萎缩

因脑、脊髓或神经损伤引起营养调节功能障碍、代谢降低而发生萎缩，称为去神经性萎缩。如脊髓灰质炎患者的脊髓前角运动神经元变性、坏死，患侧肢体肌肉出现麻痹、萎缩、骨质疏松。

5. 内分泌性萎缩

因内分泌腺功能下降，引起相应靶器官的细胞萎缩，称为内分泌性萎缩。如垂体功能低下时，可引起甲状腺、肾上腺、性腺等器官发生萎缩。

6. 老化和损伤性萎缩

神经细胞和心肌细胞的萎缩，是大脑和心脏发生老化的常见原因。此外，病毒和细菌引起的慢性炎症，也是细胞、组织或器官萎缩的常见原因，如慢性胃炎时胃黏膜萎缩。细胞凋亡也可引起组织、器官的萎缩，如阿尔茨海默病（Alzheimer's disease，AD）引起的大脑萎缩，是由大量神经细胞凋亡所致。

（二）病理变化

萎缩的组织或器官功能降低，体积缩小，重量减轻，色泽变深，质地变硬，一般可保持原有的形态。细胞体积变小,数量减少,仍保持原形,细胞质和细胞核染色较正常时深,有的可出现不同程度增生。在心肌细胞、肝细胞等萎缩细胞质内可出现脂褐色颗粒,使器官呈褐色,如心脏褐色萎缩。发生营养不良性和老年性脑萎缩时,脑回变窄,脑沟增宽,大脑功能减退。

（三）影响及结局

萎缩是一种可逆性的变化。当损伤原因消除后,萎缩的细胞、组织可恢复正常;如病变持续加重,萎缩的细胞最终会死亡、消失。

二、肥大和增生

（一）肥大

由于功能增加,合成代谢旺盛,使细胞、组织或器官体积增大,称为肥大(hypertrophy)组织和器官的肥大通常是由实质细胞的体积增大所致,但常可伴有实质细胞数目的增加。细胞肥大的基础是DNA含量和细胞器数量的增多。

肥大可分为生理性肥大和病理性肥大两种,每种又可分为代偿性(功能性)和内分泌性(激素性)两类。若因组织和器官的功能负荷过重而引起的肥大,称为代偿性(功能性)肥大;若因内分泌激素过多作用于效应器而引起的肥大,称为内分泌性(激素性)肥大。

1. 生理性肥大

在生理状态下,因局部组织功能和代谢增强而发生的生理范围内的肥大,称为生理性肥大。如运动员四肢发达的肌肉为代偿性(功能性)肥大,哺乳期的胸腺细胞的肥大为内分泌性(激素性)肥大。

2. 病理性肥大

由各种致病因素引起的肥大称为病理性肥大。如高血压引起的左心室的心肌肥大(图2-3)为代偿性(功能性)肥大,肢端肥大症、前列腺肥大为内分泌性(激素性)肥大。

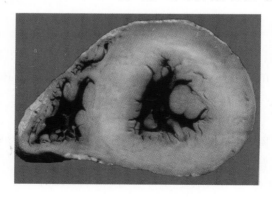

图 2-3 左心室的心肌肥大
注:心脏横切面,左心室壁增厚,乳头肌、肉柱显著增粗,左心腔相对变小。

但细胞肥大产生的功能代偿是有限的,超过其代偿能力就可出现失代偿,如对于高血压心脏病若心肌过度肥大,则可引发心功能不全,若及时去除病因,肥大可以恢复正常。

（二）增生

细胞有丝分裂活跃而致组织或器官内实质细胞数目增多的现象,称为增生

（hyperplasia）。增生常伴有组织或器官的体积增大和功能活跃。增生是细胞有丝分裂活跃的结果，也与细胞凋亡受阻有关，通常受到增殖基因、凋亡基因、激素和各种肽类生长因子及其受体的精细调控，其分类与肥大类似。

1. 生理性增生

生理性增生是指适应生理需要所发生的增生。如血细胞和上皮细胞等的经常更新、久居高原者细胞数量显著增多为代偿性（功能性）增生，女性青春期和哺乳期的乳腺上皮增生、月经周期的子宫内膜的增生为内分泌性（激素性）增生。

2. 病理性增生

病理性增生常由激素过多或生长因子过多引起。如子宫内膜增生症、乳腺增生症、前列腺增生症等为内分泌性（激素性）增生；病毒性肝炎时肝细胞结节状再生、慢性溃疡灶周围黏膜上皮和腺体增生为代偿性（功能性）增生，此外，碘缺乏引起甲状腺肿、低钙血症引起的甲状旁腺增生也属于代偿性（功能性）增生。

增生具有更新、代偿、防御和修复等功能，但增生过度会对机体产生危害，甚至有可能演变为肿瘤性增生，如甲状腺增生可压迫气管等。

知识链接

肥大与增生

肥大和增生是两个不同的病理过程，肥大以细胞体积增大为主，增生以细胞数量增多为主，两者可同时发生。某种刺激作用于细胞（不稳定细胞、稳定细胞、永久细胞），是引起肥大或增生还是两者同时出现，取决于细胞增殖能力的强弱。增殖能力较弱的细胞，表现为以肥大为主，可伴有增生，如子宫平滑肌；增殖能力较强的细胞，表现为以增生为主，可伴有肥大，如腺体；而没有增殖能力的细胞，仅表现肥大，如心肌、骨骼肌。

三、化生

一种分化成熟的细胞类型被另一种分化成熟的细胞类型所取代的过程，称为化生（metaplasia）。通常只出现在分裂增殖能力较活跃的细胞类型中。化生并不是由原来的成熟细胞直接转变所致，而是该处具有分裂增殖和多向分化能力的幼稚未分化细胞、储备细胞等干细胞发生分化的结果。化生只能在同源细胞间进行，如柱状上皮细胞可转变为鳞状上皮细胞，而不能变为结缔组织的细胞。

1. 常见的类型

化生的常见类型如下。①鳞状上皮化生：常见于气管或支气管黏膜，如慢性支气管炎或支气管扩张时，支气管的假复层纤毛柱状上皮可转化为复层鳞状上皮，称为鳞状上皮化生（图2-4）。②肠上皮化生：常见于慢性萎缩性胃炎，胃黏膜上皮转变为肠型黏膜上皮，称为肠上皮化生（图2-5），简称肠化。③间叶组织化生：结缔组织或肌肉损伤后，间充质干细胞可转型性分化为成骨细胞或成软骨细胞，称为骨化生或软骨化生，如骨化性肌炎。

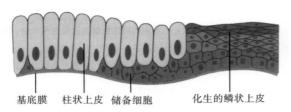

图 2-4　鳞状上皮化生示意图

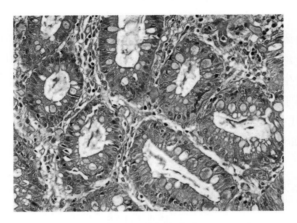

图 2-5　肠上皮化生

2. 意义

化生虽然是机体对不利环境和有害刺激的适应性反应,具有一定保护作用,但同时丧失了原有组织的功能。如呼吸道黏膜上皮鳞状上皮化生后,虽对慢性刺激有了较强的抵抗力,但削弱了呼吸道的自净防御功能。更重要的是,化生是一种异常增生,若病因持续存在,可发生癌变。如支气管黏膜鳞化可发展为鳞状细胞癌,胃黏膜肠化可进展为胃癌。

第二节　细胞组织的损伤

当机体内、外环境的变化超过了细胞和组织的适应范围,会引起细胞和细胞间质发生物质代谢、组织化学、超微结构乃至光镜和肉眼可见的异常改变,称为损伤(injury)。损伤的方式和结果是临床上极为常见的,不仅取决于引起损伤因素的性质、持续的时间和强度,还取决于受损伤细胞的种类、所处状态、适应性和遗传性等。

一、损伤的原因

凡能引起疾病发生的原因,基本上都是引起细胞、组织损伤的原因。常见原因如下。

(一)缺氧

缺氧是导致细胞、组织损伤最重要的因素,可分为全身性缺氧和局部性缺氧。前者主要见于贫血、一氧化碳中毒及心力衰竭等;后者主要见于动脉粥样硬化和动脉内血栓形成等。缺氧主要引起细胞膜、线粒体及溶酶体的损伤。

（二）生物因素

生物因素包括细菌、病毒、真菌、立克次体、衣原体、支原体、螺旋体等病原微生物，它是引起细胞、组织损伤最常见的因素。可通过产生各种毒素、代谢产物、机械作用或干扰细胞代谢等途径损伤细胞，也可通过变态反应导致细胞损伤。机体所受损伤不仅取决于病原微生物的类型、毒力和数量，还取决于机体的免疫状态。

（三）物理因素

物理因素包括机械性损伤、高温、低温、电离辐射、激光、微波、气压变化等因素，可直接或间接地引起细胞损伤。如机械性损伤可立即使组织断裂或细胞破裂；高温可直接使细胞内蛋白质变性；低温能引起血管收缩、血流停滞，细胞因缺氧而发生变性、坏死。

（四）化学因素

化学因素包括外源性和内源性化学性致病因素。前者是指某些化学毒物（如强酸、强碱、有机磷、四氯化碳）、药物（如抗癌药）等；后者是指体内某些代谢产物（如尿素、自由基等）。化学因素主要是影响细胞膜通透性、酶的结构和功能等。

（五）免疫因素

机体的免疫反应具有防御病原微生物侵袭的功能，但免疫反应也可造成细胞损伤。如免疫反应过强可引起组织损伤，如变态反应和自身免疫性疾病；免疫功能低下或缺陷时易发生感染。

（六）遗传因素

遗传性疾病是由于遗传物质的改变如染色体畸变或基因突变而引起细胞结构、功能、代谢等异常。另外糖尿病、高血压病、动脉粥样硬化症和乳腺癌等也具有一定的遗传易感性。

（七）其他因素

其他因素如营养、年龄、心理、社会等在损伤的发生过程中也有一定的作用。

二、损伤的形态学变化

细胞和组织损伤后，会产生一系列形态变化和功能改变。轻者细胞发生可逆性损伤——变性；重者细胞发生不可逆性损伤——细胞死亡（坏死、凋亡）。

（一）可逆性损伤——变性

变性（degeneration）是指细胞或细胞间质受损伤后，由于代谢障碍，使细胞内或细胞间质内出现异常物质或正常物质异常蓄积的现象，通常伴有细胞功能低下。变性在原因消除后大多数可恢复正常，严重的变性可发展为坏死。变性的种类繁多，常以物质显著增多或异常的沉积物来命名。

（1）细胞水肿（cellular swelling）　细胞水肿又称水变性，是细胞损伤中最常见的、较轻的变性，主要见于代谢活跃、线粒体丰富的器官细胞，如心、肝、肾等器官的实质细胞。

原因和发生机制：各种缺氧、感染、中毒等因素作用于机体时，引起线粒体损伤，ATP生成不足，细胞膜钠-钾泵功能障碍，或因细胞膜直接被损伤，通透性增高，导致细胞内钠离子和水积聚。

病理变化:①肉眼观察:病变器官体积增大,重量增加,包膜紧张,切面隆起,边缘外翻,颜色苍白而无光泽,似沸水烫过。②镜下观察:细胞体积增大,细胞质内出现许多细小的淡红色颗粒(为肿胀的线粒体和内质网)。若细胞水肿进一步发展,可使细胞肿胀更明显,细胞质透亮、淡染,严重者细胞膨大如气球,称为气球样变(图 2-6),常见于病毒性肝炎。

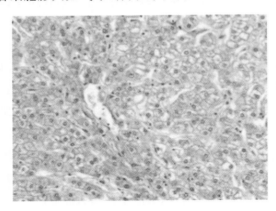

图 2-6　肝细胞气球样变
注:肝小叶结构紊乱,肝索增宽,细胞质淡染,部分肝细胞肿胀如气球。

临床意义:细胞水肿是一种轻度、可复性损伤,病因消除后功能、结构可逐渐恢复正常,但较严重的细胞水肿可使细胞的功能下降,如心肌细胞水肿时心肌收缩力下降。若病因持续存在,病变可进一步发展,形成脂肪变性,甚至细胞溶解、死亡。

(2)脂肪变性(fatty degeneration)　甘油三酯蓄积在非脂肪细胞的细胞质中,称为脂肪变性,又称脂肪变,主要见于代谢活跃、耗氧多的器官细胞,如肝细胞、心肌细胞、肾小管上皮细胞等。

原因和发生机制:常见的原因有严重感染、缺氧、中毒、酗酒、糖尿病及肥胖等。其发生机制(以肝为例)如下。①载脂蛋白、脂蛋白合成减少;②肝细胞内脂肪酸增多;③甘油三酯合成过多。

病理变化如下:

① 肝脂肪变性　肉眼观察:脂肪变性的器官体积变大,包膜紧张,质较弱,呈淡黄色,切面触之有油腻感(图 2-7)。镜下观察:脂肪变性的细胞体积增大,细胞质内出现大小不等的脂滴(图 2-8)。脂滴主要是中性脂肪,在石蜡切片中被脂溶剂溶解而呈空泡状。冷冻切片可保存脂质,用脂溶性染料苏丹Ⅲ可将脂滴染成橘红色,用锇酸可染成黑色。显著弥漫性肝脂肪变性,称为脂肪肝。

② 心肌脂肪变性　多发生在左心室的心内膜下和乳头肌,常因慢性酒精中毒和缺氧引起。肉眼观察:在心内膜下,尤其是乳头肌处出现横行的黄色条纹与正常的红色心肌相间排列,形成黄红色斑纹,状似虎皮的斑纹,即"虎斑心"。镜下观察:细胞质内脂滴呈串珠状,可影响心肌收缩力。

临床意义:轻、中度脂肪变性在病因消除后可自行恢复;重度弥漫性肝脂肪变性(脂肪肝)可致肝肿大和肝功能异常;若长期大量脂肪沉积,可使肝细胞逐渐坏死,纤维组织增生,发展为肝硬化。

(3)玻璃样变性(hyaline degeneration)　玻璃样变性也称为透明变性,是指细胞内或

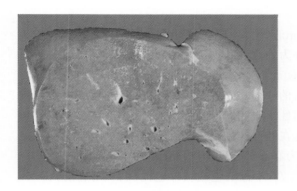

图 2-7　肝脂肪变性

注:肝脏肿大,质软,色黄,有油腻感。

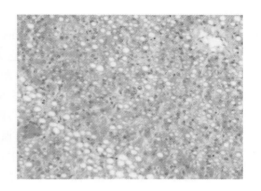

图 2-8　脂滴

注:肝细胞的细胞质内出现大小不等的脂滴,部分细胞核偏向一侧。

细胞间质中出现半透明状的蛋白质蓄积,HE 染色呈红染、均质状。玻璃样变性是较常见的变性,常见于血管壁、结缔组织或细胞内。

① 血管壁玻璃样变性:常见于原发性高血压和糖尿病患者的肾、脑、脾及视网膜等细小动脉。因细动脉持续痉挛、动脉内膜通透性增加,血浆蛋白质渗入内膜,还可有基底膜代谢产物沉积,使细动脉管壁增厚变硬,管腔狭窄,又称细动脉硬化。镜下观察:呈均质、红染、半透明状(图 2-9)。细动脉硬化可致外周阻力显著增加,血压持续升高;管壁弹性减弱,脆性增加,发生破裂出血;有的可继发形成微小动脉瘤,更易破裂出血。

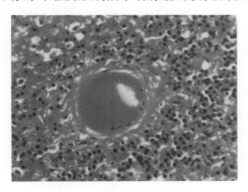

图 2-9　脾血管壁玻璃样变性

注:脾中央细动脉管壁增厚,管腔狭窄,动脉壁内有红染、均质的玻璃样物质。

② 结缔组织玻璃样变性:常见于瘢痕组织、动脉粥样硬化斑块的机化处等。肉眼观察:病变区呈灰白色,半透明,质韧,缺乏弹性。镜下观察:病变区纤维细胞明显减少,胶原纤维增粗融合,形成均匀红染的毛玻璃样。其结果可导致纤维组织弹性降低。

③ 细胞内玻璃样变性:它是指细胞质内出现均质红染的圆形或类圆形小体,常见于肾小球肾炎时,近曲小管上皮细胞过度重吸收管腔内的蛋白质,使细胞质内出现大小不等、均质红染的圆形小体;酒精中毒时,肝细胞核内可出现红染的玻璃样物质。

(4)黏液样变(mucoid degeneration)　黏液样变是指细胞间质内黏多糖(如葡萄糖胺聚糖、透明质酸)和蛋白质的蓄积,常见于动脉粥样硬化斑块、风湿病病灶和间叶组织肿瘤等。镜下可见病变处间质疏松,充满淡蓝色胶状物,其间散布有多个突起的星芒状纤维细胞。

（5）病理性色素沉着（pathologic pigmentation） 在病理情况下，某些色素增多并积聚于细胞内、外，称为病理性色素沉着。它又分为外源性和内源性两类。炭尘、煤尘及文身色素等为外源性色素；沉着的色素多为内源性色素，主要有以下几种。

① 含铁血黄素：为血红蛋白分解后析出的铁蛋白微粒聚集而形成金黄色或棕褐色的颗粒，可被普鲁士蓝染成蓝色。常见于：陈旧性出血和溶血性疾病时，巨噬细胞和组织中可出现含铁血黄素；左心衰竭引起慢性肺淤血时，在肺泡腔内漏出的红细胞被巨噬细胞吞噬后，含铁血黄素积聚在巨噬细胞的细胞质中，称为心衰细胞（heart failure cell）。

② 胆红素：为血红蛋白的分解产物，不含铁，呈棕黄色或黄绿色的颗粒，可在肝内经代谢形成胆汁的有色成分。血浆胆红素过多时，可将全身组织染成黄色，称为黄疸；患高胆红素血症的新生儿因血脑屏障不健全大量胆红素进入脑组织内致神经细胞变性，出现神经症状，可见多个神经核团明显黄染，称为核黄疸。

③ 脂褐素：为细胞自噬溶酶体内未被消化的细胞器碎片残体，呈黄褐色微细颗粒状。胆褐素主要见于老年人和慢性消耗性疾病的心肌细胞及肝细胞细胞核周围，故有消耗性色素之称。

④ 黑色素：为黑色素细胞细胞质内的黑褐色颗粒。它还可聚集于皮肤和黏膜基底部细胞及真皮的巨噬细胞内。肾上腺皮质功能低下（Addison病）患者，黑色素可沉着在口唇、牙龈黏膜和全身皮肤。局部性黑色素增多见于色素痣和黑色素瘤。

（6）病理性钙化（pathologic calcification） 病理性钙化是指在骨和牙以外的组织中固态钙盐的沉积，其主要成分是磷酸钙和碳酸钙。肉眼观察：为灰白色石灰样坚硬的颗粒和团块，有砂粒感。镜下观察：呈蓝色颗粒或团块状。病理性钙化按其原因和机制分为以下两种类型。

① 营养不良性钙化：钙盐主要沉积在坏死或即将坏死的组织或异物中，此时机体的钙、磷代谢正常。其见于结核病、脂肪组织坏死、血栓、动脉粥样硬化斑块（图2-10）、心瓣膜病、瘢痕组织等。

② 转移性钙化：由于全身钙、磷代谢失调，导致血钙和或血磷升高，钙盐沉积于正常组织内。其主要见于甲状旁腺功能亢进、慢性肾功能衰竭、维生素D摄入过多及某些肿瘤等，钙盐多沉积于血管壁、肾小管、肺泡和胃黏膜等。

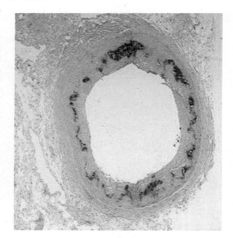

图 2-10 动脉壁营养不良性钙化

注：发生在动脉粥样硬化的基础上，钙化呈蓝染、颗粒状。

（二）不可逆性损伤——细胞死亡

各种致病因素造成组织细胞严重损伤，呈现代谢停止、功能丧失和结构破坏等不可逆性损伤时，称为细胞死亡（cell death）。细胞死亡表现为坏死和凋亡两种类型。

1. 坏死

坏死（necrosis）是以酶性变化为特点的活体内局部组织中细胞的死亡。坏死可由致病因素直接作用引起（如高温、强酸等突然作用等），但绝大多数是由可逆性损伤发展而来的，其基本表现是细胞肿胀、细胞器崩解和蛋白质变性。坏死细胞自身溶酶体引起"自溶";同时周围渗出的中性粒细胞释放溶酶体酶引起"他溶",加速坏死的发生。坏死细胞不仅结构自溶、代谢停止、功能丧失,还可引发急性炎症反应。

（1）坏死的基本病变　坏死组织细胞的形态学变化是由于坏死细胞内蛋白质变性或被自身溶酶体消化,这些改变在细胞死亡几小时后才能在光学显微镜下见到。

细胞核的变化:细胞核的变化是判断坏死的主要标志,主要表现(图 2-11)如下。①核固缩:由于细胞核内水分脱失使染色质浓缩,细胞核体积缩小,染色变深。②核碎裂:核膜破裂,细胞核染色质崩解为小碎片,分散于细胞质中。③核溶解:染色质中的 DNA 在 DNA 酶作用下分解,细胞核失去对碱性染料的亲和力,染色变淡,只能见到细胞核的轮廓,甚至细胞核完全消失。

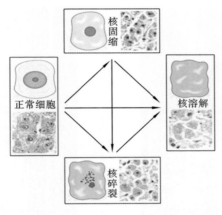

图 2-11　坏死时细胞核的形态变化模式图

细胞质的变化:随着细胞质中 RNA 的丧失及蛋白质的变性,细胞质与酸性染料伊红的亲和力逐渐增高,细胞质逐渐红染,最后细胞膜破裂,整个细胞迅速溶解、吸收而消失。

间质的变化:在各种水解酶的作用下,基质崩解,胶原纤维肿胀、崩解或液化,最后坏死的细胞核、细胞质及崩解的间质融合成一片模糊的颗粒状、无结构的红染物质。

知识链接

血清学检测的临床意义

坏死时,细胞膜通透性增加,细胞内某些蛋白质会释放入血,使血浆中的含量升高,如胰腺坏死时的胰淀粉酶,肝细胞坏死时的谷丙转氨酶,心肌梗死时的肌红蛋白、肌酸激酶等。同时血浆中这些蛋白质及酶含量的变化,在细胞坏死初期即可检出,比超微细胞的变化还要早,故临床上检测这些蛋白质及酶有助于进行早期诊断。

由于坏死形态学改变的出现需要一段时间,早期的组织坏死肉眼上常不易辨识。组织坏死后失去光泽,变苍白、混浊,失去弹性,摸不到血管搏动,切割后无新鲜血液渗出,温度较低,失去痛觉、触觉及运动功能(如肠蠕动)等,临床上称为失活组织,应及时给予切除。

（2）坏死的类型　根据酶性分解和蛋白质变性作用及坏死形态,可将坏死分为以下四种类型。

① 凝固性坏死(coagulative necrosis):蛋白质变性凝固且溶酶体酶水解作用较弱时,坏死区呈灰黄、干燥、质实状态,称为凝固性坏死,常见于心、肾、脾等器官的缺血性坏死。肉眼观察:坏死灶干燥,呈灰黄色或灰白色,与正常组织之间有一明显的暗红色出血带(图2-12)。其病变特点是坏死灶内的细胞结构消失,但仍可见组织轮廓和细胞外形,坏死区周围可见充血带、出血带和炎症反应带,坏死灶与健康组织分界清楚。

凝固性坏死的特殊类型有干酪样坏死和坏疽两类。

a.干酪样坏死(caseous necrosis):在结核病时,因病灶中含脂质较多,坏死区呈黄色,状似干酪样,故名干酪样坏死(图2-13)。镜下观察:坏死组织呈一片红染、无结构的颗粒状物质,看不见组织轮廓。

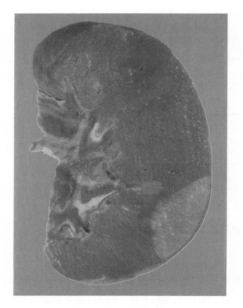

图 2-12　肾凝固性坏死

注:肾凝固性坏死的坏死部分为楔形,呈灰黄色,分界清楚,周围有充血带、出血带。

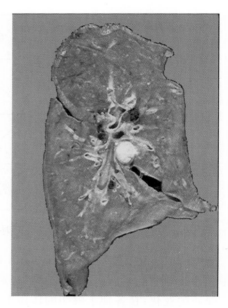

图 2-13　肺门淋巴结干酪样坏死

注:坏死组织含有较多的脂质而略带黄色,质地松软,呈半凝固状,状如干酪样。

b.坏疽(gangrene):局部组织大块坏死并继发腐败菌感染。坏死组织被腐败菌分解,生成硫化氢,产生恶臭气味;与血红蛋白分解的铁结合,形成黑色的硫化铁,使坏死组织呈黑褐色。坏疽可分为干性坏疽、湿性坏疽和气性坏疽三种类型(表2-1)。

表 2-1　干性坏疽、湿性坏疽和气性坏疽的区别

比较项目	干性坏疽	湿性坏疽	气性坏疽
好发部位	四肢末端,尤其是足(图2-14)	与外界相通的内脏如肺、肠、阑尾、子宫或已严重水肿的四肢	深部肌肉组织
原因条件	动脉阻塞,而静脉回流通畅,腐败菌感染较轻	动脉阻塞,同时静脉回流受阻,病变水分多,腐败菌多感染严重	深达肌肉的开放性创伤,合并产气厌氧菌的感染

续表

比 较 项 目	干 性 坏 疽	湿 性 坏 疽	气 性 坏 疽
病变特点	坏死组织干燥而皱缩,呈黑褐色,与周围正常组织分界清楚	坏死组织明显肿胀,软而湿润,呈蓝绿色或污墨色,与正常组织分界不清楚	坏死组织湿软肿胀,污秽,含气泡而呈蜂窝状,按之有捻发感
臭味	臭味轻	恶臭	奇臭
发展速度	缓慢	较快	迅速
中毒症状	感染中毒症状轻	感染中毒症状明显,可危及生命	可发生中毒性休克,常危及生命

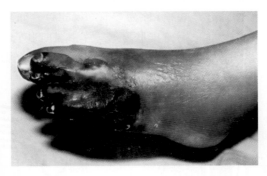

图 2-14 足干性坏疽

注:坏死范围大,分界清楚,呈黑色,干燥。

② 液化性坏死(liquefactive necrosis):由于坏死组织中可凝固的蛋白质少,或坏死细胞自身浸润的中性粒细胞等释放大量的水解酶,或组织富含水分和磷脂,则细胞组织坏死后易发生溶解液化,称为液化性坏死。其主要发生于脂质含量高而蛋白质含量少(如脑)和蛋白酶含量多(如胰腺)的组织。脑组织坏死属于液化性坏死,但常形成筛状软化灶,又称脑软化(图 2-15)。外伤引起的皮下脂肪坏死、化脓性炎症的脓肿、急性胰腺炎的酶解性脂肪坏死等均属于液化性坏死。

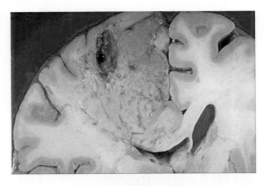

图 2-15 脑液化性坏死

注:脑组织坏死(液化性坏死),液化的坏死组织流失后遗留一个空腔。

③ 纤维素样坏死(fibrinoid necrosis):发生在结缔组织及小血管壁的一种坏死,称为纤维素样坏死。病变部位的胶原纤维肿胀、断裂,崩解为强嗜酸性的颗粒状、小片状或细丝状

无结构物质,由于与纤维素染色性质相似,故称为纤维素样坏死。其常发生于某些与免疫有关的结缔组织病(如风湿病、系统性红斑狼疮、结节性动脉炎)和急进型高血压病(恶性高血压)等。

(3)坏死的结局

① 溶解吸收:较小的坏死灶可通过坏死细胞及周围中性粒细胞释放水解酶,将组织溶解液化,被血管、淋巴管吸收或被巨噬细胞吞噬而清除。若坏死液化范围较大可形成囊腔。

② 分离排出:较大坏死灶不易完全吸收时,其周边可发生炎症反应,渗出的中性粒细胞释放水解酶,将坏死边缘组织溶解、吸收,使坏死组织与健康组织分离、排出,形成缺损。皮肤、黏膜浅表的组织缺损称为糜烂(erosion),较深的组织缺损称为溃疡(ulcer)。组织坏死后可形成的只开口于皮肤黏膜表面的深在性盲管,称为窦道(sinus)。连接两个内脏器官或从内脏器官通向体表的通道样缺损,称为瘘管(fistula)。如肛门周围脓肿,可向皮肤穿破形成窦道(图2-16(a)),也可一端向皮肤穿破,另一端向肛管穿破,形成瘘管(图2-16(b))。肺、肾等内脏坏死组织液化后,可经支气管、输尿管等自然管道排出,残留下的空腔,称为空洞(cavity),见于结核病。

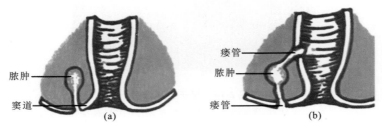

图 2-16 窦道和瘘管形成示意图

知识链接

褥 疮

褥疮(又称压疮,压力性溃疡)是指由于局部组织长期受压,发生持续缺血、缺氧、营养不良而导致组织溃烂坏死(图2-17)。其多发生于无肌肉包裹或肌肉层较薄、缺乏

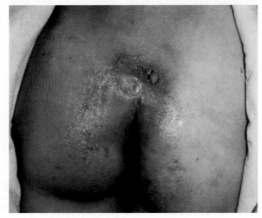

图 2-17 褥疮

脂肪组织保护又经常受压的骨隆突处。皮肤褥疮在康复治疗、护理中是一个普遍性的问题。据有关文献报道每年约有 6 万人死于褥疮并发症。褥疮的预防极为重要,主要以精心护理为基础。

③ 机化与包裹:新生肉芽组织长入并取代坏死组织、血栓、脓液、异物等的过程,称为机化(organization)。若坏死组织等太大,肉芽组织难以向中心部完全长入或吸收,则由周围增生的肉芽组织将其包围,称为包裹(encapsulation)。机化和包裹的肉芽组织最终都可形成纤维瘢痕。

④ 钙化:坏死组织后期可有钙盐沉积而发生营养不良性钙化。

2. 凋亡

凋亡(apoptosis)是活体内局部组织中单个细胞程序性细胞死亡的表现方式,是由体内、外因素触发细胞内预存的死亡程序而导致的细胞主动性死亡方式,在形态和生化特征上都有别于坏死(表 2-2)。凋亡有细胞质膜(细胞膜和细胞器膜)不破裂,不引发死亡细胞的自溶,也不引起急性炎症反应等特点。凋亡的形态学特点是细胞皱缩,细胞质致密,染色质凝聚于核膜下,进而细胞核裂解,细胞膜下陷,包裹核碎片和细胞器,形成凋亡小体。凋亡的发生与基因调控有关,有人又称其为程序性细胞死亡。凋亡可以是生理性的,也可以是病理性的,尤其在肿瘤的发生、发展中具有重要的作用。

表 2-2 细胞凋亡与坏死的区别

比 较 项 目		凋 亡	坏 死
基因调控		有,是细胞主动自杀	无,是细胞意外被动的他杀
发生条件		由生理性或轻微病理性刺激因子引起,生长因子缺乏	由病理性刺激因子引起,如感染、缺氧、中毒
死亡范围		散在的单个细胞	多为大片细胞
形态特征	细胞核	细胞核凝集、裂解、染色体边缘化	细胞核固缩、碎裂、溶解
	细胞质	浓缩,有细胞质小泡,形成凋亡小体,细胞器结构保留	显著肿胀,无凋亡小体,细胞器破坏
	细胞膜	完整	破裂
组织反应		不引起炎症反应和修复再生,凋亡小体可被吞噬细胞吞噬	引起炎症反应,诱发组织再生

知识链接

凋亡的临床意义

凋亡在当前生物学研究中受到广泛重视,凋亡与下列生理和病理过程有关:①胚胎发育中细胞的程序性死亡;②成人的激素依赖性退化;③细胞的老化死亡;④肿瘤细胞的死亡;⑤淋巴细胞的死亡;⑥实质器官的萎缩;⑦某些病毒性疾病的细胞损伤;⑧杀伤 T 淋巴细胞诱发的细胞死亡。

第三节　损伤的修复

损伤造成机体部分细胞、组织丧失后，机体对所形成的缺损进行修补恢复的过程，称为修复(repair)。修复是通过细胞的再生或由纤维结缔组织增生(即纤维性修复)两种方式来完成的。修复后可完全或部分恢复原有细胞和组织的结构和功能。

一、再生

再生(regeneration)是由缺损周围的同种细胞来修复。再生可分为生理性再生和病理性再生两种类型。生理性再生是指在生理过程中，机体有些细胞、组织不断老化、凋亡，由新生的同种细胞不断补充，以维持细胞、组织原有的结构和功能，如子宫内膜周期性脱落，再由基底细胞增生加以恢复。病理性再生是指在病理状态下细胞、组织损伤后发生的再生。再生细胞、组织结构和功能完全恢复原有细胞、组织结构和功能，属于完全性再生。纤维性修复是指缺损不能通过原组织的再生修复，而是通过纤维结缔组织增生，由肉芽组织增生、填补，最后形成瘢痕组织，故也称瘢痕修复。由于缺损不能恢复原有组织的结构和功能，故属于不完全性再生。组织缺损后的修复是通过完全性再生还是纤维性修复主要取决于受损组织的再生能力。

(一)各种细胞的再生潜能

机体各种细胞及其构成的组织具有不同的再生潜能。一般来说，幼稚细胞比成熟细胞再生能力强，功能简单的细胞比功能复杂的细胞再生能力强，平时易受损伤或生理状态下经常更新的细胞再生能力强。根据细胞再生能力的强弱，可将机体细胞分为三类(表2-3)。

表2-3　各种细胞再生能力的分类

类　型	再 生 能 力	举　例
持续分裂细胞 (不稳定细胞)	再生能力相当强；在生理情况下不断地进行更新	表皮细胞，呼吸道、消化道和泌尿生殖器官的黏膜被覆细胞，淋巴细胞，造血细胞，间皮细胞等
静止细胞 (稳定细胞)	具有潜在的较强再生能力；在生理情况下一般较稳定，一旦受到刺激或损伤后，则表现出较强的再生能力	各种腺体或腺样器官的实质细胞，如肝细胞、肾小管上皮细胞、肺泡上皮细胞、间充质干细胞，以及成纤维细胞、内皮细胞、骨细胞等，但平滑肌细胞和软骨细胞再生能力很弱
非分裂细胞 (永久细胞)	无再生能力；受损后则经纤维性修复，形成瘢痕组织	神经细胞、心肌细胞和骨骼肌细胞

(二)各种组织的再生过程

1. 被覆上皮的再生

鳞状上皮缺损时，由损伤边缘的基底层细胞分裂增生，先形成单层上皮覆盖创面，再增生分化为鳞状上皮；胃肠黏膜被覆的柱状上皮缺损后，由邻近健康的腺颈部上皮细胞分裂增殖，沿基底膜逐渐覆盖缺损。

2. 腺上皮的再生

腺上皮再生取决于腺体基底膜的损伤状况，若腺体基底膜未破坏，可由残存细胞分裂、增生补充，完全恢复原来腺体的结构和功能；如腺体的基底膜被完全破坏时，则难以完全再生，形成纤维性修复。如肝细胞的再生能力很强，若有损伤时，如肝小叶网状支架完整，则通过肝细胞的再生，使肝恢复原有的正常结构，但若肝组织严重破坏，肝小叶网状支架塌陷，则再生的肝细胞排列紊乱，难以恢复原有的肝小叶结构，可逐渐发展成肝硬化。

3. 纤维组织的再生

在损伤因素的刺激下，受损的成纤维细胞进行分裂、增生。成纤维细胞可由局部静止状态的纤维细胞转变而来，也可由未分化的间叶细胞分化而来。成纤维细胞体积较大，呈椭圆形或因胞体有突起而呈星芒状。当成纤维细胞停止分裂后，在细胞周围的间质中形成胶原纤维，随着细胞成熟，胶原纤维逐渐增多，成纤维细胞又转变为长梭形的纤维细胞（图 2-18）。

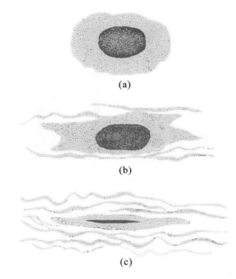

(a)

(b)

(c)

图 2-18　成纤维细胞产生胶原纤维后并转化为纤维细胞模式图

4. 血管的再生

毛细血管再生常常以出芽的方式来完成。首先，在毛细血管损伤处内皮细胞分裂增生形成突起的幼芽，随后内皮细胞向前移动形成实心细胞条索，由于血流的冲击，逐渐出现管腔，形成新生的毛细血管，继而互相吻合构成毛细血管网（图 2-19）。为适应功能需要，新生毛细血管还会不断改建，形成小动脉或小静脉。但大血管断裂后要通过手术吻合，内皮细胞再生覆盖断裂处，断裂处肌层不能再生，通过结缔组织再生给予连接，即瘢痕修复。

5. 神经组织的再生

脑和脊髓的神经细胞坏死后不能再生，由神经胶质细胞增生修复，形成胶质瘢痕，但外周神经纤维断离后，若与其相连的神经细胞还存活，则可完全再生。首先整个远端和近端的部分髓鞘及轴突崩解、吸收，然后由两端的神经鞘细胞增生，将断端连接，近端轴突逐渐向远端延伸，最后达到末梢，同时鞘细胞产生髓磷脂将轴索包绕形成髓鞘（图 2-20）。此过程常需数月或更长时间才能完成。若断离两端之间超过 2.5cm，或两端之间有软组织嵌

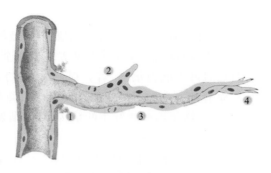

图 2-19　毛细血管再生模式图

注:1.基底膜溶解;2.细胞增生;3.细胞间通透性增加;4.细胞移动及其趋势。

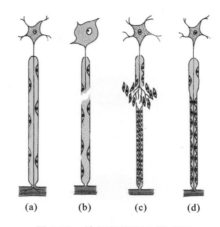

(a)　　　(b)　　　(c)　　　(d)

图 2-20　神经纤维再生模式图

注:(a)正常神经纤维;(b)神经纤维断离,远端及近端的一部分髓鞘、轴突崩解;
(c)神经鞘细胞增生,轴突自近端向远端生长;(d)神经轴突达末梢,多余神经鞘细胞消失。

入,或因截肢失去远端,再生轴突均不能达到远端,则与增生的纤维组织混杂卷曲成团,成为创伤性神经瘤,可发生顽固性疼痛。

知识链接

干细胞将给人类带来全新的医疗理念和治疗手段

　　干细胞是具有无限或较长时间自我更新和多向分化能力的一类细胞,可分为胚胎干细胞和成体干细胞两个类型。胚胎干细胞的研究意义不仅在于胚胎方面,在组织移植、细胞治疗及基因治疗等临床方面都具有重要意义,特别是使丧失功能的组织、器官进行替换成为可能。成体干细胞存在于体内多种分化成熟的组织之中,此类细胞具有横向分化为其他类型成熟细胞的能力,为干细胞生物工程在临床治疗中的广泛应用奠定了基础。如造血干细胞的应用使白血病患者的彻底康复变成现实;神经干细胞为解决神经细胞损伤后不能再生提供了可能;肝脏干细胞为肝癌、肝硬化及肝衰竭的患者带来了希望。干细胞及其衍生组织、器官的临床应用,将给人类带来全新的医疗理念和手段。

二、纤维性修复

纤维性修复(fibrous repair)是指由纤维结缔组织来恢复。一般纤维性修复是通过肉芽组织增生,填补组织缺损,以后肉芽组织转化成以胶原纤维为主的瘢痕组织,便完成纤维性修复,故也称瘢痕修复。

(一) 肉芽组织

肉芽组织(granulation tissue)是指由新生薄壁的毛细血管和增生的成纤维细胞构成并伴有炎细胞浸润,肉眼观察表现出鲜红色、颗粒状、柔软湿润、形似鲜嫩的肉芽,故而得名。其基本成分和特点为毛细血管丰富,成纤维细胞数量多,常伴有各种炎细胞,如巨噬细胞、中性粒细胞及淋巴细胞浸润。

1. 肉芽组织的形态

肉眼观察:呈鲜红色、颗粒状、柔软、湿润、形似鲜嫩的肉芽,触之易出血,但无痛觉。

镜下观察:新生的毛细血管多垂直于创面生长,并在近创缘表面处互相缘合形成弓状突起(图 2-21)。新生的毛细血管间有大量新生的成纤维细胞及肌成纤维细胞(即类似平滑肌细胞的具有收缩功能的成纤维细胞)。此外,在肉芽组织中还伴有大量渗出液和数量不等的各种炎细胞。浸润的炎细胞有巨噬细胞、中性粒细胞、淋巴细胞、浆细胞等。

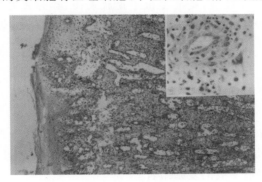

图 2-21 肉芽组织

注:新生的毛细血管向创面垂直生成,右上角为新生毛细血管放大图。

2. 肉芽组织的功能

肉芽组织在组织损伤修复过程中的重要作用是:①抗感染及保护创面;②填补创口及其他组织缺损;③机化或包裹坏死组织、血栓、炎性渗出物及其他异物。

3. 肉芽组织的结局

肉芽组织从创伤面的边缘及底部长出,逐渐填补组织缺损,成纤维细胞逐渐向纤维细胞转化,最后产生胶原纤维,毛细血管数目逐渐减少。肉芽组织演变为血管稀少、有大量胶原纤维的瘢痕组织。

(二) 瘢痕组织

瘢痕组织(scar tissue)是指肉芽组织经改建形成的成熟的纤维结缔组织。

肉眼观察:外观苍白或呈灰白色,半透明,质硬坚韧,缺乏弹性,呈收缩状态。

镜下观察:大量平行或交错分布的胶原纤维束,常发生玻璃样变性,呈均质红染,纤维细胞少,血管减少甚至消失。

适当的瘢痕组织形成对机体是有利的,其作用为:①填补缺损的创口并连接组织,保持组织器官的相对完整性;②瘢痕组织抗拉力比肉芽组织强得多,使组织器官保持坚固性。但过多的瘢痕组织可对机体造成不利影响,如妨碍肢体的活动,导致脏器功能障碍等。

知识链接 ·····························

瘢痕组织的不良作用

临床上,瘢痕组织对机体的不良作用主要表现如下。

(1)瘢痕膨出:由于抗拉力较正常皮肤弱,弹性差,如局部承受过大的压力,可使瘢痕组织向外膨出,如腹壁疝、室壁瘤。

(2)瘢痕收缩:可能与后期水分丧失或含有肌成纤维细胞有关,可引起关节挛缩、管腔狭窄,如胃溃疡瘢痕形成后可致幽门梗阻。

(3)瘢痕性粘连:炎性渗出物被机化后发生的纤维性粘连,会不同程度地影响器官功能,如肠梗阻。

(4)器官硬化:器官内广泛损伤引起广泛纤维化、玻璃样变性,发生器官硬化,如肝硬化。

(5)瘢痕组织增生过度:瘢痕突出于皮肤表面,称为肥大性瘢痕。若瘢痕既向表面突出,又向周围不规则延伸,则称为瘢痕疙瘩。具有这种现象患者的体质,称为瘢痕体质。

三、创伤愈合

创伤愈合(wound healing)是指机体遭受外力作用后,皮肤等组织出现离断或缺损后的修复过程。创伤愈合是一个涉及不同组织间协调作用的复杂过程,包括各种组织的再生、肉芽组织的增生和瘢痕形成的复杂组合。

(一)皮肤创伤愈合

1. 创伤愈合的基本过程

以皮肤手术切口为例,其愈合的基本过程如下。

(1)伤口早期变化:伤口局部有不同程度的组织坏死和小血管断裂出血,数小时内,出现炎症反应,发生充血、浆液、白细胞渗出,局部表现红肿。伤口处的血液和渗出的纤维素凝固、结痂,起到填充和保护伤口的作用。

(2)伤口收缩:在第2~3天,伤口边缘的整层皮肤及皮下组织向中心移动,伤口迅速缩小,直到第14天左右停止。伤口收缩是由伤口边缘新生的肌成纤维细胞牵拉作用引起的,其意义在于缩小创面。

(3)肉芽组织增生和瘢痕形成:在第3天左右开始自伤口底部和边缘长出肉芽组织,逐渐填平伤口。第5~6天起成纤维细胞开始产生胶原纤维,其后1周是胶原纤维形成的高峰,然后逐渐缓慢下来。在伤后1个月左右,肉芽组织完全转变成瘢痕组织。

(4)表皮及其他组织再生:创伤24 h内,伤口边缘的基底细胞开始增生,由结痂下面向创面中心迁移,形成单层上皮,覆盖于肉芽组织的表面,完全覆盖时停止增生,并进一步分化为鳞状上皮。肌组织、毛囊等皮肤附属器等损伤后多为纤维性修复。

2. 创伤愈合的类型

根据创伤程度及有无感染,创伤愈合可分为以下三种类型。

(1) 一期愈合:皮肤无菌手术的切口愈合是典型的一期愈合。表皮再生在 24～48 h内将伤口覆盖,肉芽组织在第 3 天从伤口边缘长出,并很快填满伤口,第 5～7 天出现胶原纤维连接,达到临床愈合,可以拆除手术缝线。

(2) 二期愈合:与一期愈合相比差别较大(表 2-4,图 2-22)。如创面伤口直径超过 20 cm 时,再生的表皮则很难覆盖,往往需要植皮。

表 2-4　一期愈合与二期愈合的区别

项　　目	一　期　愈　合	二　期　愈　合
伤口状态	缺损小,无感染	缺损大,常伴感染或有异物
创缘情况	可缝合,创缘整齐,对合紧密	不能缝合,创缘无法整齐对合,哆开
再生顺序	先上皮覆盖,再肉芽组织生长	先肉芽组织填平伤口,再上皮覆盖
炎症反应	轻,再生与炎症反应同步	重,待感染控制、坏死清除后,开始再生
愈合时间	短,通常第 5～7 天可拆除手术缝线	较长,看伤口愈合情况确定拆除手术缝线
瘢痕情况	小,呈线条状,不影响功能	大,有的可影响功能或外观

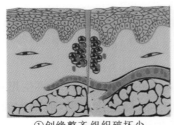

①创缘整齐,组织破坏少

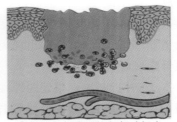

①创口大,创缘不整,组织破坏多

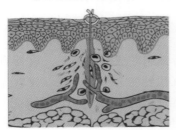

②经缝合,创缘对合,炎症反应轻

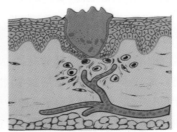

②创口收缩,炎症反应重

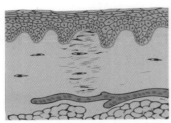

③表皮再生,愈合后少量瘢痕形成

(a)一期愈合

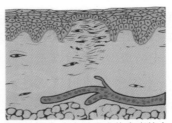

③表皮再生,愈合后形成的瘢痕较大

(b)二期愈合

图 2-22　创伤愈合模式图

(3)痂下愈合:见于较浅表并有少量出血或血浆渗出的皮肤创伤,如皮肤擦伤。创口表面的血液、渗出物及坏死物质干燥后形成黑褐色硬痂覆盖于创面上,创伤在痂下进行愈合,待上皮再生完成后,痂皮自行脱落,称为痂下愈合。结成的硬痂有保护创面及抗感染的作用。不宜随意将硬痂剥除,因痂皮下渗出液较多易继发感染,不利于愈合。

（二）骨折愈合

骨的再生能力很强。单纯性外伤性骨折,经过良好的复位、固定,以及后期适当的功能锻炼,几个月内即可恢复其结构和功能。骨折愈合大致可分为以下四个阶段(图 2-23)。

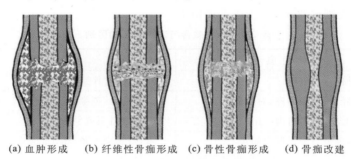

(a) 血肿形成　(b) 纤维性骨痂形成　(c) 骨性骨痂形成　(d) 骨痂改建

图 2-23　骨折愈合过程模式图

1. 血肿形成

骨折后,在骨折的断端及其周围可有大量出血,形成血肿,数小时后血肿发生血液凝固,可暂时黏合骨折断端。同时,局部出现炎症反应,外观红肿。

2. 纤维性骨痂形成

骨折后 2～3 天,骨折断端骨膜处的纤维细胞增生和毛细胞血管再生形成肉芽组织,逐渐机化血肿,继而发生纤维化,形成纤维性骨痂,使断端连接起来,但不牢固。纤维性骨痂中含有来自断端骨膜的骨祖细胞,以及由间充质细胞分化而来的骨祖细胞。此过程需 2～3 周。

3. 骨性骨痂形成

在纤维性骨痂中的骨祖细胞可分化为成骨细胞和成软骨细胞。成骨细胞分泌骨基质并分化为骨细胞,形成类骨组织,以后经钙盐沉积转变为骨性骨痂。成软骨细胞也经过骨化过程变成骨性组织,形成骨性骨痂。骨性骨痂使骨折的断端较牢固地连接在一起,并具有支持负重功能。但新生骨小梁排列紊乱,达不到正常功能要求。此过程需 4～8 周。

4. 骨痂改建或再塑

随着站立和负重所受应力的影响,骨性骨痂进一步改建为成熟的板层骨、皮质骨和骨髓腔的正常关系以及骨小梁正常的排列结构。改建过程是通过破骨细胞与成骨细胞的协调作用完成的。此阶段需几个月甚至 1～2 年才能完成。

（三）影响创伤愈合的因素

1. 全身因素

(1)年龄因素:儿童或青少年的细胞、组织再生能力强,愈合快;老年人则相反,细胞、组织再生能力弱,愈合慢,这可能与老年人血管硬化、血液供应减少有关。

(2)营养因素:蛋白质缺乏,尤其是含硫氨基酸缺乏时,肉芽组织和胶原纤维形成不良，伤口愈合延缓；维生素C缺乏时，影响胶原纤维的形成，使伤口愈合慢；微量元素磷、锌在创伤愈合中有重要作用，补锌可促进伤口愈合。

（3）药物的影响：肾上腺激素和肾上腺皮质激素能抑制炎症反应、肉芽组织增生及胶原纤维合成，不利于伤口愈合，故在创伤愈合过程中要慎用此类激素；抗癌药的细胞毒作用，也可延缓伤口愈合。

2. 局部因素

（1）感染与异物：感染会严重妨碍再生修复。许多细菌产生毒素和酶，引起组织坏死、溶解胶原纤维及基质，加重局部组织损伤，妨碍伤口愈合；伤口感染时炎性渗出物可增加局部的张力，可使已开始愈合或已缝合的伤口裂开，或导致感染扩散加重损伤；坏死组织及其他异物，也可妨碍愈合，并有利于感染。因此，临床上对于有感染的伤口，施行清创术来清除坏死组织、细菌和异物，不能缝合，应先抗感染并及早引流，只有感染被控制后，修复才能进行，有可能使本来是二期愈合的伤口，达到一期愈合。

（2）局部血液循环：局部血液循环良好既可保证组织再生所需的氧和营养，又对坏死组织的吸收及感染的控制起着重要作用。否则，局部血液供应不足或静脉回流障碍，则影响愈合，如伤口包扎过紧、动脉粥样硬化、静脉曲张等病变，会使该处伤口愈合迟缓。临床上用某些药物湿敷、热敷、理疗和服用活血化瘀药物，其目的在于改善局部血液循环，促进伤口愈合。

（3）神经支配：正常的神经支配对组织再生有一定的作用。神经受损时引起局部神经性营养不良可影响组织再生，如麻风病引起的皮肤溃疡不易愈合。因此，临床上进行清创术时应注意避免伤及神经；对有神经损伤的伤口，要及时给予缝合，促进神经纤维再生。自主神经损伤，血管的舒缩调节失衡，使局部血供减少，会严重影响组织再生。

（4）电离辐射：电离辐射可破坏细胞，损伤血管，抑制组织再生，因而影响创伤的愈合。

第四节　损伤的防治和护理原则

一、救治工作原则

保存生命第一，恢复功能第二，保证解剖完整性第三。

1. 抢救生命

优先处理危及生命的紧急情况，并迅速将患者抢救至安全处，避免继续或再次受伤。要争分夺秒，做到判断快、抢救快、转送快。

2. 判断伤情

经紧急处理后，迅速进行全面、简略且有重点的检查，注意有无其他创伤情况，并进行相应处理。

3. 进行救治

维持呼吸道通畅，立即清理口腔异物；迅速有效止血、严密包扎、封闭体腔伤口；妥善固定，安全转运患者等。

二、术后护理

1. 密切观察病情

严密注视伤情变化,警惕活动性出血等情况的发生。观察伤口情况,如出现感染征象时,应配合治疗进行早期处理。注意伤肢末梢循环情况,如发现肢端苍白或发绀、皮温降低、动脉搏动减弱时,应及时报告医生。

2. 加强支持疗法

根据脱水性质与程度,遵医嘱给予输液、输血,防治水、电解质紊乱,纠正贫血,加强营养,促进创伤的愈合。

3. 预防感染

依据伤情尽早选用合适的抗生素,达到预防用药的目的。受伤后或清创后应及时应用破伤风抗毒素。

4. 心理护理

安慰患者,稳定其情绪。尤其对容貌受损或有致残可能的患者,多做心理疏导,减轻其心理上的痛苦,使其积极配合治疗。

5. 功能锻炼

待病情稳定后,鼓励并协助患者进行早期活动,指导患者进行肢体功能锻炼,促进功能恢复和预防并发症。

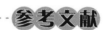

1. 名词解释:适应、萎缩、肥大、增生、化生、变性、细胞水肿、脂肪变性、玻璃样变、转移性钙化、坏死、凝固性坏死、干酪样坏死、坏疽、糜烂、溃疡、窦道、瘘管、空洞、机化、包裹、再生、肉芽组织、创伤愈合。

2. 临床上常见的化生有哪些? 有何意义?

3. 简述常见变性的类型及其病变特点。

4. 简述坏死的类型、病变特点及其结局。

5. 简述肉芽组织的形态结构特点、功能和结局。

6. 创伤愈合有哪几种方式? 各有何特点?

7. 骨折愈合需经历哪几个阶段?

8. 影响再生与修复的因素有哪些?

(唐忠辉)

参考文献

[1] 王斌,陈命家. 病理学与病理生理学[M]. 6版. 北京:人民卫生出版社,2010.

[2] 唐忠辉,许娟娟. 病理学[M]. 北京:北京大学医学出版社,2010.

[3] 刘红. 病理学[M]. 西安:第四军医大学出版社,2011.

［4］吴和平. 临床病理生理学［M］. 西安：第四军医大学出版社，2011.

［5］唐忠辉，邓建楠. 形态学实验教程［M］. 厦门：厦门大学出版社，2007.

［6］吴继锋. 病理学［M］. 2 版. 北京：人民卫生出版社，2007.

［7］刘红，苏鸣，孟冬月. 病理学［M］. 武汉：华中科技大学出版社，2010.

［8］王蓬文，徐军全. 病理学［M］. 北京：高等教育出版社，2009.

［9］金惠明，王建枝. 病理生理学［M］. 7 版. 北京：人民卫生出版社，2008.

［10］李玉林. 病理学［M］. 7 版. 北京：人民卫生出版社，2008.

［11］步宏. 病理学与病理生理学［M］. 2 版. 北京：人民卫生出版社，2007.

［12］王恩华. 病理学［M］. 7 版. 北京：人民卫生出版社，2008.

第三章
局部血液循环障碍

📖 **学习目标**

掌握：出血、淤血、血栓形成、栓塞和梗死的概念；慢性肺淤血、慢性肝淤血的病理学特点；血栓形成的条件和结局。

熟悉：栓子的运行途径；栓塞的类型和对机体的影响；淤血的后果；出血的原因及分类；梗死的类型及其病变特点。

了解：充血的原因及其对机体的影响。

心血管系统是一套封闭的连续的管道系统，其中的血液在血管内循环流动，将富有营养物质的动脉血输送至全身的组织、细胞，进行新陈代谢，同时又不断地将组织中富含二氧化碳和各种代谢产物的静脉血，通过各种途径代谢排出，以保证机体内环境稳定。正常的血液循环是维持机体新陈代谢及内环境稳定的重要保证。一旦血液循环发生障碍，将导致相应组织、器官的功能代谢异常、形态结构改变，并发生各种临床表现，严重者甚至导致机体死亡。

血液循环障碍可分为全身血液循环障碍和局部血液循环障碍两种，它们既有区别又互相影响。全身血液循环障碍见于心力衰竭、休克等情况。局部血液循环障碍的表现为：①局部血管壁通透性和完整性的异常，表现为水肿和出血；②局部组织或器官血管内血液含量的异常，表现为充血、淤血或缺血；③血液性状和血管内容物的异常，表现为血栓形成、栓塞和梗死。

第一节　出　　血

血液从血管或心腔溢出的现象，称为出血（hemorrhage）。血液溢入体腔或组织内，称为内出血。血液流出体外，称为外出血。

一、类型与原因

按血液流出的机制，出血分为破裂性出血和漏出性出血两种。

（一）破裂性出血

破裂性出血是指由于心脏或血管壁破裂所致的出血，一般出血量较多。常见原因如下。

　　（1）血管机械性损伤：创伤等。

　　（2）心、血管壁病变：动脉粥样硬化、室壁瘤破裂等。

　　（3）血管壁受侵蚀：肿瘤、炎症、溃疡病等。

　　（4）静脉曲张破裂：肝硬化时食道下段静脉曲张破裂出血。

　　（5）毛细血管破裂：多发生于局部组织的损伤。

（二）漏出性出血

　　漏出性出血是指由于毛细血管壁通透性增加，血液通过扩大的内皮细胞间隙和损伤的血管基底膜漏出血管外，一般出血量较少。常见原因如下。

　　（1）血管壁的损伤：为最常见的出血的原因，如淤血、缺氧、感染、中毒、过敏、维生素 C 缺乏等，可使血管壁的通透性增加。

　　（2）血小板减少或功能障碍：再生障碍性贫血、白血病等。

　　（3）凝血因子缺乏：血友病、肝病、弥散性血管内凝血（DIC）等。

二、病理变化

　　新鲜的出血呈红色，以后随红细胞降解形成含铁血黄素而带棕黄色。镜下，组织的血管外见红细胞和巨噬细胞，巨噬细胞细胞质内可见红细胞或含铁血黄素，组织中也可见游离的含铁血黄素。出血的病理变化表现如下。

　　出血
- 内出血
  - 积血：大量血液流出积聚于体腔内，如胸腔积血
  - 血肿：组织内局限性出血形成肿块，如皮下血肿
  - 淤点：皮肤、黏膜表面出现针尖大小的出血点
  - 淤斑：直径超过 1～2 cm 的皮下出血灶
  - 紫癜：出血点的大小介于淤点和淤斑之间
- 外出血
  - 鼻衄：鼻黏膜出血经鼻腔排出体外
  - 咯血：肺、支气管出血经口排出体外
  - 呕血：食管、胃出血经口排出体外
  - 便血：消化道出血随粪便排出
  - 尿血：泌尿系统出血随尿液排出

三、后果

　　出血对机体的影响取决于出血的类型、出血量、出血速度和出血部位。一次大量出血或少量慢性出血，均可引起贫血。破裂性出血若出血迅速，在短时间内丧失循环血量 20%～25% 时，即可发生失血性休克；漏出性出血比较缓慢，一般出血量较少，不会引起严重后果。但广泛性漏出性出血如 DIC，也可导致失血性休克。发生在重要器官的出血，即使出血量不多，也可引起严重的后果，如心脏破裂引起心包内积血，由于心包填塞，可导致急性心力衰竭；脑出血（图 3-1），尤其是脑干出血，因重要的神经中枢受压或因脑疝形成可致死亡。

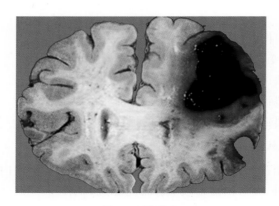

图 3-1　脑出血

知识链接

坏血病与维生素 C 的发现

几百年前的欧洲,长期在海上航行的水手经常遭受坏血病的折磨,患者常常牙龈出血,甚至皮肤出血和渗血,最后痛苦地死去,人们一直查不出病因。奇怪的是,只要船只靠岸,这种疾病很快就不治而愈了。水手们为什么会得坏血病呢?

一位随船医生林特通过细心观察发现,水手在航海中很难吃到新鲜的水果和蔬菜。这位医生试着让水手每天吃一些新鲜的柑橘,奇迹出现了——坏血病很快就痊愈了。那么,柑橘为什么会有如此神奇的本领呢?经过长期的研究,科学家后来从新鲜的水果和蔬菜中提取出维生素 C(又称抗坏血酸),并证实坏血病就是维生素 C 缺乏症。本病的治疗是多食新鲜水果和绿叶蔬菜,补充维生素 C。因维生素 C 是一种水溶性维生素,性质不稳定,在储存、烹调中易被破坏,所以食用时以新鲜、未加工的生菜为宜,也可直接食用维生素 C,轻者 100~500 mg/d,重者 600~900 mg/d,吸收困难者可肌内注射或静脉滴注。

第二节　充血和淤血

充血(hyperaemia)与淤血(congestion)均指机体局部组织或器官血管内血液含量增多的状态。

一、充血

器官或组织因动脉输入血量增多而发生的充血,称动脉性充血,其是一个主动的过程,发生快,消退也快。

(一)原因与类型

凡能引起细小动脉扩张、含血量增多的任何原因,均可引起局部组织或器官充血。充血分为生理性充血和病理性充血。

1. 生理性充血

在生理情况下，为适应生理上的需要或者机体代谢增强而发生的充血，称为生理性充血。如妊娠时的子宫充血、进食后的胃肠道充血、运动时的骨骼肌充血及情绪激动时的面部充血等。

2. 病理性充血

在病理情况下，充血常是由理化因素、细菌毒素等的刺激所引起的，有的充血则是机体对局部血液循环障碍的适应性反应，该类充血称为病理性充血。常见的病理性充血如下。

（1）炎症性充血 较为常见，主要发生在炎症早期。在致炎因子作用下，引起神经兴奋以及血管活性胺类介质释放，使局部小动脉扩张充血。例如发生在体表的炎症，早期局部发红、发热和肿胀与局部炎症性充血有关。

（2）减压后充血 局部器官、组织长期受压，受压部位的血管张力降低，当压力突然解除时，受压的小动脉发生反射性扩张引起的充血。严重时，可引起有效循环血量骤减，导致患者血压下降，脑供血不足，发生晕厥。例如绷带包扎过紧突然松开，快速抽出胸腔、腹腔积液，细小动脉反射性扩张而导致减压后充血。

（3）侧支性充血 由于局部组织缺血、缺氧、代谢产物堆积，刺激血管运动神经兴奋，引起缺血组织周围的动脉吻合支扩张充血，即局部动脉侧支循环建立，具有代偿意义。例如心肌梗死、脑梗死等，临床上常应用血管扩张剂就是为了这个目的。

（二）病理变化

肉眼观察：充血组织或器官轻度肿胀，体积略增大，颜色鲜红，皮肤温度升高。

镜下观察：充血的组织内小动脉和毛细血管扩张、血量增多。

（三）后果

动脉性充血属于暂时性的血管反应，原因消除后，可恢复正常，一般对机体无不良后果。在多数情况下，充血对机体是有利的。由于局部血液循环加快，氧及营养物质供应增多，促进物质代谢，增强组织、器官的功能，透热疗法在临床上的治疗作用原理即在于此。在个别情况下，充血会造成不良后果，如脑充血时会引起头痛、头晕等，甚至可在原有血管病变（如动脉硬化、脑血管畸形等）的基础上，导致血管破裂、出血，甚至死亡。

知识链接

为什么不能快速大量抽腹腔积液？

临床上，当患者腹腔内有大量积液时（如肝硬化患者），会有明显的腹胀症状，甚至影响呼吸，需要抽腹腔积液，但由于腹腔积液快速大量抽取后，可使腹腔压力骤然降低，细小动脉反射性扩张而导致腹腔局部充血，严重时可引起有效循环血量骤减，导致血压下降、脑供血不足，引起头晕、昏厥等严重后果，所以不能过快、过量抽腹腔积液。

二、淤血

器官或局部组织静脉血液回流受阻，血液淤积于小静脉和毛细血管内，导致血量增加，称淤血,又称静脉性充血。淤血是被动发生的,远较充血多见,通常为病理性的。

（一）原因

凡能引起局部静脉血液回流受阻的各种因素,都能引起淤血。淤血比充血多见,更具临床和病理意义。

1. 静脉受压

局部静脉受外部各种原因压迫,使静脉管腔狭窄或闭塞、血液回流障碍,导致器官或组织淤血,如肿瘤、炎症包块及绷带包扎过紧等均可引起淤血,妊娠时增大的子宫压迫髂总静脉可引起下肢淤血、水肿等。

2. 静脉腔阻塞

静脉内血栓形成或栓塞时,可导致静脉腔阻塞,引起淤血。由于组织内有丰富的侧支循环,所以只有当静脉腔阻塞并且侧支循环未能有效建立的情况下,才会发生淤血。

3. 静脉血液淤积

静脉内血液因受重力因素作用,使躯体下垂部位的静脉血液的回流困难,易发生淤血,如久病卧床的患者易出现肺背部、底部淤血。

4. 心力衰竭

左心衰竭时,由于肺静脉回流受阻,可导致肺淤血;右心衰竭时,由于上、下腔静脉回流受阻,常表现为肝、脾、胃肠道等体循环淤血。

（二）病理变化

肉眼观察:发生淤血的组织、器官体积增加,重量增加,包膜紧张,颜色为暗红色或紫红色,切面湿润多血。发生于体表时,局部皮肤常呈紫蓝色,称为发绀。同时由于局部血液淤滞、血流缓慢,致代谢减慢,局部皮肤温度降低。

镜下观察:淤血的组织内细静脉和毛细血管扩张,管腔内充满血液,有时还伴有淤血性水肿和淤血性出血。

（三）后果

淤血其对机体的影响取决于淤血的部位、范围、程度、发生速度和持续时间、侧支循环建立的状况等因素。轻度、短时间的淤血,后果轻微,且病因去除后,可恢复正常,但长时间淤血可引起淤血性水肿、漏出性出血,实质细胞萎缩、变性、坏死和淤血性硬化等(图 3-2)。

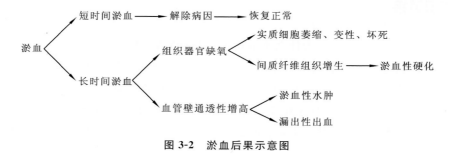

图 3-2 淤血后果示意图

（四）重要器官的淤血

1. 慢性肺淤血

慢性肺淤血多见于左心衰竭。

肉眼观察：肺体积增大，重量增加，呈暗红色，质地较实，切面有淡红色泡沫状液体流出。

镜下观察：肺细小静脉及肺泡壁毛细血管高度扩张、充血，肺泡壁变厚，肺泡腔内有水肿液，出现肺水肿，严重时肺泡内可见红细胞，形成漏出性出血（图 3-3）；当肺泡腔内的红细胞被巨噬细胞吞噬后，红细胞崩解释放出棕黄色、颗粒状的含铁血黄素，这种含有含铁血黄素的巨噬细胞称为心力衰竭细胞（图 3-4）。

长期慢性肺淤血，还可导致肺间质的纤维组织增生及网状纤维胶原化，使肺质地变硬，肉眼观呈深褐色，称为肺褐色硬化（brown induration）。

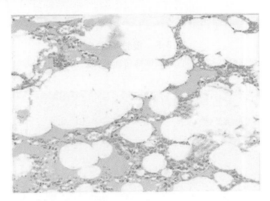

图 3-3　慢性肺淤血

注：肺泡壁毛细血管高度扩张、充血，肺泡腔内有水肿液、红细胞。

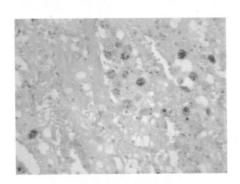

图 3-4　心力衰竭细胞

注：肺泡壁毛细血管扩张充血，肺泡腔内有水肿液、红细胞、心衰细胞。

2. 慢性肝淤血

慢性肝淤血多见于慢性右心衰竭。

肉眼观察：肝脏体积增大，重量增加，包膜紧张，切面呈红-黄相间、状似槟榔切面的花纹状外观，故又称槟榔肝（nutmeg liver）（图 3-5）。

镜下观察：肝小叶中央静脉及其附近的肝窦高度扩张、淤血（肉眼红色区），肝小叶中央静脉周围的肝细胞发生萎缩甚至消失，肝小叶周边的肝细胞因慢性缺氧出现脂肪变性（肉眼见黄色区）（图 3-6）。

长期慢性肝淤血，还可导致肝内纤维组织增生及网状纤维胶原化，使肝质地变硬，称为淤血性肝硬化（congestive live cirrhosis）。

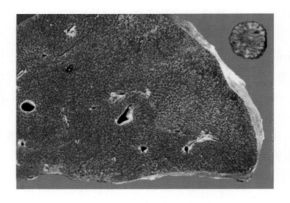

图 3-5 慢性肝淤血

注:切面呈红-黄相间、状似槟榔切面外观,右上方小图为槟榔。

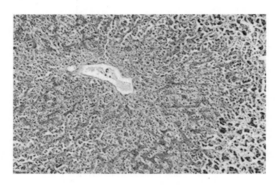

图 3-6 脂肪变性

注:肝小叶中央静脉及其附近的肝窦扩张、淤血,周边肝细胞因慢性缺氧出现脂肪变性。

第三节 血 栓 形 成

在活体的心脏和血管内,血液发生凝固或血液中某些有形成分凝集形成固体质块的过程称为血栓形成(thrombosis)。所形成的固体质块称为血栓(thrombus)。

在生理情况下,血液中的凝血系统和抗凝血系统处于动态平衡中,既保证了血液潜在的可凝固性,又保证了血液的流动状态。若在某些促凝血因素作用下,打破了这种动态平衡,则可触发凝血过程,导致血栓形成。

一、血栓形成的条件和机制

(一)心、血管内皮细胞的损伤

在正常情况下,完整光滑的内皮细胞具有抑制血小板黏附和抗凝血的作用,但在内皮细胞受损后,内皮细胞下的胶原纤维暴露,激活凝血因子Ⅻ,启动了内源性凝血系统。同时,损伤的内皮细胞又释放组织因子,激活凝血因子Ⅶ,从而启动了外源性凝血系统。内源性、外源性凝血系统被激活,最后使得凝血酶原转变成凝血酶,凝血酶又使纤维蛋白原转变成纤维蛋白。

此外,血小板在凝血激活过程中也起着非常重要的作用。首先血小板在多因子的参与下黏附于受损的内皮细胞下的胶原纤维,黏附后血小板被激活,并释放出多种因子(包括 ADP、TXA_2)。在 Ca^{2+}、ADP、TXA_2 等因子作用下,血流中的血小板不断聚积,同时又不断地释放 ADP、TXA_2,使更多的血小板聚积成堆。最终,由于凝血系统的激活,在整个血小板团块中,纤维蛋白与血小板紧紧地交织在一起,就形成了血栓(图 3-7)。

心、血管内膜损伤是血栓形成的最重要的因素,常见的病变有动脉粥样硬化、心肌梗死、风湿性或感染性心内膜炎等。此外,缺氧、休克、败血症等均可引起全身广泛的内皮细胞损伤,激活凝血系统,造成弥散性血管内凝血,在全身微循环内导致微血栓形成。

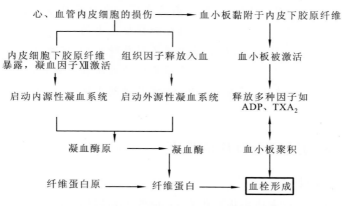

图 3-7　心、血管内皮损伤导致血栓形成示意图

(二) 血流状态的改变

血流状态的改变主要是指血流缓慢、停滞或不规则、形成涡流等。正常血流有轴流与边流之分。轴流即中流,主要是血液中有形成分如红细胞、白细胞、血小板在其中流动;边流主要是血浆流动,将血液中的有形成分与血管壁隔开,阻止血小板与内膜接触。当血流缓慢或涡流形成时,轴流消失,血小板进入边流靠近血管壁,使血小板得以与内皮细胞接触并黏集,有利于血栓形成;另外,血流缓慢使已黏集的血小板及被激活的凝血因子不易被稀释和带走,而在局部达到凝血过程所需要的浓度,从而促进血栓的形成。临床上常见于久病卧床、大手术的患者;静脉血栓的发生率高于动脉血栓;下肢静脉血栓的发生率多于上肢静脉血栓;二尖瓣狭窄时左心房内血流缓慢并出现涡流,动脉瘤内的血流也呈涡流状,均易并发血栓形成。

(三) 血液凝固性增高

血液凝固性增高是指血液中血小板和凝血因子增多,或纤维蛋白溶解系统活性降低而导致血液的高凝状态。如严重创伤、大面积烧伤、手术后或产后大失血,由于血液浓缩,血液中纤维蛋白原、凝血酶原和凝血因子增多;血液中补充了大量幼稚的血小板,其黏性较大,容易互相黏集,因此易于形成血栓;某些恶性肿瘤晚期或胎盘早期剥离患者,由于大量组织因子被释放入血也容易形成血栓。

上述血栓形成的条件,往往是同时存在,但以某一因素为主。一般而言,心、血管内皮的损伤是血栓形成的最重要、最常见的原因,也是动脉血栓形成的主要条件;而血流状态的改变则是静脉血栓形成的主要条件;血液凝固性增高则是两者共有的条件。例如手术后下肢深静脉容易形成血栓,与手术后创伤、出血使血液凝固性增加、术后卧床血流速度缓慢等多种因素有关。

知识链接

如何预防静脉血栓形成?

长期卧床休息及大手术后的患者应注意:①避免在下肢远端使用留置针,且留置时间不能过长;②长期卧床者要注意按摩下肢,适当活动;③术后在不影响伤口的前提下,应尽早离床活动;④静脉输液时,应避免在同一部位反复多次进行静脉穿刺或使用留置针,尽可能选择上肢粗静脉;⑤有静脉血栓栓塞史的人(表现为腿疼、下肢无力、压痛、皮肤发绀及皮下静脉曲张、双下肢出现不对称肿胀)应定期接受检查。

另外,乘飞机、车、船长途旅行时,要穿宽松的衣服和鞋袜,多饮水,多活动下肢;孕产妇要保持一定的运动量,不要久卧床;不宜长时间上网等。

二、血栓形成的过程及血栓的形态

(一) 血栓形成过程

在血栓形成过程中,首先血小板黏附在心、血管内膜损伤后裸露的胶原纤维表面,同时凝血系统被激活,凝血酶将纤维蛋白原转变成纤维蛋白,纤维蛋白与血小板紧紧地交织在一起,形成牢牢固定于受损心、血管内膜表面的血小板血栓,即血栓的起始部,血小板血栓形成后,随后的发展、形态、组成及血栓栓子的大小取决于血栓形成的部位和局部的血流状况。血栓形成的过程如图 3-8 所示。

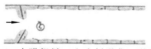

(a) 内膜粗糙,血小板黏集,使局部血流形成涡流

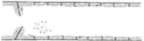

(b) 血小板继续黏集、沉积形成血栓的头部

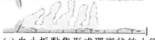

(c) 血小板黏集形成珊瑚状的小梁

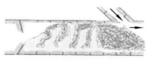

(d) 小梁间形成纤维蛋白网,网眼中充满红细胞,
    形成混合血栓的体部,局部血流停滞形成血栓的尾部

图 3-8   血栓形成示意图

（二）血栓的类型与形态

血栓的形态类型分为以下四种（表 3-1）。

表 3-1 血栓的类型、部位、特点

类　型	发 生 部 位	特　　点
白色血栓	血栓头部/心瓣膜	灰白色，不易脱落
混合血栓	血栓体部	红白相间
红色血栓	血栓尾部	新鲜时为暗红色、光滑有弹性，过后变干燥，易碎，易脱落
透明血栓	微循环内	肉眼看不见，镜下见均匀红染

1. 白色血栓

白色血栓常位于血流较快的心腔、心瓣膜和动脉内，以及延续性血栓的头部。如患急性风湿性心内膜炎时二尖瓣闭锁缘上形成的白色赘生物即为白色血栓。肉眼观察：白色血栓呈灰白色小结节状或者疣状，表面粗糙有波纹，质硬，与管壁黏着紧密，不易脱落。镜下观察：白色血栓主要由血小板和少量的纤维蛋白构成，其表面有许多中性粒细胞黏附。

2. 混合血栓

混合血栓多发生在血流缓慢、出现涡流的静脉内，即延续性血栓的体部。肉眼观察：混合血栓为灰白色和红褐色层状交替结构，又称为层状血栓。其表面粗糙、干燥，呈圆柱状，与血管壁粘连比较紧密。镜下观察：可见淡红色的分支状、珊瑚状的血小板小梁和小梁之间的纤维蛋白网及网眼中的红细胞组成，小梁周围可见中性粒细胞附着（图 3-9）。

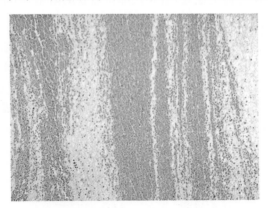

图 3-9 混合血栓

3. 红色血栓

红色血栓即静脉内延续性血栓的尾部。肉眼观察：呈暗红色，新鲜的红色血栓湿润，有一定的弹性；与血管无粘连，经过一定的时间后，血栓变得干燥，易碎，无弹性，易于脱落进入血流成为血栓栓子，引起血栓栓塞。镜下观察：见纤维蛋白网眼中充满红细胞。

4. 透明血栓

透明血栓主要由纤维蛋白构成，见于弥散性血管内凝血（DIC）时微循环的小血管内，只能在镜下见到，故又称微血栓（图 3-10）。

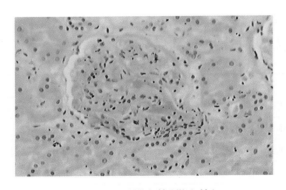

图 3-10　透明血栓(微血栓)

注:肾小球毛细血管内见大量由纤维蛋白构成的均匀红染的透明血栓。

三、血栓的结局

(一) 软化、溶解、吸收

较小的血栓可被血栓内激活的纤溶系统的纤维蛋白溶解酶(纤溶酶)及白细胞崩解释放的蛋白溶解酶软化,可被完全溶解、吸收而不留痕迹。

(二) 脱落、栓塞

较大的血栓,只能被部分溶解,在血流冲击下,整个血栓或血栓的一部分脱落进入血流,成为血栓栓子,随血流运行至他处,引起该部位血管的阻塞,即血栓栓塞。

(三) 机化与再通

血栓形成后 1～2 天,自血栓附着处的血管壁上开始长出肉芽组织,伸入并逐渐替代血栓,此过程称为血栓机化(图 3-11)。机化的血栓和血管壁紧密相连,不易脱落。较大的血栓完全机化需 2～4 周。经过一段时间后,机化的血栓发生收缩,使血栓内或血栓与血管壁之间出现裂隙,新生的血管内皮细胞长入并覆盖于裂隙表面而形成新的管腔,使阻塞的血管部分重新恢复血流,这一过程称为再通。

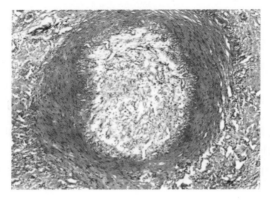

图 3-11　血栓机化

注:血管腔内的血栓已被肉芽组织替代。

（四）钙化

若血栓未被溶解、吸收或机化时，可发生钙盐沉积，称为钙化。血栓钙化后成为坚硬的质块，在静脉内形成的称为静脉石，在动脉内形成的称为动脉石。

四、血栓对机体的影响

（一）有利方面

血栓对机体的有利方面主要是止血。例如：当胃溃疡或肺结核空洞壁血管破裂出血时，则在血管破裂口处形成血栓堵塞破裂口，起到止血或避免大出血的作用；炎症病灶周围的小血管内血栓形成，可以防止病原微生物蔓延扩散。

（二）不利方面

在多数情况下，血栓形成对机体影响较大，可造成局部甚至全身性血液循环障碍，重者甚至危及生命。

1. 阻塞血管

血栓形成后阻塞动脉管腔可引起局部器官缺血、缺氧，进而引起实质细胞萎缩、变性。若完全阻塞血管腔时，侧支循环不能有效建立，可造成局部器官或组织发生缺血性坏死（梗死）。如冠状动脉粥样硬化发生血栓形成（图3-12）引起心肌梗死。静脉血栓形成，若侧支循环不能有效建立，则可造成局部器官或组织淤血、水肿、出血，甚至引起出血性梗死。

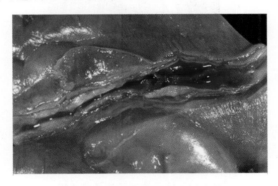

图 3-12 冠状动脉粥样硬化发生血栓形成

注：冠状动脉内可见暗红色的新鲜血栓，心肌梗死的组织颜色变土黄色。

2. 栓塞

血栓部分或全部脱落成为血栓栓子，随血液流动，引起血栓栓塞。如果血栓栓子内还有细菌，可引起栓塞组织发生败血性梗死或栓塞性脓肿。

3. 心瓣膜变形

发生在心瓣膜上的血栓，反复机化后可以引起瓣膜增厚、变硬，瓣膜皱缩或瓣叶之间粘连或卷缩，腱索增粗、缩短等，造成瓣膜口狭窄或关闭不全，引起心瓣膜病的发生，如慢性风湿性心瓣膜病时的二尖瓣狭窄或关闭不全。

4. 广泛性出血

由于严重创伤、大面积烧伤等引起弥散性血管内凝血（DIC）时，微循环内广泛微血栓形成，可消耗大量凝血因子和血小板，同时，继发性纤维蛋白溶解系统功能亢进，造成血液的低凝状态,引起全身广泛性出血甚至死亡。

第四节 栓 塞

在循环血液中出现不溶于血液的异常物质,随血液运行阻塞血管腔的现象,称为栓塞(embolism)。阻塞血管腔的异常物质称为栓子(embolus),栓子可以是固体、液体或气体。以血栓栓子引起栓塞最常见。脂肪滴、气体、羊水和癌细胞团等也可引起栓塞。

一、栓子的运行途径

栓子的运行途径一般与血流方向一致(图3-13),最终停留在口径相当的血管并阻断血流。

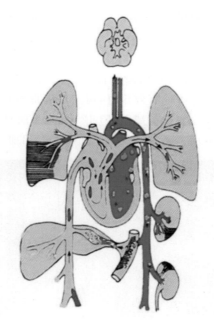

图 3-13 栓子的运行途径模式图

(一) 来自静脉系统和右心的栓子

来自体循环静脉系统和右心的栓子,随血流运行,栓塞于肺动脉主干或其分支,引起肺栓塞。有些体积小、富有弹性的栓子(如气体、脂肪滴)可通过肺泡壁毛细血管回到左心,随血流进入体循环动脉系统,栓塞于某动脉分支。

(二) 来自左心和主动脉系统的栓子

来自左心和主动脉系统的栓子,随血流运行,栓塞于与其口径相当的动脉分支,常见于脑、脾、肾和四肢动脉等。

(三) 来自门静脉系统的栓子

来自门静脉系统的栓子,随血流进入肝内,引起肝内门静脉分支的栓塞。

（四）交叉性栓塞

交叉运行比较少见，偶发于房间隔或室间隔缺损时，栓子由压力高的一侧通过缺损进入另一侧心腔，即动、静脉系统的栓子发生交叉运行，形成交叉性栓塞。

（五）逆行栓塞

在罕见情况下，栓子可逆向运行发生逆行栓塞，见于在胸腔、腹腔内压骤然剧增时（如持续性剧烈咳嗽），下腔静脉内的栓子可一时性逆血流方向运行，栓塞于肝、肾或髂静脉分支。

二、栓塞类型及其对机体的影响

由于栓子的种类不同，可引起不同类型的栓塞。因栓子的来源、大小、数目和栓塞的部位不同，对机体的影响也有所不同。

（一）血栓栓塞

由脱落的血栓引起的栓塞，称为血栓栓塞（thromboembolism）。它是各种栓塞中最常见的一种，占全部栓塞的99％以上。

1. 肺动脉血栓栓塞

引起肺动脉血栓栓塞的血栓栓子95％来自下肢深静脉，尤其是股静脉和髂静脉，偶尔可来自盆腔静脉。肺动脉血栓栓塞对机体的影响取决于血栓栓子的大小、数目和机体的心肺功能状况。

（1）中、小肺动脉血栓栓塞：引起肺动脉的小分支或毛细血管的血栓栓塞。因为肺有双重血液循环，故血管阻塞区内的肺组织可以通过支气管动脉得到血液供应，一般不产生严重后果，但是，如果血栓栓塞前有严重肺淤血时，肺循环内的压力增高，与支气管动脉之间的侧支循环难以建立，则可引起肺出血性梗死。另外，当大量的小血栓栓子广泛栓塞在肺动脉多数分支时，可引起急性呼吸衰竭，导致猝死。

（2）较大肺动脉血栓栓塞：来自下肢静脉或右心的血栓栓子，往往体积较大，常栓塞于肺动脉主干或大的分支（图3-14），一般后果严重。临床上患者可突然出现呼吸困难、发绀、休克等症状，甚至发生急性呼吸循环衰竭而突然死亡。

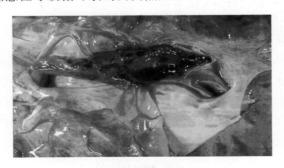

图 3-14 肺动脉血栓栓塞

注：剖开的肺动脉主干内可见血栓栓子。

2. 体循环动脉系统血栓栓塞

引起体循环动脉系统血栓栓塞的血栓栓子80％来自左心，常见于细菌性心内膜炎时心瓣膜上的赘生物脱落、二尖瓣狭窄时左心房附壁血栓及心肌梗死区心内膜的附壁血栓，其余见于动脉粥样硬化溃疡或动脉瘤的附壁血栓。动脉血栓栓塞以脾、肾、脑、心和下肢的血栓栓塞较为常见。栓塞的动脉分支较小且有足够的侧支循环时，一般无严重后果；若栓塞的分支较大，可引起组织、器官的缺血，而无有效的侧支循环时，可引起梗死，若发生在重要器官，如心肌梗死或脑梗死，则常导致严重的后果。

(二)脂肪栓塞

循环血液中出现脂肪滴并引起的栓塞，称为脂肪栓塞(fat embolism)，常见于四肢长骨骨折或严重脂肪组织挫伤。脂肪细胞破裂释放出脂肪滴，脂肪滴由破裂骨髓血管窦状隙或静脉进入血液循环引起脂肪栓塞。脂肪栓塞对机体的影响主要取决于进入血管中脂肪滴数量的多少。少量脂肪滴，可被巨噬细胞吞噬或被血液中的脂酶分解清除，对机体无不良影响；但大量的脂肪滴进入肺循环，引起肺小动脉和毛细血管栓塞，致肺部血管广泛受阻并引起反射性痉挛，可引起急性右心衰竭而致猝死。

(三)气体栓塞

大量空气迅速进入血流，或原已溶解于血液中的气体迅速游离出来，形成气泡引起心血管的栓塞，称为气体栓塞(gas embolism)。

1. 空气栓塞

空气栓塞是指静脉损伤破裂，外界空气从破裂处进入循环的血流引起的栓塞。空气栓塞多见于头颈、胸壁外伤或手术损伤锁骨下静脉、颈内静脉或胸内大静脉时，也可见于人工气胸、人工气腹及加压静脉输血、输液时；分娩、流产时，由于子宫强烈收缩，将空气挤入破裂的子宫壁静脉窦内也可引起空气栓塞。

空气栓塞对人体的影响，主要取决于进入人体空气的量和速度。少量空气入血后可溶解于血液内，不会发生空气栓塞；若大量空气(约 100 mL)迅速进入血液循环，空气随血流到达右心后，由于心脏的搏动，空气和心腔内的血液被搅拌成大量的泡沫状血液，泡沫状血液具有压缩性和膨胀性，心脏收缩时可阻碍静脉血的回流并阻塞肺动脉，导致严重的血液循环障碍。患者可发生呼吸困难、发绀甚至猝死。如形成的泡沫状血液量少，也可随右心室的收缩进入肺动脉，引起肺小动脉分支空气栓塞。小气泡也可经过肺小动脉和毛细血管到达左心，随体循环血液运行，引起体循环的一些器官栓塞。

2. 减压病(氮气栓塞)

减压病是指机体从高气压环境急速转到常压或低气压环境的减压过程中(如飞行员由地面升入高空或潜水水员由深水潜出水面)，原来溶解于血液中的气体(主要为氮气)便立即游离出来，形成无数小气泡或融合成大气泡，造成气体栓塞，这也称为氮气栓塞或沉箱病。因此，潜水升浮、飞向高空以及任何大气压突然降低时，一定要严格执行防护规程，以防氮气栓塞发生。

(四)羊水栓塞

由羊水进入母体血液循环引起的栓塞称为羊水栓塞。当羊膜破裂或胎盘早期剥离，尤其又有胎头阻塞产道时，子宫强烈收缩，子宫内压增高，羊水被压入破裂的子宫壁静脉窦内，经血液循环进入肺小动脉和毛细血管，引起羊水栓塞。羊水栓塞的依据是镜下发现肺小动脉和毛细血管内有羊水成分，包括角化鳞状上皮、胎毛、胎粪等(图 3-15)。羊水栓塞是

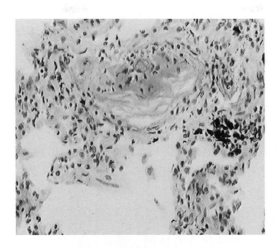

图 3-15　羊水栓塞
注:肺毛细血管内有红染的角化鳞状上皮。

分娩过程中一种罕见的并发症,十分严重。其发病急骤,产妇常在分娩中或分娩后突然出现呼吸困难、发绀和休克等症状,死亡率高。

（五）其他栓塞

1. 细菌栓塞

大量细菌存在于血液中引起的栓塞称为细菌栓塞。除引起栓塞外,细菌可在栓塞处生长繁殖引起新的感染病灶。细菌栓塞可引起炎症的扩散,含有细菌的栓子还可引起相应部位梗死。

2. 肿瘤细胞栓塞

恶性肿瘤细胞侵入血管,并随血流运行引起的栓塞称为肿瘤细胞栓塞。肿瘤细胞栓塞可造成肿瘤的转移。

3. 寄生虫栓塞

寄生虫、虫卵引起的栓塞称为寄生虫栓塞,多见于寄生在门静脉的血吸虫及其虫卵栓塞于肝内门静脉小分支。

第五节　梗　　死

器官或局部组织由于血管阻塞、血流停止导致缺血、缺氧而发生坏死,称为梗死(infarct)。梗死一般是由于动脉的阻塞而引起的局部组织缺血坏死,但静脉阻塞,使局部血流停滞缺氧,也可引起梗死。

一、梗死的原因和条件

任何引起血管管腔阻塞,导致局部组织血液循环中止(原因)且不能建立有效侧支循环(条件)时均可引起梗死。

（一）梗死的原因

1. 血栓形成

血栓形成是梗死最常见的原因,常见于冠状动脉和脑动脉粥样硬化合并血栓形成引起的心肌梗死和脑梗死等。

2. 动脉栓塞

动脉栓塞也是梗死常见的原因之一,多见于血栓栓塞,常引起肾、脾、脑和肺梗死。

3. 动脉痉挛

在严重的冠状动脉硬化的基础上,冠状动脉若发生强烈的持续的痉挛,可致心肌梗死。

4. 血管受压闭塞

动脉血管受到压迫,如血管外肿瘤的压迫、肠扭转或肠套叠、肠系膜动脉和静脉受压等使血管闭塞而引起局部组织的缺血性坏死。

(二)梗死形成的条件

1. 供血血管的类型

有双重血液循环的器官和易建立有效侧支循环的器官不易发生梗死,如肺,肝;反之,动脉吻合支少,不易建立有效侧支循环的器官容易发生梗死,如心、脑、肾、脾等。

2. 局部组织对缺氧耐受性

局部组织细胞对缺氧耐受性强,不易梗死;反之,则容易梗死。大脑神经细胞对缺氧耐受性最弱,3~4 min血流中断即可引起细胞死亡。心肌细胞对缺氧耐受性也较弱,也易发生梗死。骨骼肌、纤维结缔组织对缺氧耐受性最强。

二、梗死的类型和病理变化

根据梗死灶内含血量多少,可将梗死分为贫血性梗死、出血性梗死两种类型。

(一)贫血性梗死

贫血性梗死多发生于组织结构较致密、侧支循环不丰富的实质器官,如脾、肾、心和脑。由于组织的致密性限制了病灶边缘侧支血管内血液进入坏死组织,梗死灶缺血呈灰白色,故称为贫血性梗死(anemic infarct),又称为白色梗死。

肉眼观察:贫血性梗死的梗死灶呈灰白色或灰黄色,与正常组织分界清楚,分界处常有暗红色的充血带及出血带。

(1)梗死灶的形状取决于血管的分布:脾、肾等器官的梗死灶呈圆锥形,切面呈扇形或楔形,尖端朝向血管阻塞部位,底部靠近该器官的表面(图3-16);而心肌梗死灶呈不规则地图形。

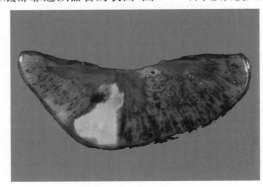

图 3-16　脾贫血性梗死

注:梗死灶呈圆锥形、灰黄色,分界清楚。

（2）梗死灶的质地取决于坏死的类型：心、脾、肾等实质性器官为凝固性坏死，质地实、肿胀；脑梗死为液化性坏死，质地松软、液化形成囊状。晚期由于坏死组织机化，形成瘢痕。

镜下观察：梗死区组织坏死但轮廓尚存，梗死灶边缘有明显的炎症反应带。其后肉芽组织从梗死灶周围长入，逐渐机化，最后形成瘢痕。

（二）出血性梗死

出血性梗死主要见于肺、肠等器官，同时在伴有严重淤血的情况下发生。因梗死灶内有大量的血液，故称为出血性梗死（hemorrhagic infarct），又称为红色梗死。其发生条件为：①严重淤血，是出血性梗死形成的重要先决条件；②有双重血液循环或血管吻合支丰富；③组织结构疏松。

肉眼观察：梗死灶呈暗红色或紫红色；肺出血性梗死的梗死灶为锥体形（图3-17），切面呈扇形或三角形，其尖端朝向肺门或血管堵塞处，底部靠近胸膜面；肠出血性梗死的梗死灶呈节段形（图 3-18），梗死灶较湿润，在梗死灶周围无明显出血带，与周围组织分界不清楚。

镜下观察：梗死区组织坏死，结构消失，并有大量的红细胞，未崩解破坏的血管则呈扩张充血状态。

此外，含有细菌的栓子可引起败血症梗死（septic infarct）。

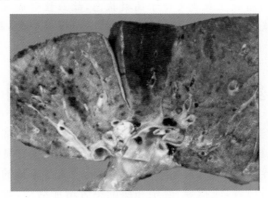

图 3-17 肺出血性梗死

注：梗死灶为暗红色，呈锥体形。

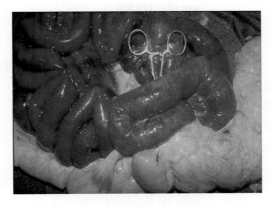

图 3-18 肠出血性梗死

注：梗死灶呈紫红色、节段形，左下为正常肠管。

三、梗死对机体的影响

梗死对机体的影响取决于梗死发生的器官、梗死灶的大小、部位及有无细菌感染等因素。肾、脾的梗死一般影响较小，仅引起局部症状，如肾梗死出现腰痛和血尿；肺梗死有胸痛和咯血；肠梗死出现剧烈腹痛、血便和腹膜炎的症状；心肌梗死程度轻则影响心功能，程度重则可导致心力衰竭，甚至死亡；脑梗死则出现相应部位的功能障碍，轻则仅有局部肌肉麻痹或者偏瘫，重则可发生昏迷，甚至死亡；下肢、肺、肠梗死等如继发腐败菌的感染可造成坏疽，后果严重，如合并化脓菌感染，也可引起脓肿。

知识链接

为什么上肢与肝脏很少发生梗死？而心与脑却容易发生梗死呢？

梗死最常见的病因是血栓形成，然而，梗死发生的条件也是不可忽略的重要因素。因为前臂与手有平行走向的上肢桡动脉和尺动脉供血，之间的吻合支丰富；肝脏有肝动脉与门静脉双重供血，故很少发生上肢与肝脏的梗死。心、脑血管粥样硬化症的血管壁损伤多见，因高脂血症血液又处于高凝状态，故血栓形成容易。另外由于心、脑血管的吻合支少，侧支循环难以建立，并且对缺氧耐受性弱，故容易导致梗死的发生。

第六节 防治与护理原则

淤血、血栓形成、栓塞、梗死等病理过程，在临床护理实践中很常见，因此需要在护理工作中充分给予关注。血栓形成的三大因素为心、血管内皮细胞的损伤，血流的缓慢及血液的高凝状态，为预防血栓的形成，对长期输液者应尽量避免在静脉的同一部位反复穿刺，预防静脉壁受损；对于术后患者，应指导、鼓励和协助患者增加活动，避免血液的淤滞；患者若出现站立后下肢沉重、胀痛等不适反应，应警惕下肢深静脉血栓形成的可能。

能力检测

1. 名词解释：淤血、血栓形成、栓塞、梗死、槟榔肝、心力衰竭细胞。
2. 简述淤血的原因、病理变化及后果。
3. 血栓形成的条件有哪些？血栓对机体有什么影响？
4. 简述梗死的类型及病变特点。
5. 比较贫血性梗死与出血性梗死的异同。
6. 淤血、血栓形成、栓塞、梗死彼此间有何联系？
7. 病例分析

某患者发生车祸，导致多发性骨折，多器官损伤，术后卧床3个月。病愈下床活动，突感剧烈胸痛，呼吸困难，迅速死亡。死后尸检发现肺动脉主干有血栓栓塞，下肢深静脉有血栓形成。请问：

（1）该死者血栓形成的原因有哪些？

（2）肺动脉血栓栓塞属何种类型？其病变特点如何？

（3）肺动脉血栓栓塞的常见原因有哪些？

（申　力　杨少芬）

参考文献

［1］李玉林. 病理学［M］. 7 版. 北京：人民卫生出版社，2008.

［2］步宏. 病理学与病理生理学［M］. 2 版. 北京：人民卫生出版社，2007.

第四章
水、电解质代谢紊乱

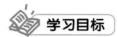

学习目标

掌握：脱水的概念和发生机制，各种类型脱水的特点及其对机体的影响；高钾血症和低钾血症的概念及其对机体的影响。

熟悉：引起各种类型脱水的主要原因；钾代谢紊乱的主要原因。

了解：水中毒的概念及原因；各种类型脱水的防治病理和生理基础；高钾血症和低钾血症的防治病理和生理基础。

第一节 水、电解质的正常代谢

一、体液的含量和分布

体液（body fluid）由水和溶解于其中的电解质、低分子有机化合物以及蛋白质等组成，广泛分布于细胞内、外。成人的体液总量约占体重的 60%，其中细胞内液约占 40%，细胞外液约占 20%。细胞外液又可分为组织间液（约占 15%）、血浆（约占 5%）。

另外有一小部分细胞外液称为透细胞液（transcellular fluid），占体重 1%～2%。透细胞液又称第三间隙液（third space fluid），是由上皮细胞分泌的，分布在一些密闭的腔隙中的液体，是组织间液极少的一部分，如胸腔、腹腔、滑膜腔和眼内的液体等。

体液的含量和分布可因年龄、性别和体型的胖瘦而存在明显的个体差异。新生儿体液占体重的 75%～80%，婴幼儿体液占体重的 70%，并随年龄增长而逐渐减少。脂肪组织含水量较少，而肌肉组织含水量较多，肥胖者体液总量低于肌肉发达者的。因此婴幼儿、老年人或肥胖者若丧失体液，容易发生脱水。

体液渗透压浓度波动范围为 280～310 mmol/L，细胞内、外液的渗透压基本相等。

二、体液中电解质组成

人体中的各种无机盐和一些低分子有机物以离子状态溶于体液中，称为电解质。体液内的电解质主要有 Na^+、K^+、Ca^{2+}、Mg^{2+}、Cl^-、HCO_3^-、HPO_4^{2-} 及 SO_4^{2-} 等。它们在细胞内、外液的分布差异很大，其中细胞内液中以 K^+、HPO_4^{2-} 及蛋白质为主，细胞外液中以

Na^+、Cl^-为主。Na^+的正常范围是 $135\sim145$ mmol/L,平均值为 140 mmol/L,Cl^-的正常范围是 $98\sim108$ mmol/L,平均值为 104 mmol/L。细胞内液和细胞外液中所含阳离子和阴离子的总量是相等的,故可维持体液的电中性。

三、水平衡

正常人每天水的摄入和排出处于动态平衡。水的来源有饮水、食物含水和代谢生成的水。成人每天饮水量为 $1000\sim1500$ mL;食物含水量约为 700 mL,三大营养物质在代谢过程中生成的代谢水约为 300 mL。机体排出水分的途径有消化道、肾脏、皮肤和肺脏。正常成人每天随粪便排出的水量约为 100 mL;每天排出的尿量为 $1000\sim1500$ mL;由皮肤蒸发的水分约为 500 mL;通过肺呼吸排出的水分约为 400 mL。

当气温达 28 ℃时,汗腺开始排汗,称为显性出汗。汗液为低渗溶液,其中 NaCl 约占 0.2%,并含少量的 K^+。因此,在高温环境下活动导致大量出汗时,应注意补充水、Na^+ 和 K^+。

四、正常钾代谢和功能

(一)正常钾代谢

钾是体内最重要的无机阳离子,在体内电解质中的含量仅次于钠,其中 98% 存在于细胞内,存在于细胞外液的仅占 2%,血清钾浓度在 $3.5\sim5.5$ mmol/L 的范围内。钾的主要来源是食物,经由小肠吸收入血。钾的排泄途径有尿液、汗液和粪便,其中 80% 经肾脏随尿液排出体外。

(二)钾的生理功能

1. 维持细胞新陈代谢

钾参与多种细胞新陈代谢过程。

2. 维持细胞膜静息电位

钾是维持细胞膜静息电位的重要离子。细胞膜静息电位主要取决于细胞膜对 K^+ 的通透性和细胞膜内、外 K^+ 的浓度差。

3. 维持细胞内液渗透压和调节酸碱平衡

钾是细胞内含量最高的阳离子,是维持细胞内液容量和渗透压的基础。

五、水、电解质平衡的调节

水、电解质平衡和体液组成的相对恒定是通过神经-内分泌系统的调节实现的,它们为维持所有细胞的正常活动提供了基本条件。

(一)渴觉中枢

渴觉中枢位于下丘脑视上核的侧面。渴觉中枢兴奋的主要刺激是血浆晶体渗透压的升高。

(二)抗利尿激素

抗利尿激素(antidiuretic hormone,ADH)是下丘脑视上核和室旁核的神经元分泌的,储存于神经垂体。抗利尿激素的主要作用是加强肾远曲小管和集合管对水的重吸收,减少水的排出,其释放主要受细胞外液渗透压、血容量和血压的调节。ADH 又有使血管收缩的作用,故又称为血管加压素(VP)。

(三)醛固酮

醛固酮(aldosterone)是肾上腺皮质球状带分泌的盐皮质激素。它的主要作用是促进肾远曲小管和集合管对 Na^+ 和水的重吸收,补充循环血量,同时也促进 K^+ 和 H^+ 的排出。醛固酮的分泌主要受肾素-血管紧张素系统和血浆 Na^+、K^+ 浓度的调节。

(四)心房钠尿肽

心房钠尿肽(atrial natriuretic peptid,ANP)是由心房心肌细胞合成、分泌的肽类激素,它具有强烈而短暂的利尿、排钠及松弛血管平滑肌的作用,对调节肾脏及心血管内环境稳定起着重要作用。

第二节　水、钠代谢紊乱

水、钠代谢紊乱常同时或先后发生,关系密切,故临床上常将两者同时考虑。

一、脱水

脱水(dehydration)是指各种原因引起的体液容量明显减少。根据水和钠丢失的比例及体液渗透压的改变,可分为高渗性脱水、低渗性脱水、等渗性脱水三种类型。

(一)高渗性脱水

高渗性脱水(hypertonic dehydration)以失水多于失钠,血清钠浓度大于 150 mmol/L,血浆渗透压大于 310 mmol/L,细胞外液和细胞内液量均减少(图 4-1)为主要特征。

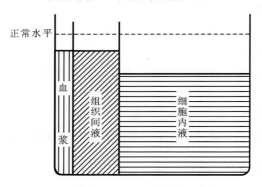

正常水平

血浆　组织间液　细胞内液

图 4-1　高渗性脱水体液变动示意图

1. 原因和机制

(1)饮水不足:①水源断绝:沙漠迷路等。②不能饮水:昏迷或频繁呕吐的患者等。③渴感障碍:下丘脑口渴中枢损害及某些脑血管意外的患者等。

(2)失水过多:①经皮肤、呼吸道失水:高热、大汗和甲状腺功能亢进时可通过皮肤丢失大量低渗液体。②经胃肠道失水:呕吐、腹泻及消化道引流等可引起等渗或含钠量低的消化液丢失。③经肾失水:如中枢性尿崩症患者 ADH 合成、分泌不足,使肾远端小管和集合管对水重吸收减少而排出大量低渗尿。此外,还有反复应用甘露醇、山梨醇、尿素、高渗糖等各种原因引起的渗透性利尿。

2. 对机体的影响

（1）细胞内液向细胞外转移：由于细胞外液高渗，细胞内液向渗透压低的细胞外转移，使细胞内液明显减少，而致细胞脱水。

（2）口渴：因失水多于失钠，细胞外液渗透压增高，刺激渴觉中枢而产生渴感。

（3）尿量减少：细胞外液渗透压增高刺激下丘脑感受器，引起 ADH 分泌增多，使肾小管对水重吸收增多，从而引起尿少而尿比重增高。

（4）中枢神经系统功能紊乱：细胞外液高渗使脑细胞脱水，引起中枢神经系统功能障碍，如出现幻觉、嗜睡、抽搐，甚至昏迷。脑细胞严重脱水而引起脑体积显著缩小时，颅骨和脑皮质之间的血管张力增大，导致静脉破裂而出现局部脑出血和蛛网膜下腔出血。

（5）尿钠变化：早期或轻症病例，由于血容量减少不明显，醛固酮分泌不增多，故尿中仍有钠排出，其浓度还可因水重吸收增多而增高；晚期和重症病例，可因血容量减少，醛固酮分泌增多而致尿钠含量降低。

（6）脱水热：脱水严重的患者，尤其是患儿，由于皮肤蒸发的水分减少，散热受到影响，因而体温升高，这种因脱水导致机体散热障碍引起的体温升高称为脱水热。

3. 防治与护理原则

（1）消除病因，积极防治原发疾病。

（2）注意观察患者生命体征、尿量、皮肤及黏膜情况；高渗性脱水时血钠浓度高，但患者仍有钠丢失，故还应补充一定量的含钠溶液，以免细胞外液转为低渗；对于烦躁不安者，适当约束或加床栏，防止患者坠床。

（3）记录患者体液出入量，根据医嘱严格掌握输液速度，以免输液量过多、过快发生肺水肿，或滴速过慢而达不到目的。

（二）低渗性脱水

低渗性脱水（hypotonic dehydration）以失钠多于失水，血清钠浓度小于 130 mmol/L，血浆渗透压小于 280 mmol/L，伴细胞外液量减少（图 4-2）为主要特征。

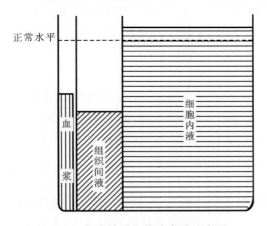

图 4-2 低渗性脱水体液变动示意图

1. 原因和机制

（1）丧失大量消化液而只补充水分是最常见的原因。大多因呕吐、腹泻，部分因胃肠吸引术导致大量含钠消化液丢失。

(2) 大量出汗后只补充水分:可伴有明显的钠丢失,若仅补水则可致细胞外液低渗。

(3) 大面积烧伤:大量体液由烧伤创面丢失而只补水时,可发生低渗性脱水。

(4) 肾性失钠:见于以下情况。①长期连续使用排钠性利尿剂(如氢氯噻嗪、呋塞米等);②急性肾功能衰竭多尿期,使肾小管上皮细胞对钠、水重吸收减少;③肾上腺皮质功能不全,由于醛固酮分泌减少,使肾小管对钠重吸收减少;④慢性间质性肾疾病,髓质结构破坏,髓襻功能受损,影响钠的重吸收。

2. 对机体的影响

(1) 细胞外液容量减少:水由细胞外液向渗透压相对较高的细胞内转移,使细胞外液容量进一步减少,血容量减少,易出现循环障碍,甚至发生低血容量性休克,患者易出现脉搏细速、静脉塌陷、血压下降、尿量减少等表现。

(2) 脱水体征明显:低渗性脱水时,组织间液减少最明显,表现为皮肤弹性减退、眼窝凹陷和婴儿囟门内陷等脱水征。

(3) 尿变化:①尿量:早期尿量一般不减少;严重脱水时,血容量不足,ADH 分泌增多,肾重吸收水分增多,尿量减少。②尿钠:经肾失钠所引起的低渗性脱水,使尿钠含量增多(>20 mmol/L);由肾外原因引起者,因细胞外液减少、肾血流量不足而激活肾素-血管紧张素-醛固酮系统,肾小管上皮细胞对钠重吸收增加,尿钠含量减少(<10 mmol/L)。

3. 防治与护理原则

(1) 防治原发病,去除病因。

(2) 注意观察、记录患者的体液出入量、体重增减、生命体征、尿量、皮肤及黏膜等情况,评估患者液体平衡状态。

(3) 补液过程中,护士须全面细致地观察病情,及时处理异常情况,为制订和调整补液方案提供依据。

(三) 等渗性脱水

等渗性脱水(isotonic dehydration)的特点是水与钠按其在正常血浆中的含量等比例丢失,或虽不等比例丢失,但经机体调节后,血清钠浓度仍维持在 $130\sim150$ mmol/L,血浆渗透压保持在 $280\sim310$ mmol/L,细胞外液量减少。在临床上,等渗性脱水是最常见一种类型。

1. 原因和机制

任何等渗体液大量丢失所造成的脱水,在短期内均属于等渗性脱水。见于:①麻痹性肠梗阻时,大量体液潴留于肠腔内;②大量抽放胸、腹腔积液,大面积烧伤,大量呕吐、腹泻或胃、肠减压以后;③新生儿消化道先天畸形(如幽门狭窄),胎粪肠梗阻或胃肠瘘管等所引起的消化液丢失等也可以引起等渗性脱水。

2. 对机体的影响

发生等渗性脱水时主要丢失细胞外液,血浆容量及组织间液量均减少,但细胞内液量变化不大。细胞外液的大量丢失造成细胞外液容量减少,血液浓缩;与此同时,机体借助调节系统使抗利尿激素和醛固酮分泌增强,通过肾脏对钠和水的重吸收,使细胞外液容量得到部分的补充。患者尿量减少,尿内 Na^+ 减少。若细胞外液容量明显减少,则可发生血压下降、休克甚至肾功能衰竭等。

3．防治与护理原则

（1）控制病因，配合治疗，积极处理原发病。

（2）严密观察患者的生命体征、尿量、血清电解质、皮肤及黏膜等情况。

（3）准确记录 24 h 出入液量，供临床医生参考，及时调整补液方案；按要求控制输液速度，保证输液通畅。

以上三种类型的脱水（表 4-1），若不及时处理或处理不当，则可以相互转化。例如，呕吐、腹泻使消化液丢失可引起等渗性脱水，若等渗性脱水不及时治疗，经皮肤和肺继续丢失水分，可转变为高渗性脱水；如只补水分而不补钠盐，又可转变为低渗性脱水。

表 4-1　三种类型脱水的比较

比 较 项 目	高渗性脱水	低渗性脱水	等渗性脱水
发病原因	水摄入不足或丧失过多	体液丢失而单纯补水	水和钠等比例丢失 而未补充
血浆渗透压 /(mmol/L)	＞310	＜280	280～310
血清钠浓度 /(mmol/L)	＞150	＜130	130～150
脱水部位	以细胞内液丢失为主	以细胞外液丢失为主	以细胞外液丢失为主
主要表现	口渴、尿少、脑细胞脱水	脱水体征、休克、 脑细胞水肿	口渴、尿少、脱水 体征、休克
尿钠	有	减少或无	减少
治疗	以补充水分为主	补充生理盐水或 高盐溶液	补充生理盐水 并加葡萄糖

二、水肿

水肿（edema）是指过多的液体在组织间隙或体腔中积聚。水肿不是独立的疾病，而是多种疾病常见的一种病理过程。临床上，将过多的体液在体腔中积聚称为积水（hydrops）或积液，如胸腔积液、腹腔积液、心包积液、脑室积液等。

水肿的分类：①按水肿发生的原因，可将水肿分为心性水肿、肾性水肿、肝性水肿、过敏性水肿和营养不良性水肿等；②按水肿发生波及的范围，可分为全身性水肿和局部性水肿；③按水肿发生的部位，可分为皮下水肿、肺水肿、脑水肿、喉头水肿和视乳头水肿等；④按水肿的皮肤特点，可将皮下水肿分为显性水肿和隐性水肿。

（一）水肿的发病机制

在生理情况下，人体的组织间液处于不断的交换与更新之中，组织间液量却是相对恒定的。组织间液量恒定的维持，有赖于血管内、外液体交换平衡和体内、外液体交换平衡。如果这两种平衡被破坏，就有可能导致组织间隙或体腔中过多的体液积聚。

1．血管内、外液体交换失平衡——组织液生成大于回流

正常情况下组织液和血浆之间不断进行液体交换（图 4-3），使组织液的生成和回流保持动态平衡。影响组织液生成与回流的主要因素有以下几种。①毛细血管的流体静压（平均为 2.33 kPa)和组织液的胶体渗透压(平均为 0.67 kPa),它们是推动血管内液体向组织间隙滤出的力量。②血浆胶体渗透压(平均为 3.72 kPa)和组织液的流体静压(平均为 0.87 kPa),它们是推动组织液回吸收至血管的力量。这两对力量之差称为有效滤过压(平均为 0.15 kPa),说明正常时组织液的生成是略大于回流的。在毛细血管动脉端,滤出的力量大于回吸收的力量,液体从动脉端滤出。而在毛细血管静脉端,回吸收的力量大于滤出的力量,组织液回流到血管内。③淋巴回流:具有很强的生理代偿作用,淋巴管壁的通透性较高蛋白质易于通过,不仅能及时将略多生成的组织液从淋巴系统回流入血,防止组织间隙内的液体积聚,而且,还同步运走了从毛细血管漏出的蛋白质和大分子物质,有效地避免了组织液胶体渗透压的增高,维持了组织液的正常回流。

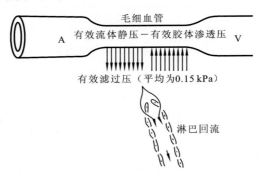

图 4-3　血管内、外液体交换示意图

上述任何一个或多个因素失调均可成为水肿发生的重要原因,使组织液生成大于回流,形成水肿。

(1)毛细血管流体静压增高:主要原因是静脉压增高。毛细血管流体静压增高时,可使有效流体静压增高,平均有效滤过压增大,引起组织液生成增多。引起静脉压增高的因素有:①右心衰竭引起全身体循环静脉压增高,导致全身性水肿,左心衰竭引起肺静脉压增高,主要导致肺水肿;②肝硬化致门静脉高压,导致腹腔器官血液回流受阻,引起腹腔积液;③肿瘤压迫静脉或静脉的血栓形成可使静脉回流受阻,引起局部水肿。

(2)血浆胶体渗透压降低:血浆胶体渗透压主要取决于血浆白蛋白的含量。当血浆白蛋白含量减少时,血浆胶体渗透压下降。引起白蛋白减少的原因有:①蛋白质摄入不足,见于禁食或胃肠道疾病;②蛋白质合成障碍,见于肝硬化和严重营养不良;③蛋白质丢失过多,如肾病综合征时,大量蛋白质从尿中丢失;④蛋白质分解代谢增强,见于慢性感染、恶性肿瘤等慢性消耗性疾病。

(3)微血管壁通透性增加:常见于炎症、过敏性疾病、缺氧、酸中毒等。这些因素可以直接损伤血管壁或通过组织胺、激肽等炎症介质的作用使微血管壁通透性增高。此类水肿液中蛋白质含量较高,可达 25 g/L。

(4)淋巴回流受阻:当淋巴回流受阻时,含蛋白质的水肿液在组织间隙中积聚,形成淋巴性水肿。常见的原因有:①恶性肿瘤侵入并阻塞淋巴管,引起局部组织水肿;②进行乳腺癌根治术时,摘除主要的淋巴结,可引起相应部位水肿;③丝虫病时常引起主要的淋巴管被成虫和虫卵堵塞,造成下肢和阴囊的水肿。

2. 体内、外液体交换失平衡——钠水潴留

正常情况下,钠、水的摄入量与排出量保持动态平衡,从而使细胞外液容量保持恒定。

其中,肾脏对钠、水的调节起重要作用。故可将钠、水潴留的发生机制分为肾小球滤过率降低和(或)肾小管对钠、水重吸收增多两个方面。

(1)肾小球滤过率降低:①肾脏本身的疾患:如急性或慢性肾小球肾炎时,肾小球滤过面积明显减少,肾小球滤过率降低,导致钠、水潴留。②有效循环血量减少:见于充血性心力衰竭、肾病综合征、肝硬化腹腔积液和营养不良症等疾病,有效循环血量减少,肾血流量下降,使交感-肾上腺髓质系统兴奋和肾素-血管紧张素系统激活,致使入球小动脉收缩,进一步减少肾血流量,造成肾小球滤过率降低,导致钠、水潴留。

(2)肾小管对钠、水的重吸收增多:①肾血流重分布:在生理情况下,90%的肾血流进入皮质肾单位,当有效循环血量减少时,交感-肾上腺髓质系统兴奋和肾素-血管紧张素系统激活,导致肾血管收缩。由于皮质肾单位的入球小动脉对儿茶酚胺比较敏感,因而皮质肾单位血流量显著减少,血液流经近髓肾单位增加,这种变化称为肾血流重分布。由于近髓肾单位的髓袢细而长,深入髓质高渗区,故其肾小管对钠、水重吸收的能力较强。近髓肾单位血流量增加的结果,使髓袢对钠、水重吸收增多。②肾小球滤过分数(filtration fraction,FF)增高:肾小球滤过分数=肾小球滤过率/肾血浆流量。其正常值约为20%。有效循环血量减少时,肾血浆流量和肾小球滤过率均减少,此时出球小动脉比入球小动脉收缩更明显,肾小球滤过分数增高即经肾小球滤出的非胶体成分增多。这样,近曲小管周围毛细血管的流体静压降低而血浆胶体渗透压增高,因而促使近曲小管重吸收钠、水增加。③心房钠尿肽(ANP)分泌减少:钠尿肽又称利钠激素(NH),具有很强的利尿、利钠的作用,正常时由心房肌细胞合成并储存,它的分泌和释放受血容量、血压等因素的影响。如有效循环血量减少时,可降低心房牵张感受器的兴奋性,抑制ANP的分泌与释放,结果,促使近曲小管重吸收钠、水,有利于钠、水潴留形成。④醛固酮和ADH增多:当有效循环血量减少时可激活肾素-血管紧张素-醛固酮系统(RAAS)和容量感受器,使醛固酮和ADH分泌增加;肝硬化患者肝细胞灭活激素能力减弱,也可导致血中醛固酮和ADH含量增高。

总之,水肿发生的机制是一个复杂的过程,有许多因素参与。对于临床上常见的水肿,通常是多种因素同时或先后发挥作用。

(二)常见水肿的类型及其特点

1. 心性水肿

左心衰竭引起肺水肿,右心衰竭引起全身性水肿。习惯上将后者称为心性水肿(cardiac edema)。

(1)临床特点:因重力效应,水肿最早出现于低垂部位。在立位和坐位时,一般以内踝和胫前区水肿较明显;若卧床日久,则以骶部水肿最明显。水肿可波及躯体各部,严重时还可有腹腔积液、胸腔积液。

(2)发病机制:①钠、水潴留:心力衰竭时,心输出量减少使有效循环血量降低,肾血流量的减少,可激活RAAS,使醛固酮和ADH分泌增多,引起钠、水潴留。②心肌收缩力减弱,导致心排血量减少,静脉淤血,低蛋白血症,毛细血管有效滤过压增高,组织液生成增多。

2. 肝性水肿

由肝脏疾病引起的体液异常积聚,称为肝性水肿(hepatic edema)。最常见的原因是肝硬化。

(1)临床特点:肝性水肿在临床上多见于失代偿期肝硬化,往往以腹腔积液为主要表现,严重者还伴有胸腔积液,早期下肢及皮下水肿不明显,但因患者长期取坐位或立位或其他原因致下肢静脉淤血,则下肢皮下水肿也会明显。

(2)发病机制:①肝静脉回流障碍:肝硬化时,肝静脉分支和肝窦受压迫,导致肝窦内血液流出受阻,肝窦内压增高,致使肝淋巴液生成增多,直接从肝脏表面漏入腹腔,形成腹腔积液。②门静脉高压:肠系膜区的毛细血管流体静压增高,组织液生成增多,进而使液体进入腹腔,参与腹腔积液形成。③钠、水潴留:有效循环血量减少,肾小球滤过率降低,可激活 RAAS,促使醛固酮和 ADH 分泌增多,肾小管重吸收钠、水增加,以致钠、水潴留。④醛固酮和 ADH 灭活减少:肝硬化患者肝细胞灭活激素能力减弱,也可导致血中醛固酮和 ADH 含量增高。

3. 肾性水肿

由于肾脏疾病引起的全身水肿,称为肾性水肿(renal edema)。肾性水肿常见于急性肾小球肾炎和肾病综合征者。

(1)临床特点:肾性水肿最先出现在眼睑和面部,严重时可出现胸腔积液或腹腔积液。

(2)发病机制:①肾病性水肿:肾小球滤过膜通透性增高,造成蛋白质从尿液中大量丢失,血浆蛋白显著降低,组织液生成大于回流,导致有效循环血量减少和肾小球滤过率降低,通过激活 RAAS,继发性地引起钠、水潴留而加重水肿。②肾炎性水肿:见于急、慢性肾小球肾炎。由于肾小球的炎性病变使肾小球滤过率降低,但肾小管重吸收钠、水并未相应减少,甚至可因肾血流量减少引起肾素-血管紧张素系统激活,醛固酮增多,使肾小管重吸收钠、水增多,导致钠、水潴留。

4. 肺水肿

过量液体在肺组织间隙与肺泡腔内积聚形成的水肿,称为肺水肿。

(1)临床特点:急性肺水肿常突然发生甚至呈暴发性,表现为严重呼吸困难、端坐呼吸,两肺听诊有水泡音;对于慢性肺水肿,水肿液主要在肺间质中积聚,症状和体征往往不明显。

(2)发病机制:①肺毛细血管流体静压增高:见于急性左心衰竭、输液过多或过快等,引起肺淤血,肺毛细血管流体静压增高,致血管内液外渗产生肺水肿。②肺毛细血管通透性增高:见于吸入毒气、肺部感染、弥散性血管内凝血(DIC)和免疫反应等,由于肺毛细血管受损或炎症介质的作用,使液体渗入间质,导致间质性肺水肿,继而肺泡上皮结构发生改变,液体渗入肺泡而出现肺泡水肿。③血浆胶体渗透压降低:见于肝硬化、肾病综合征、严重营养不良等,引起低蛋白血症,血浆胶体渗透压降低,从而导致肺水肿。④淋巴回流障碍:各种原因引起的肺淋巴回流障碍,如矽肺,均可促进肺水肿的发生。

5. 脑水肿

脑组织的液体含量增多引起脑体积增大,称为脑水肿(brain edema)。脑水肿可分为血管源性脑水肿、细胞毒性脑水肿和间质性脑水肿三种类型。

(1)临床特点:颅内压增高引起的综合征,如剧烈头痛、呕吐、视乳头水肿、血压升高及意识障碍等,严重者可发生脑疝。

(2)发病机制:①血管源性脑水肿:见于脑外伤、脑肿瘤、脑梗死及化脓性脑膜炎等,脑内毛细血管通透性增高,较多含蛋白质的液体积聚于脑细胞间隙,发生部位主要在白质,灰质无此变化。②细胞毒性脑水肿:见于急性缺氧、水中毒等,脑细胞因缺血、缺氧等对线粒体产生损伤,脑组织 ATP 生成减少,导致细胞膜 Na^+-K^+-ATP 酶功能障碍,引起细胞水肿。③间质性脑水肿:见于脑肿瘤、炎症等,脑脊液排出受阻,脑脊液在蛛网膜或脑室内积聚,脑室扩张,引起脑室周围白质组织液增多。

(三)水肿对机体的影响

水肿对机体的影响,可因水肿的类型、发生部位、程度和持续时间而定。水肿发生在四肢和体表的影响较小;发生在重要器官的水肿,影响较大,后果严重,如喉头水肿可引起窒息;脑水肿可引起颅内压增高和脑功能障碍,甚至发生脑疝。

炎性水肿对机体有一定的抗损伤作用,如稀释毒素、运送抗体等。

(四)防治与护理原则

1. 心理护理

保持良好的心理状态,配合治疗护理,促进疾病的恢复。

2. 根据水肿类型采取相应护理措施

(1)心性水肿:①饮食护理:给予低盐、高蛋白、易消化饮食。②维持体液平衡,纠正电解质紊乱:注意保持出入液量平衡,记录 24 h 出入液量,准确测量尿量及体重。③静脉输液时应根据血压、心率、呼吸及病情,随时调整、控制输液速度。

(2)肝性水肿:①饮食护理:注意低盐或无盐饮食,给予高热量、高维生素、高蛋白、无刺激性食物等。②卧位:轻度腹腔积液者,可取平卧位,大量腹腔积液者,取半卧位。③应用利尿剂药物时,密切观察药物的利尿效果。④病情监测:观察腹腔积液和下肢水肿的消长,准确记录出入液量。

(3)肾性水肿:①饮食护理:限制水、钠和蛋白质摄入。②病情观察:准确记录出入液量和尿量;定时测体重;应用利尿剂时应注意观察有无有效循环血容量不足和低血压。③静脉输液必须控制滴速和总量,以免发生心力衰竭和脑水肿。

(4)肺水肿:①立即给予氧气吸入,通过 20%～30% 乙醇湿化氧气;②保持呼吸道通畅;③立即协助患者取坐位、双下肢下垂;④监测血气分析及电解质变化,必要时监测肺毛细血管楔压;⑤密切观察患者神志、呼吸、心率、血压、尿量、面色等变化并及时记录。

(5)脑水肿:①将患者床头抬高 15°～30°,头偏向一侧,保持呼吸道通畅;②为患者提供一个安静、整洁、舒适、安全的治疗康复环境;③颅内压增高时严密观察生命体征变化,特别是意识、瞳孔的变化,有无脑疝发生及颅内高压三联征(头痛、呕吐、视乳头水肿),做好特护记录,记录出入液量;④脱水治疗的护理,最常用 20% 甘露醇,在甘露醇静脉滴注过程中,护士必须及时巡视,严密观察滴注速度和病情变化。

三、水中毒

水中毒(water intoxication)是指肾脏排水能力降低而摄水过多时,大量低渗液体在体内潴留的病理过程。其特点是血清钠浓度小于 130 mmol/L,血浆渗透压小于 280 mmol/L,细胞内、外液容量均增多。

(一)原因和机制

(1)肾排水功能降低:见于急性肾功能衰竭少尿期及慢性肾功能衰竭晚期,肾的排水能力降低。

(2) ADH 分泌过多:某些恶性肿瘤如肺癌,中枢神经系统疾病如脑外伤,以及肺部病变如肺结核等引起的 ADH 分泌异常增多。

(3) 水摄入过多:见于静脉输入低渗液体过快、过多。

（二）对机体的影响

(1) 细胞内、外液容量均增多。

(2) 可致中枢神经系统功能障碍,严重者可发生脑疝。

（三）防治与护理原则

(1) 防治原发病,去除水中毒的原因。

(2) 记录患者的出入液量;在输液时,严格控制滴速,避免输液过多;密切观察患者的体重、生命体征、皮肤情况及脑功能变化。

第三节　钾代谢紊乱

一、低钾血症

血清钾浓度低于 3.5 mmol/L 称为低钾血症(hypokalemia)。

（一）原因和机制

1. 钾摄入不足

钾摄入不足见于长期不能进食(如消化道梗阻、昏迷及手术后长期禁食)及长期输液未补钾者。

2. 钾丢失过多

(1) 经消化道丢失:这是低钾血症最常见原因,主要见于频繁呕吐、腹泻、胃肠减压等。其发生机制为:①消化液含钾量比血浆的高,故消化液丧失必然丢失大量钾;②大量丧失消化液导致血容量减少时,可引起醛固酮分泌增加,醛固酮可促使肾排钾增多。

(2) 经肾脏丢失:①使用某些利尿剂:速尿(呋塞米)、噻嗪类利尿剂等能使肾排钾增多。②醛固酮分泌过多:原发性或继发性醛固酮增多症、库欣综合征等使肾上腺皮质激素分泌亢进,促使钾排出增多。③远端肾小管性酸中毒,肾小管上皮细胞排 H^+ 减少,使得 Na^+-K^+ 交换增强,尿钾丢失增多。

(3) 经皮肤丢失:大量出汗时也能丢失较多的钾,若未及时补充可引发低钾血症。

3. 细胞外钾向细胞内转移

① 碱中毒:碱中毒时 H^+ 从细胞内向细胞外转移,以缓解体液的离子平衡;同时肾小管上皮细胞排 H^+ 减少,致使 H^+-Na^+ 交换减弱,而 K^+-Na^+ 交换增强,尿钾排出增多。②过量胰岛素:临床上应用胰岛素治疗糖尿病时,大量的血钾进入细胞内,引起血钾浓度下降。③甲亢:甲亢时,甲状腺素能过度激活 Na^+-K^+-ATP 酶,引起细胞摄 K^+ 过多而引发低钾血症。④家族性低钾性周期性麻痹:这是一种少见的常染色体显性遗传病,发作时 K^+ 突然移入细胞内使血钾浓度降低。

（二）对机体的影响

(1) 对神经、肌肉组织的影响:低钾血症对神经、肌肉组织的兴奋性和传导性有显著影响,主要是超极化阻滞状态的发生。低钾血症时,细胞外液 K^+ 浓度降低,细胞内液 K^+ 浓度变化不明显,使细胞内、外 K^+ 浓度差增大,从而导致静息电位增大,静息电位与阈电位间的距离增大,肌细胞处于超极化阻滞状态,兴奋性降低。临床上最突出的表现是骨骼肌松弛,可有四肢无力的症状,常首先累及下肢肌肉,严重时可出现肌肉麻痹。

(2)对心脏的影响:低钾血症可引起各种心律失常。低钾血症可影响心肌的电生理特征,使心肌兴奋性增高、自律性升高、传导性降低、收缩性先高后低。

(3)对肾脏的影响:见于慢性低钾血症。肾对尿浓缩功能发生障碍,出现多尿、夜尿和低比重尿等。其机制是肾脏长期缺钾使集合管和远曲小管上皮细胞损害,对 ADH 反应性降低,造成病变的肾小管重吸收钠、水减少。

(4)对骨骼肌的影响:严重低血钾时,骨骼肌细胞可发生坏死,称为横纹肌溶解。钾对骨骼肌的血流量有调节作用。严重缺钾时,肌肉运动时不能释放足够的钾,以致发生缺血、缺氧性肌痉挛、坏死和横纹肌溶解。

(5)对中枢神经系统的影响:由于缺钾使中枢神经细胞糖代谢障碍,ATP 生成减少,使中枢神经系统兴奋性降低。患者表现为精神萎靡、表情淡漠、全身倦怠,重者可出现嗜睡、昏迷。

(6)对酸碱平衡的影响:低钾血症可引起代谢性碱中毒。其发生机制是:①细胞内、外 K^+-H^+ 交换:血钾降低,细胞内 K^+ 移到细胞外,而细胞外 H^+ 移到细胞内,使细胞外 H^+ 浓度降低,发生碱中毒。②肾小管上皮细胞排 H^+ 增加:低钾血症时,肾小管上皮细胞内 K^+ 浓度降低,H^+ 浓度增高,以致肾小管 K^+-Na^+ 交换减弱,H^+-Na^+ 交换增强,结果血浆 H^+ 浓度下降,形成碱中毒。此时,尿液随排出的 H^+ 浓度增加而呈酸性,称为反常性酸性尿。

（三）防治与护理原则

(1)控制病因,尽早治疗原发病。

(2)密切观察患者的生命体征、心电图、神经肌肉表现、血钾浓度、尿量等,避免医源性高血钾。

(3)饮食护理:适当给予患者高热量、高维生素、富含钾的水果及蔬菜等易消化的饮食。

(4)及时补钾:口服补钾盐最安全,不能口服者经静脉滴注,为防止高钾血症,静脉补钾必须遵守“补钾不宜过量、浓度不宜过高、滴速不宜过快、见尿补钾”的原则。

二、高钾血症

血清钾浓度高于 5.5 mmol/L 称为高钾血症(hyperkalemia)。

（一）原因和机制

1. 钾摄入过多

静脉输入钾过快、浓度过高,或输入大量库存血时,可引起高钾血症。

2. 肾排钾减少

肾排钾减少是引起高钾血症的最主要原因。常见于:①肾功能衰竭:急性肾功能衰竭少尿期或慢性肾功能衰竭晚期,因肾小球滤过率减少或肾小管排钾功能障碍,钾在体内潴留。②肾上腺皮质功能不全:如肾上腺皮质功能减退(Addison 病),醛固酮分泌明显减少,肾小管保钠、排钾功能减弱,可引起血 K^+ 浓度增高。③长期应用保钾利尿剂:安体舒通和氨苯蝶啶具有抑制肾小管对醛固酮反应的作用,故长期大量应用可引起高钾血症。

3. 细胞内钾转到细胞外

① 酸中毒:细胞外液 H^+ 浓度升高,H^+ 进入细胞内被缓冲,而细胞内 K^+ 转到细胞外以维持电荷平衡,所以酸中毒常伴发高钾血症。②大量溶血与严重组织损伤:输入异型血造成大量溶血;大面积烧伤或挤压综合征使组织细胞大量破坏,细胞内 K^+ 移出细胞外而引起高钾血症。③缺氧:组织缺氧使细胞 ATP 生成减少,出现膜钠泵功能障碍,于是,细胞 Na^+-K^+ 交换减弱,细胞外 K^+ 增多。

(二) 对机体的影响

(1) 对神经、肌肉的影响:①急性轻度高钾血症(血清钾浓度为 5.5~7.0 mmol/L)时,K^+ 外流减少,静息电位降低,与阈电位差值变小,表现出神经肌肉兴奋性升高,主要表现为感觉异常、轻度肌肉震颤、疼痛等症状;②急性重度高钾血症(血浆钾浓度为7.0~9.0 mmol/L)时,静息电位进一步下降,接近阈电位水平,细胞处于除极化阻滞状态。由于静息电位过小,钠通道失活,因此,神经肌肉兴奋性降低,引起四肢软弱无力,甚至弛缓性麻痹。

(2) 对心脏的影响:高钾血症可引起各种心律失常,对心肌电生理特性的影响是兴奋性先高后低、传导性降低、自律性降低、收缩性降低。

(3) 对酸碱平衡的影响:高钾血症可引起代谢性酸中毒。其发生机制是:①高钾血症时,细胞外液 K^+ 移到细胞内,而细胞内液 H^+ 移到细胞外,引起细胞外液酸中毒;②高血钾使肾小管上皮细胞内 K^+ 浓度增高,H^+ 浓度降低,造成肾小管 H^+-Na^+ 交换减弱,而 K^+-Na^+ 交换增强,尿排 K^+ 增加,排 H^+ 减少,尿液呈碱性,称为反常性碱性尿。

(三) 防治与护理原则

(1) 积极治疗原发病,去除引起高钾的原因。

(2) 密切观察患者的生命体征、心电图、神经肌肉表现、血钾浓度及尿量等。

(3) 遵医嘱停用一切含钾的药物或溶液,如钾制剂(静脉、口服)、保钾利尿剂、库存血及含钾食物;心率失常时用钙盐拮抗对心肌的毒性作用。

(4) 降低血钾:①葡萄糖和胰岛素同时静脉内注射可促使钾进入细胞内;②可口服阳离子交换树脂经肠道排钾,或经腹膜透析和血液透析(人工肾)排钾。

能力检测

1. 名词解释:高渗性脱水、低渗性脱水、等渗性脱水、水肿、高钾血症、低钾血症。

2. 比较三种类型脱水的特点?

3. 引起钠、水潴留的原因是什么?

4. 补钾的原则有哪些?

5. 低钾血症和高钾血症各引起何种酸碱平衡紊乱?其机制如何?

(卢化爱)

参考文献

［1］郎志峰. 病理学［M］. 北京：人民卫生出版社，2006.

［2］肖献忠. 病理生理学［M］. 北京：高等教育出版社，2006.

［3］和瑞芝. 病理学［M］. 5 版. 北京：人民卫生出版社，2008.

［4］吴立玲，武变瑛. 病理生理学［M］. 北京：北京大学医学出版社，2008.

［5］王志敏. 病理学基础［M］. 北京：人民卫生出版社，2008.

［6］杨美玲. 病理学［M］. 西安：世界图书出版公司，2010.

［7］唐忠辉，许娟娟. 病理学［M］. 北京：北京大学医学出版社，2010.

第五章
酸碱平衡紊乱

📖 **学习目标**

　　掌握:反映酸碱平衡常用检测指标变化的意义;各种单纯型酸碱平衡紊乱的概念、代偿调节及其对机体的影响。

　　熟悉:各种酸碱平衡紊乱的原因;酸碱平衡紊乱的判断方法。

　　了解:混合型酸碱平衡紊乱的分类、原因与特点;各种酸碱平衡紊乱的防治原则。

　　人体内环境适宜的酸碱度在范围很窄的弱碱性环境内变动,用动脉血 pH 值表示是在 7.35~7.45 之间,这是保证细胞进行正常代谢和功能活动的基本条件。在生命活动的过程中,体内不断生成酸性或碱性产物,也经常从体外摄入酸性或碱性物质,但是通过机体体液缓冲系统及肺、肾等多方面的调节活动,血液 pH 值稳定在一个变动很窄的正常范围内。机体这种处理酸碱物质的含量和比例,以维持 pH 值在恒定范围内的过程称为酸碱平衡(acid-base balance)。

　　尽管机体对酸碱负荷具有强大的缓冲能力和有效的调节功能,但许多因素可以引起酸碱负荷过度或调节机制障碍而导致体液酸碱度稳定性的破坏,这种稳定性破坏称为酸碱平衡紊乱(acid-base disturbance)。在很多情况下,酸碱平衡紊乱是某些疾病或病理过程的继发性改变,一旦发生酸碱平衡紊乱,就会使病情更加严重和复杂,若不及时纠正,将对患者的生命造成严重威胁。临床上,及时发现和正确处理酸碱平衡紊乱,常常是许多疾病治疗成功的关键。

　　近年来,由于对酸碱平衡的理论认识不断深入,血气分析等诊疗技术不断提高,酸碱平衡的判断已成为临床日常诊疗的基本手段。

第一节　酸碱平衡及其调节

一、酸与碱的概念及其来源

(一) 酸与碱的概念

在生物化学反应中,凡能释放 H^+ 的化学物质称为酸,如 HCl、H_2SO_4、H_2CO_3 和 NH_4^+

等；凡能接受 H^+ 的化学物质称为碱，如 OH^-、HCO_3^-、SO_4^{2-}、NH_3 等。

（二）体液中酸、碱物质的来源

体液中的酸性或碱性物质主要是细胞在物质代谢的过程中产生的，少量来自食物和药物。在普通膳食条件下，机体所产生的酸性物质比碱性物质多，故临床上酸中毒较多见。

1. 酸性物质的来源

酸性物质主要来自体内代谢产生的挥发酸和非挥发酸（固定酸）。

（1）挥发酸：挥发酸即碳酸，是机体在代谢过程中产生最多的酸性物质。糖、脂肪和蛋白质氧化分解的终产物 CO_2 与 H_2O 在碳酸酐酶（carbonic anhydrase，CA）催化下生成碳酸（H_2CO_3），H_2CO_3 在肺转变成 CO_2 排出体外，故称之为挥发酸。

（2）非挥发酸：除 H_2CO_3 以外的酸性物质不能变成气体由肺呼出，只能经肾随尿排出体外，称为非挥发酸或固定酸。非挥发酸主要来源于蛋白质的分解，例如：含硫氨基酸（蛋氨酸、胱氨酸及半胱氨酸等）分解生成的硫酸；含磷化合物（磷蛋白、磷脂及核酸等）分解生成的磷酸；嘌呤类化合物分解生成的尿酸；糖、脂肪代谢过程中产生的多种有机酸（丙酮酸、乳酸、β-羟丁酸和乙酰乙酸等）。

机体有时还会摄入一些酸性物质，包括服用酸性药物，如氯化铵、水杨酸等，这成为体内酸性物质的另一来源。

2. 碱性物质的来源

碱性物质主要来源于食物中含有的有机酸盐，如枸橼酸钠、苹果酸钠等，其次来源于机体在代谢过程中所产生的碱性物质，如 HCO_3^-、氨基酸脱氨基所产生的氨等。

二、机体对酸碱平衡的调节

机体不断生成或摄取酸、碱性物质，但体液的 pH 值不会发生明显变化，这是因为机体通过体液的缓冲系统、肺和肾对酸碱平衡的调节来维持 pH 值的稳定。细胞外液的 pH 值主要取决于 $[HCO_3^-]/[H_2CO_3]$ 的比值，当 $[HCO_3^-]/[H_2CO_3]$ 的比值为 20/1 时，pH＝7.4。

（一）血液缓冲系统的调节

所谓缓冲系统是指由弱酸（缓冲酸）及其相对应共轭碱（缓冲碱）组成的混合溶液。血液缓冲系统的组成：①血浆缓冲对：$NaHCO_3/H_2CO_3$、Na_2HPO_4/NaH_2PO_4、$NaPr/HPr$。②红细胞中的缓冲对：$KHCO_3/H_2CO_3$、K_2HPO_4/KH_2PO_4、KPr/HPr、$KHbO_2/HHbO_2$。血液缓冲系统的作用是通过接受 H^+ 或释放 H^+，将强酸或强碱变成弱酸或弱碱，减轻 pH 值变动的程度。血液缓冲系统的调节特点为调节迅速，但维持短暂。

（二）肺的调节作用

肺通过改变呼吸运动的频率和幅度来调节肺泡通气量进而调节 CO_2 的排出量，使血浆中 $[HCO_3^-]/[H_2CO_3]$ 的比值维持在正常范围，以保持血液 pH 值稳定。这种调节的特点是作用快，数分钟即可启动，效能最大，约 30 min 达到高峰。

1. 呼吸运动的中枢调节

延髓呼吸中枢化学感受器对动脉血 CO_2 分压（$PaCO_2$）的变化非常敏感，$PaCO_2$ 升高可增加脑脊液 H^+ 的含量，兴奋呼吸中枢，使呼吸加深、加快，从而使 CO_2 由肺排出增多，血浆中[H_2CO_3]相应降低,保持 pH 值正常。但 CO_2 对呼吸中枢的兴奋作用是有限度的,当 $PaCO_2$ 超过 80 mmHg(10.7 kPa)时,呼吸中枢受抑制产生"CO_2 麻醉"(carbon dioxide narcosis),使肺通气减少,丧失上述的调节功能。

2. 呼吸运动的外周调节

主动脉体和颈动脉体的外周化学感受器可感受动脉血氧分压(PaO_2)、血 pH 值和 $PaCO_2$ 的刺激。当 PaO_2、pH 值降低或 $PaCO_2$ 升高时,通过外周化学感受器反射性兴奋呼吸中枢,使呼吸加深、加快,增加 CO_2 排出量。

(三) 肾的调节作用

肾主要通过排酸、保碱作用来调节血浆 HCO_3^- 的含量,维持血浆中 pH 值的相对稳定(图 5-1)。肾排酸、保碱的重要环节:①$NaHCO_3$ 重吸收:肾小管上皮细胞生成和排泌 H^+ 或 NH_3,甚至排出 K^+,与原尿中的 Na^+ 进行交换(H^+-Na^+ 交换、NH_4^+-Na^+ 交换、K^+-Na^+ 交

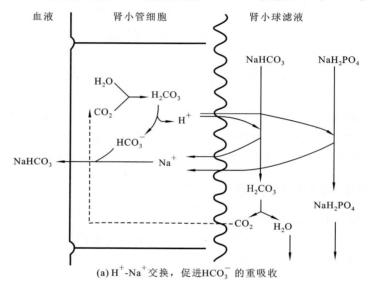

(a) H^+-Na^+ 交换,促进 HCO_3^- 的重吸收

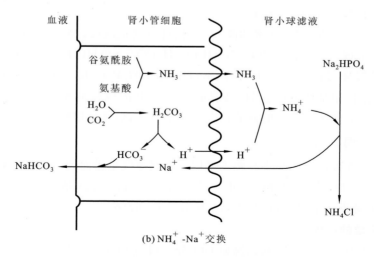

(b) NH_4^+-Na^+ 交换

图 5-1　肾对酸碱平衡的调节

换),而重吸收 $NaHCO_3$ 回流入血。若[H^+]增高时,肾小管上皮细胞碳酸酐酶活性增强,肾小管重吸收 $NaHCO_3$ 增多,从而使血浆[HCO_3^-]增高来调节。②磷酸盐的酸化:肾小管上皮细胞排泌的 H^+ 与肾小管滤液中的 Na_2HPO_4(碱性)结合,形成的 NaH_2PO_4(酸性)随尿液排出体外。当尿液 pH 值降至 4.8 时,滤液中的碱性磷酸盐已全部酸化,难以增加 H^+ 的排泄,因此其缓冲作用是较为有限的。③NH_4^+ 的排泄:肾小管上皮细胞排泌的 H^+ 与其排泌的 NH_3 结合形成 NH_4^+ 随尿液排出体外,NH_4^+ 生成与排出具有 pH 值依赖性,它的排出量随着酸中毒的加重而增多。

一般尿液的 pH 值与血浆的变化相同,而正常人终末尿的 pH 值在 4.4～8.2 范围内变动(平均为 6.0)。终末尿 pH 值降至 4.8 时,[HPO_4^{2-}]/[$H_2PO_4^-$]的比值由原尿的 4∶1 降至 1∶99,可见肾能排出过多的酸以维持体液 pH 值在正常范围内。

酸碱平衡紊乱时肾的调节特点是作用强大而持久,但发挥作用较慢,因此对慢性酸碱平衡紊乱有调节作用,对代谢性和呼吸性酸碱平衡紊乱也可发挥作用。

(四)组织细胞对酸碱平衡的调节

机体组织细胞主要通过细胞内、外离子交换对酸碱平衡进行调节,如 H^+-K^+ 交换、H^+-Na^+ 交换,红细胞、肌细胞和骨组织细胞均能发挥这种作用。如酸中毒时,细胞外液 H^+ 可弥散入细胞内,细胞内 K^+ 则移出细胞外,使细胞外液 H^+ 浓度降低,但常导致血清 K^+ 浓度升高;碱中毒时则相反,会导致血清 K^+ 浓度降低。由此可见,酸碱平衡紊乱与钾代谢之间有着密切的联系。组织细胞的缓冲能力较强,3～4 h 即可发挥作用,其缺点是可导致高钾血症。Cl^--HCO_3^- 的交换也很重要。Cl^- 自由交换阴离子,当 HCO_3^- 浓度升高时,机体通过加强 Cl^--HCO_3^- 交换促使 HCO_3^- 排出。

第二节 酸碱平衡的常用检测指标及其意义

一、pH 值

pH 值与 H^+ 浓度均是溶液酸碱程度的常用指标,pH 值为 H^+ 浓度的负对数值。正常人动脉血 pH 值为 7.35～7.45,平均为 7.4,相当于[H^+]为 35～45 mmol/L。血浆 pH 值可反映酸碱平衡紊乱的性质、程度与代偿状况。pH<7.35 为失代偿性酸中毒,pH>7.45 为失代偿性碱中毒。若 pH 值为 7.35～7.45,则有三种可能性:①酸碱平衡正常;②代偿性酸碱平衡紊乱,机体通过代偿调节,使 pH 值至正常范围;③混合型酸碱平衡紊乱。

二、动脉血 CO_2 分压

动脉血 CO_2 分压($PaCO_2$)是指物理溶解于动脉血浆中的 CO_2 分子所产生的张力,正常值为 4.39～6.25 kPa(33～46 mmHg),平均值为 5.32 kPa(40 mmHg)。$PaCO_2$ 乘以 CO_2 的溶解系数等于血浆 H_2CO_3 浓度(1.2 mmol/L),因此血浆 H_2CO_3 浓度与 $PaCO_2$ 成正比。

由于测定 $PaCO_2$ 可了解肺泡通气量的情况,通常 $PaCO_2$ 与肺泡通气量呈反比关系。通气过度,$PaCO_2$ 降低,[H_2CO_3]相应下降;反之,通气不足,$PaCO_2$ 升高,[H_2CO_3]相应增高。故 $PaCO_2$ 是反映呼吸性酸碱平衡紊乱的重要指标。临床上,$PaCO_2$>46 mmHg 时,表示 CO_2 潴留,见于呼吸性酸中毒或代偿后的代谢性碱中毒;$PaCO_2$<33 mmHg 时,表示 CO_2 呼

出过多,见于呼吸性碱中毒或代偿后的代谢性酸中毒。

三、标准碳酸氢盐和实际碳酸氢盐

标准碳酸氢盐(standard bicarbonate,SB)是指全血在标准条件,即温度 38 ℃、血氧饱和度 100%、$PaCO_2$ 为 40 mmHg 时所测得的血浆 HCO_3^- 的含量。实际碳酸氢盐(actual bicarbonate,AB)是指隔绝空气的条件下,在实际体温、血氧饱和度、$PaCO_2$ 下所测得的血浆 HCO_3^- 的含量。SB 经标准化测定,已消除了呼吸因素的影响,因此 SB 是判断代谢性因素引起酸碱平衡紊乱的重要指标,而 AB 受呼吸和代谢双重因素的影响,在判断酸碱平衡紊乱时,可与 SB 结合在一起分析。正常人 AB＝SB,均为 $22\sim27$ mmol/L,平均值为 24 mmol/L。临床上,AB 与 SB 均增高,表明有代谢性碱中毒;AB 与 SB 均降低,表明有代谢性酸中毒。若 AB＞SB,表明有 CO_2 潴留,见于呼吸性酸中毒或代偿后的代谢性碱中毒;若 AB＜SB,表明 CO_2 呼出过多,见于呼吸性碱中毒或代偿后的代谢性酸中毒。

四、缓冲碱

缓冲碱(buffer base,BB)是指血液中一切具有缓冲作用的负离子碱的总和,包括血浆和红细胞中的 HCO_3^-、Hb^-、HbO_2^-、Pr^- 和 HPO_4^{2-} 等。正常值为 $45\sim52$ mmol/L,平均值为 48 mmol/L。BB 也是反映代谢因素的指标。代谢性酸中毒时,BB 减少;代谢性碱中毒时,BB 升高。慢性呼吸性酸碱平衡紊乱时,经肾代偿调节,BB 可出现继发性升高或降低。

五、碱剩余

碱剩余(base excess,BE)是指在标准条件下,用酸或碱滴定全血至 pH 值为 7.4 时所需的酸或碱的量(mmol/L)。若用酸滴定使血液 pH 值达到 7.4,则反映被测血液中的碱过多,BE 用正值表示;若需用碱滴定,说明被测血液碱缺失,BE 用负值表示。全血 BE 正常值为 $-3.0\sim+3.0$ mmol/L,BE 也是一个反映代谢性因素的指标。代谢性酸中毒时,BE 负值增加;代谢性碱中毒时,BE 正值增加。在慢性呼吸性酸中毒或碱中毒时,BE 也可代偿性升高或降低。

六、阴离子间隙

阴离子间隙(anion gap,AG)是指血浆中未测定阴离子(UA)与未测定阳离子(UC)的差值,即 AG＝UA－UC,AG 是近年来受到广泛重视的酸碱指标(图5-2)。Na^+ 占血浆阳离子总量的 90%,代表可测定阳离子。HCO_3^- 和 Cl^- 占血浆阴离子总量的 85%,代表可测定阴离子。血浆未测定阳离子(UC)包括 K^+、Ca^{2+} 和 Mg^{2+};血浆未测定阴离子(UA)包括 Pr^-、HPO_4^{2-}、SO_4^{2-} 和有机酸根阴离子。正常时血浆中阳离子与阴离子总量相等,均为 151 mmol/L,从而维持电荷平衡。

即:$[Na^+]+UC=[HCO_3^-]+[Cl^-]+UA$

则从图 5-2 可知阴离子间隙为:

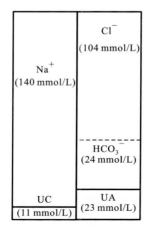

图 5-2　血浆阴离子间隙示意图

$$AG = UA - UC$$
$$= [Na^+] - [HCO_3^-] - [Cl^-]$$
$$= (140 - 24 - 104) \; mmol/L = 12 \; mmol/L$$

AG 正常范围为 $10 \sim 14$ mmol/L。AG 是反映血浆中固定酸根含量的指标，当 HPO_4^{2-}、SO_4^{2-} 和有机酸根阴离子增加时，AG 增大，提示有代谢性酸中毒。AG 的测定对区分不同类型的代谢性酸中毒和诊断混合型酸碱平衡紊乱有重要意义。

第三节 单纯型酸碱平衡紊乱

单纯型酸碱平衡紊乱最为常见，根据其原发改变分为以下四种类型。

一、代谢性酸中毒

代谢性酸中毒(metabolic acidosis)是指细胞外液 H^+ 增加或 HCO_3^- 丢失引起 pH 值下降，以血浆 HCO_3^- 原发性减少为特征，是临床上最常见的酸碱平衡紊乱类型。根据 AG 的变化情况，又可分为 AG 增大型(血氯正常型)代谢性酸中毒和 AG 正常型(高血氯型)代谢性酸中毒两类。

(一)原因和机制

1. AG 增大型代谢性酸中毒

AG 增大型代谢性酸中毒也称血氯正常型代谢性酸中毒，是指除含氯以外的任何一种固定酸血浆浓度增高时的代谢性酸中毒。其特点是血浆 HCO_3^- 减少，固定酸增多，Cl^- 含量正常，AG 增高。常见原因如下。

(1)固定酸生成过多：①乳酸酸中毒：休克、心力衰竭、低氧血症、严重贫血、肺水肿等，均可导致组织细胞缺血、缺氧，产生大量乳酸，造成乳酸酸中毒。②酮症酸中毒：常见于糖尿病、严重饥饿、酒精中毒等。如严重饥饿时，机体动用大量脂肪供能，可引发酮症酸中毒。糖尿病时，因胰岛素不足使葡萄糖利用减少，脂肪加速分解，可生成大量酮体(β-羟丁酸、乙酰乙酸等)，当超过外周组织氧化利用和肾脏排出能力时，可造成酮症酸中毒。

(2)肾排泄固定酸减少：急性和慢性肾功能衰竭晚期时，肾小球滤过率降低至正常值的 $20\% \sim 25\%$ 甚至更低，机体在代谢过程中过多生成的 SO_4^{2-}、HPO_4^{2-} 等不能充分由尿排出，其含量相应增多，致血中固定酸增加，AG 增大。

(3)固定酸摄入过多：过量服用阿司匹林等水杨酸类药物，使血浆中有机酸根阴离子增加。

2. AG 正常型代谢性酸中毒

AG 正常型代谢性酸中毒又称高血氯型代谢性酸中毒。此时，血浆 HCO_3^- 丢失过多，由重吸收的 Cl^- 来补充。其特点是 AG 正常，血浆 HCO_3^- 含量减少，血 Cl^- 含量增高。常见原因如下。

(1)消化道丢失 HCO_3^-：多见于严重腹泻、小肠与胆道瘘管、肠吸引术等引起 $NaHCO_3$ 丢失，使血浆和原尿 HCO_3^- 含量下降，从而抑制近曲小管排泌 H^+ 和重吸收 HCO_3^-，增强对 Na^+ 和 Cl^- 的重吸收，使血 Cl^- 含量增高。

(2)肾丢失 HCO_3^-：①肾功能不全时，可使肾小管排泌 H^+ 和重吸收 HCO_3^- 减少；②肾小管性酸中毒时,由于受重金属(汞、铅)、药物(磺胺类)及遗传性缺陷等致病因素的影响,肾小管排 H^+ 或重吸收 HCO_3^- 功能障碍,血浆 H^+ 含量增高,Cl^- 的重吸收增多,大量 HCO_3^- 随尿排出,尿呈碱性(称为反常性碱性尿);③长期或大量应用碳酸酐酶抑制剂,如过多服用乙酰唑胺,可抑制 CA 活性,造成肾小管上皮细胞生成 H_2CO_3 减少,肾小管排泌 H^+ 和重吸收 HCO_3^- 减少。

(3)含氯盐类药物摄入过多:见于长期或大量服用氯化铵、盐酸精氨酸等药物,药物在代谢过程中生成 H^+ 和 Cl^-,引起血 Cl^- 含量增高。大量输入生理盐水,除可造成 HCO_3^- 稀释外,也可因生理盐水中 Cl^- 浓度高于血浆,引起 AG 正常型代谢性酸中毒。

(4)高钾血症:各种原因引起的细胞外液 K^+ 浓度增高时,细胞外 K^+ 与细胞内 H^+ 交换,引起细胞外 H^+ 含量增加,形成代谢性酸中毒。在肾远曲小管因排泌 K^+ 增多而排泌 H^+ 减少,尿液呈碱性,呈反常性酸性尿。

(二)机体的代偿调节

1. 血液缓冲系统的调节作用

代谢性酸中毒时,血液中增加的 H^+ 浓度可立即受到血液缓冲系统的缓冲,血浆 HCO_3^- 及缓冲碱消耗性减少,生成 H_2CO_3,可解离为 CO_2 由肺排出。

2. 肺的调节作用

血液中 H^+ 浓度增加或 pH 值降低,直接刺激颈动脉体和主动脉体化学感受器,反射性地引起呼吸中枢兴奋,使呼吸加深、加快。肺的代偿反应迅速,在数分钟内可使肺通气量明显增加,CO_2 排出增多,$PaCO_2$ 继发性降低,使 $[HCO_3^-]/[H_2CO_3]$ 比值接近 20/1,血液 pH 值变化不明显。

3. 肾的调节作用

除肾性原因外,对于其他任何原因所致的代谢性酸中毒,肾都可通过排酸、保碱来发挥代偿作用。酸中毒时,肾小管上皮细胞中碳酸酐酶和谷氨酰胺酶活性增高,肾小管排泌 H^+、排泌 NH_4^+ 和重吸收 HCO_3^- 增多,从尿中加速固定酸的排出和 HCO_3^- 重吸收,使 $[HCO_3^-]/[H_2CO_3]$ 比值接近 20/1。由于从尿中排出的 H^+ 增多,尿液呈酸性。但高血钾引起的酸中毒,患者排出碱性尿(反常性碱性尿)。肾的代偿作用较慢,需数小时后启动,3~5 d 达到高峰。

4. 组织细胞对酸碱平衡的调节作用

酸中毒 2~4 h 后,细胞外液 H^+ 进入细胞内,被细胞内液缓冲系统所缓冲。与此同时,细胞内 K^+ 则移出细胞外,使血清钾升高,并发高钾血症。

(三)常用指标的变化趋势

血浆 pH 值正常,为代偿性代谢性酸中毒;血浆 pH 值下降,为失代偿性代谢性酸中毒。原发性改变是 HCO_3^- 浓度降低,AB、SB、BB 均降低,BE 负值加大;继发性变化是 $PaCO_2$ 降低,AB<SB,血 K^+ 浓度升高。

(四)对机体的影响

1. 心血管系统

心血管系统的主要表现如下。①心肌收缩力降低:H^+ 浓度升高除使心肌代谢障碍外,还可通过减少心肌 Ca^{2+} 内流、减少肌浆网 Ca^{2+} 释放和竞争性抑制 Ca^{2+} 与肌钙蛋白结合,使心肌收缩力减弱。②心律失常：酸中毒使细胞内 K^+ 外移，加之肾小管细胞排泌 H^+ 增加，排出 K^+ 减少，故血钾升高。高血钾可引起心律失常，严重时可发生心脏传导阻滞或心室纤颤。③血管对儿茶酚胺的敏感性降低：H^+ 增多可使毛细血管前括约肌及微动脉平滑肌对儿茶酚胺的反应性降低，导致外周血管扩张，血压轻度降低。

2. 中枢神经系统

代谢性酸中毒时中枢神经系统功能障碍的主要表现是抑制，如反应迟钝、嗜睡等，严重者可出现昏迷。其发生与下列因素有关：①H^+ 增多抑制生物氧化酶类的活性，使氧化磷酸化过程减弱，ATP 生成减少，脑组织能量供应不足；②酸中毒使脑内谷氨酸脱羧酶活性增高，抑制性神经递质 γ-氨基丁酸生成增多。

（五）防治与护理原则

1. 预防和治疗原发病

及时去除发病原因，同时注意采取适量输液措施纠正水、电解质紊乱，尤其应防治高钾血症，恢复有效循环血量和改善肾功能。

2. 碱性药物的应用

轻症代谢性酸中毒患者可口服碳酸氢钠片，重症代谢性酸中毒患者可给予一定量的碱性药物对症治疗。对于 AG 正常型代谢性酸中毒患者，应给予碳酸氢钠溶液。

二、呼吸性酸中毒

呼吸性酸中毒（respiratory acidosis）是指 CO_2 排出障碍或吸入过多引起 pH 值下降，以 $PaCO_2$（或血浆 H_2CO_3 浓度）原发性升高为特征的酸碱平衡紊乱，依据病程可分为急性呼吸性酸中毒和慢性呼吸性酸中毒两类。

（一）原因和机制

1. CO_2 排出减少

以外呼吸通气障碍所致的 CO_2 排出受阻最为常见，可见于以下情况。①呼吸中枢抑制：见于颅脑损伤、脑炎、脑血管意外、麻醉药或镇静药过量，因呼吸中枢抑制使肺泡通气量减少，常引起急性 CO_2 潴留。②呼吸肌麻痹：见于病毒性脊髓灰质炎、脊神经根炎、重症肌无力、有机磷中毒、重度低钾血症或家族性周期性麻痹等，因呼吸动力不足而导致肺泡扩张受限，通气量减少，CO_2 排出减少。③呼吸道阻塞：见于喉头痉挛或水肿、溺水、异物堵塞气管等，因呼吸道严重阻塞，常引起急性 CO_2 潴留。④胸廓病变：见于胸部创伤、严重气胸、大量胸腔积液、胸廓畸形等，因胸廓活动受限而影响肺通气功能。⑤肺部疾病：见于肺炎、肺气肿、肺水肿、支气管哮喘和呼吸窘迫综合征等广泛肺组织病变，由于肺泡通气量减少，使 CO_2 排出障碍。⑥呼吸机使用不当：通气量设置过少，使 CO_2 排出减少。

2. CO_2 吸入过多

CO_2 吸入过多少见，常发生在通气不良的环境中。如矿井塌陷等意外事故，因空气中 CO_2 增多，使机体吸入过多的 CO_2。

（二）机体的代偿调节

呼吸性酸中毒由于起源于肺通气功能障碍，故肺常不能发挥有效代偿调节。HCO_3^- 对 H_2CO_3 也无缓冲能力，只能靠细胞和肾的调节。

1. 细胞内、外离子交换和细胞内缓冲的调节作用

该类调节作用为急性呼吸性酸中毒的主要代偿方式,但代偿调节能力十分有限,往往表现为失代偿状态。具体反应过程为:①潴留的 CO_2 可迅速弥散入红细胞,在碳酸酐酶的催化下,CO_2 和 H_2O 生成 H_2CO_3,并解离为 H^+ 和 HCO_3^-,H^+ 主要被 Hb^- 和 HbO_2^- 缓冲,HCO_3^- 与血浆中的 Cl^- 交换释放入血,使血浆[HCO_3^-]有所增高,血[Cl^-]降低;②血浆中 CO_2 和 H_2O 生成 H_2CO_3,解离出 H^+ 和 HCO_3^-,使血浆[HCO_3^-]相应增高,有利于维持[HCO_3^-]/[H_2CO_3]比值,具有一定的代偿作用;而 H^+ 与细胞内 K^+ 交换,进入细胞的 H^+ 被 Pr^- 缓冲,K^+ 外移使血[K^+]升高,继发高钾血症。但上述代偿调节难以维持[HCO_3^-]/[H_2CO_3]的正常比值,血浆 pH 值常常低于正常值。

2. 肾的调节作用

由于肾对酸碱平衡的调节较为缓慢,在急性呼吸性酸中毒时往往来不及发挥代偿作用,故肾的代偿是慢性呼吸性酸中毒的主要代偿方式。由于 $PaCO_2$ 和[H^+]升高,肾小管上皮细胞中的碳酸酐酶和谷氨酰胺酶活性增强,肾小管排泌 H^+、排泌 NH_4^+ 和重吸收 HCO_3^- 明显增多。结果,酸性物质随尿排出体外,血浆[HCO_3^-]继发性增高,有时可使[HCO_3^-]/[H_2CO_3]比值接近 20/1,形成代偿性呼吸性酸中毒。

(三)常用指标的变化趋势

(1)急性呼吸性酸中毒:CO_2 急剧潴留,肾来不及发挥代偿作用,[HCO_3^-]/[H_2CO_3]比值减少,血浆 pH 值下降,为失代偿性呼吸性酸中毒。原发性改变时 $PaCO_2$ 升高,AB>SB;继发性改变时 SB 和 AB 均略升高,BB 和 BE 变化不大。

(2)慢性呼吸性酸中毒:虽有 CO_2 潴留,但经肾充分代偿,可使[HCO_3^-]/[H_2CO_3]比值接近或达到 20/1,血浆 pH 值正常或略低,形成代偿性或失代偿性呼吸性酸中毒。原发性改变则 $PaCO_2$ 升高,AB>SB;继发性改变则 SB、AB 和 BB 均升高,BE 正值加大,血[K^+]升高。

(四)对机体的影响

呼吸性酸中毒对机体的影响与代谢性酸中毒时的相似,但它对中枢神经系统的危害更为突出,主要表现如下。

1. CO_2 对血管的直接舒张作用

由于脑血管壁无 α 受体,体内的 CO_2 可直接扩张脑血管,使脑血流量增加,颅内压及脑脊液压增高,引起持续性头痛,尤以夜间和晨起为甚。

2. 中枢神经系统功能障碍

高碳酸血症对中枢神经系统的影响,可出现多种精神神经系统功能异常。早期表现为头痛、视觉模糊、疲乏无力、不安、焦虑等,晚期可见精神错乱、震颤、谵妄或嗜睡、昏迷等,即"CO_2 麻醉",临床上称其为肺性脑病。其机制如下。①中枢酸中毒更明显:CO_2 为脂溶性的,急性呼吸性酸中毒时,血液中积聚的大量 CO_2 可迅速通过血-脑屏障,而 H_2CO_3 则为水溶性的,通过血-脑屏障极为缓慢,使脑脊液 pH 值的降低更为明显,导致脑细胞发生水肿、变性、坏死。②脑血管扩张:CO_2 潴留可使脑血管明显扩张,脑血流量增加,引起颅内压和脑脊液压增高。③缺氧:CO_2 潴留往往伴有明显的缺氧。

（五）防治与护理原则

1. 改善肺泡通气功能

改善肺泡通气功能是防治呼吸性酸中毒的关键性措施。应针对病因处理，保持呼吸道畅通。如排除呼吸道异物、控制感染、解除支气管平滑肌痉挛以及使用呼吸机等。

2. 正确使用碱性药物

呼吸性酸中毒时应慎用碱性药物，尤其是在通气尚未改善前要严加控制。一般在通气改善后可慎重应用三羟甲基氨基甲烷（THAM，一种不含钠的有机碱）。一般不用碳酸氢钠，以免加重高碳酸血症和并发代谢性碱中毒。

三、代谢性碱中毒

代谢性碱中毒（metabolic alkalosis）是指细胞外液碱增多或 H^+ 丢失而引起 pH 值升高，以血浆 HCO_3^- 原发性增多为特征的酸碱平衡紊乱。根据使用生理盐水治疗是否有效分为盐水反应型碱中毒和盐水抵抗型碱中毒两类。

（一）原因和机制

1. 盐水反应型碱中毒

其发生机制为低氯血症，用生理盐水治疗有效。

（1）消化道丢失 H^+：见于频繁呕吐或胃液引流时，含丰富 HCl 的胃液大量丢失。

（2）低氯性碱中毒：长期应用某些利尿剂（依他尼酸、呋塞米）能抑制肾小管髓袢升支对 Cl^- 的主动重吸收，使 Na^+ 和水的重吸收减少；到达远曲小管的尿液流速增加，促进远曲小管和集合管排泌 H^+、排泌 K^+ 增加，重吸收 HCO_3^- 增多，Cl^- 随尿液大量排出，引起低氯性碱中毒。

2. 盐水抵抗型碱中毒

用生理盐水治疗盐水抵抗型碱中毒无效。

（1）肾上腺皮质激素增多：见于原发性或继发性醛固酮增多症。醛固酮过多促使肾远曲小管和集合管 H^+-Na^+ 交换和 K^+-Na^+ 交换增加，HCO_3^- 重吸收增加，导致代谢性碱中毒及低钾血症。

（2）碱性物质摄入过多：常为医源性，口服或输入过量 $NaHCO_3$ 可引起代谢性碱中毒。摄入乳酸钠和枸橼酸钠等有机酸盐，其在体内氧化代谢可产生碳酸氢钠。1 L 库存血中所含的枸橼酸钠约可产生 3 mmol HCO_3^-，故大量输入库存血，尤其是在肾的排泄能力减退时，可引起代谢性碱中毒。

（3）缺钾：机体缺 K^+ 时，细胞内 K^+ 外移以代偿血 K^+ 浓度降低，细胞外液 H^+ 移入细胞，造成细胞外液碱中毒和细胞内酸中毒。同时，因肾小管上皮细胞缺钾，使 K^+-Na^+ 交换减少，代之以 H^+-Na^+ 交换增强，H^+ 排出增多，HCO_3^- 重吸收增多，造成低钾性碱中毒。一般代谢性碱中毒尿液呈碱性，但在低钾性碱中毒时，由于肾泌 H^+ 增多，尿液反而呈酸性，称为反常性酸性尿。

此外，肝功能衰竭时，尿素合成障碍，血氨过高也常导致代谢性碱中毒。

（二）机体的代偿调节

1. 血浆缓冲系统的调节作用

代谢性碱中毒时，体液缓冲系统中的弱酸可释放少量 H^+ 进行代偿，其缓冲能力较弱。

2. 肺的调节作用

血浆 H^+ 浓度降低可抑制呼吸中枢,肺泡通气量降低,$PaCO_2$ 继发性升高,以使 $[HCO_3^-]/[H_2CO_3]$ 比值接近 20/1。

3. 肾的调节作用

作用缓慢,3～5 天方可达到代偿高峰。碱中毒时,血浆 H^+ 浓度下降,使肾小管上细胞中的碳酸酐酶和谷氨酰胺酶活性降低,肾小管排泌 H^+、排泌 NH_4^+ 和重吸收 HCO_3^- 减少,血浆 $[HCO_3^-]$ 继发性下降,尿液因 HCO_3^- 排出增多,呈碱性。但在低钾性碱中毒时,因肾小管上皮细胞缺钾使 K^+-Na^+ 交换减少,H^+-Na^+ 交换增强,尿液中 H^+ 增多,尿呈酸性,称为反常性酸性尿,这是缺钾性碱中毒的一个特征。

4. 组织细胞对酸碱平衡的调节作用

碱中毒时,细胞外液 H^+ 浓度降低,细胞内 H^+ 外移,而细胞外 K^+ 内移,使血 K^+ 浓度降低;同时肾小管上皮细胞排 H^+ 减少,H^+-Na^+ 交换减少,而 K^+-Na^+ 交换增强,故肾排 K^+ 增加导致低钾血症。

(三) 常用指标的变化趋势

血浆 pH 值正常或升高,分别为代偿性代谢性碱中毒或失代偿性代谢性碱中毒。原发性改变时 HCO_3^- 浓度升高,AB、SB、BB 均升高,AB>SB,BE 正值加大;继发性改变时 $PaCO_2$ 继发性升高,血 K^+ 浓度降低。

(四) 对机体的影响

1. 中枢神经系统兴奋

严重代谢性碱中毒患者常有烦躁不安、精神错乱、谵妄、意识障碍等兴奋的表现。因血浆 H^+ 浓度下降时,脑组织内 γ-氨基丁酸转氨酶活性增高,谷氨酸脱羧酶活性降低,以致 γ-氨基丁酸生成减少,对中枢神经系统抑制作用减弱。

2. 神经肌肉应激性增高

正常情况下,血浆钙是以游离钙与结合钙两种形式存在的,pH 值可影响两者之间的相互转变。Ca^{2+} 能稳定细胞膜电位,对神经肌肉的应激性有抑制作用。急性代谢性碱中毒,血清总钙量可无变化,但游离钙浓度降低,造成神经肌肉应激性增高,表现为面部和肢体肌肉抽动、腱反射亢进、手足搐搦等症状。

3. 血红蛋白氧解离曲线左移

碱中毒使氧解离曲线左移,血红蛋白(Hb)与 O_2 的亲和力增强,使流经组织内的 HbO_2 不易解离而释放 O_2,引发组织缺氧。

4. 低钾血症

碱中毒时,血浆 H^+ 浓度降低时,经细胞内外 H^+-K^+ 交换,H^+ 排出细胞,K^+ 进入细胞,可直接降低血浆 K^+ 浓度。同时,肾小管上皮细胞排泌 H^+ 减少,出现 H^+-Na^+ 交换减弱和 K^+-Na^+ 交换增强,尿 K^+ 排出增多,以致低钾血症。

(五) 防治与护理原则

(1) 治疗原发病,积极去除代谢性碱中毒的病因与维持因素。

(2) 输生理盐水:对盐水反应型碱中毒的轻症病例只要输入生理盐水或葡萄糖盐水,可提高血氯,并促进 HCO_3^- 的排出,达到治疗代谢性碱中毒的目的。

（3）给予含氯药物：对于严重的代谢性碱中毒患者，可给予少量含氯酸性药物，如 NH_4Cl 或 0.1 mmol/L 的 HCl，以消除碱中毒对人体的危害。

（4）其他：①应用 KCl，适用于伴有高度缺钾者；②补充 $CaCl_2$，适用于因游离钙减少所致的手足搐搦者；③盐水抵抗型碱中毒者可应用乙酰唑胺（CA 抑制剂）促使肾小管排钠、排水，但对于全身性水肿，应慎用噻嗪类利尿剂，以免诱发碱中毒。

四、呼吸性碱中毒

呼吸性碱中毒（respiratory alkalosis）是指肺通气过度引起 $PaCO_2$ 降低、pH 值升高，以血浆 H_2CO_3 浓度原发性减少为特征的酸碱平衡紊乱。

（一）原因和机制

1. 低氧血症

进入高原时，由于吸入气中 PaO_2 降低，或肺炎、肺水肿等外呼吸障碍使 PaO_2 降低，缺氧刺激呼吸运动增强，CO_2 排出增多。

2. 肺部病变

实验研究表明，急性呼吸窘迫综合征（ARDS）、肺栓塞、肺炎等所致的呼吸性碱中毒，其发生机制除低氧血症作用外，还与肺牵张感受器和肺毛细血管旁感受器受刺激以致肺过度通气有关。

3. 呼吸中枢直接受刺激

呼吸中枢直接受刺激常见于：①中枢神经系统疾病，如脑炎、脑外伤、脑肿瘤等；②精神障碍，如癔症发作等；③某些药物，如水杨酸、氨等；④机体代谢旺盛，如高热、甲状腺功能亢进等。

4. 人工呼吸机使用不当

如通气量设置过大，使用时患者 CO_2 排出过多。

（二）机体的代偿调节

呼吸性碱中毒时，虽然 $PaCO_2$ 降低对呼吸中枢有抑制作用，但只要刺激肺通气过度的原因持续存在，肺的代偿调节作用就不明显。

1. 细胞内、外离子交换和细胞内缓冲作用

这是急性呼吸性碱中毒的主要代偿调节。由于血浆 H_2CO_3 浓度迅速降低，HCO_3^- 浓度相对升高，此时机体的代偿调节表现为：①H^+ 排出细胞外，与细胞外液中 HCO_3^- 结合生成 H_2CO_3，使血浆 H_2CO_3 浓度有所回升，而 HCO_3^- 浓度相应下降，同时，细胞外 K^+ 进入细胞内，继发低钾血症；②血浆 HCO_3^- 进入红细胞与细胞内 H^+ 生成 H_2CO_3，并解离为 CO_2 和 H_2O，CO_2 从红细胞中排出可提高血浆 H_2CO_3 浓度。在 HCO_3^- 进入红细胞时，有等量 Cl^- 从红细胞进入血浆，继发血 Cl^- 浓度增高，但上述代偿能力极为有限。

2. 肾的调节作用

急性呼吸性碱中毒时，肾来不及发挥代偿调节作用。慢性呼吸性碱中毒时，肾充分发挥其调节能力，表现为肾小管上皮细胞排泌 H^+ 减少、排泌 NH_4^+ 减少、重吸收 HCO_3^- 减少，尿液呈碱性。

（三）常用指标的变化趋势

（1）急性呼吸性碱中毒常为失代偿性，血浆 pH 值升高。原发性改变是 $PaCO_2$ 降低，AB＜SB；继发性改变是 SB 和 AB 略降低，BB 和 BE 基本不变。

（2）慢性呼吸性酸中毒：根据肾的代偿程度，血浆 pH 值正常或升高，形成代偿性或失代偿性呼吸性酸中毒。原发性改变时 $PaCO_2$ 降低，AB＜SB；继发性改变时 SB、AB 和 BB 均降低，BE 负值加大，血 K^+ 含量减少。

（四）对机体的影响

呼吸性碱中毒对机体的损伤作用与代谢性碱中毒的相似，也可引起感觉异常、意识障碍、抽搐、低钾血症及组织缺氧。但急性呼吸性碱中毒引起的中枢神经系统功能障碍往往比代谢性碱中毒更明显，这除与碱中毒对脑细胞的损伤有关外，还与脑血流量减少有关。$PaCO_2$ 降低可使脑血管收缩痉挛，脑血流量减少。

（五）防治与护理原则

首先应积极治疗原发病和去除引起通气过度的原因，大多数呼吸性碱中毒可自行缓解。急性呼吸性碱中毒者可采用吸入含 5％ CO_2 的混合气体，或用纸袋罩于患者口鼻使其再吸入呼出的气体以逐渐恢复其血浆 H_2CO_3 浓度；对精神性通气过度患者可使用镇静剂；有抽搐者可静脉内缓慢注射钙剂。

各种单纯型酸碱平衡紊乱常用指标血气参数变化见表 5-1。

表 5-1　各种单纯型酸碱平衡紊乱常用指标血气参数变化

类　　型		pH 值	$PaCO_2$	SB	AB	BB	BE	K^+	Cl^-
代谢性酸中毒		↓（—）	↓	↓	↓	↓	↓	↑	↑（—）
呼吸性酸中毒	急性	↓	↑	↑（—）	↑（—）	（—）	（—）	↑	↓
	慢性	↓（—）	↑	↑	↑	↑	↑	↑	↓
代谢性碱中毒		↑（—）	↑	↑	↑	↑	↑	↓	↓
呼吸性碱中毒	急性	↑	↓	↓（—）	↓（—）	（—）	（—）	↓	↑
	慢性	↑（—）	↓	↓	↓	↓	↓	↓	↑

注：↑表示升高，↓表示降低，（—）表示无变化。

第四节　混合型酸碱平衡紊乱

同一患者有两种或两种以上单纯型酸碱平衡紊乱类型同时并存，称为混合型酸碱平衡紊乱（mixed acid-base disorders）。混合型酸碱平衡紊乱较为复杂，只有在了解原发病的基础上结合血气分析结果，才能做出正确结论。临床上常见的混合型酸碱平衡紊乱类型见表5-2。

表 5-2　临床上常见的混合型酸碱平衡紊乱类型

双重混合型酸碱平衡紊乱	三重混合型酸碱平衡紊乱
呼吸性酸中毒合并代谢性酸中毒	呼吸性酸中毒合并代谢性酸中毒加代谢性碱中毒
呼吸性酸中毒合并代谢性碱中毒	呼吸性碱中毒合并代谢性酸中毒加代谢性碱中毒

续表

双重混合型酸碱平衡紊乱	三重混合型酸碱平衡紊乱
呼吸性碱中毒合并代谢性酸中毒	—
呼吸性碱中毒合并代谢性碱中毒	—
代谢性酸中毒合并代谢性碱中毒	—

在临床上以呼吸性酸中毒合并代谢性酸中毒和呼吸性酸中毒合并代谢性碱中毒较为常见。但是,在同一患者体内不可能同时发生 CO_2 过多又过少,故呼吸性酸中毒和呼吸性碱中毒不会同时发生。

需要指出的是,无论是单纯型或是混合型酸碱平衡紊乱,都不是一成不变的,随着疾病的发展、治疗措施的影响,原有的酸碱失衡可被纠正,也可能转变或合并其他类型的酸碱平衡紊乱。因此,在诊断和治疗酸碱平衡紊乱时,一定要密切结合患者的病史,观测血浆 pH 值、$PaCO_2$ 及 H_2CO_3 含量的动态变化,综合分析病情,及时做出正确诊断和适当治疗。

能力检测

1. 名词解释:阴离子间隙、代谢性酸中毒、代谢性碱中毒、呼吸性酸中毒、呼吸性碱中毒、反常性酸性尿、反常性碱性尿、混合型酸碱平衡紊乱。
2. 简述机体酸碱平衡的调节机制。
3. 判断酸碱平衡的常用指标有哪些?正常范围是多少?有何意义?
4. 临床上检测某患者血液 pH 值是否正常,能否肯定其无酸碱平衡紊乱?为什么?
5. 频繁呕吐会引起何种酸碱平衡紊乱?为什么?
6. 急性和慢性呼吸性酸中毒时的主要代偿调节方式有何异同?
7. 代谢性酸中毒对机体的主要影响有哪些?并阐述其机制。
8. 为什么呼吸性酸中毒时神经系统的功能紊乱较代谢性酸中毒时的明显?
9. 酸碱平衡紊乱和钾代谢的关系如何?

(唐忠辉)

参考文献

[1] 王斌,陈命家. 病理学与病理生理学[M]. 6 版. 北京:人民卫生出版社,2010.

[2] 唐忠辉,许娟娟. 病理学[M]. 北京:北京大学医学出版社,2010.

[3] 和瑞芝. 病理学[M]. 5 版. 北京:人民卫生出版社,2008.

[4] 吴和平. 临床病理生理学[M]. 西安:第四军医大学出版社,2011.

[5] 吴继锋. 病理学[M]. 2 版. 北京:人民卫生出版社,2007.

[6] 刘红,苏鸣,孟冬月. 病理学[M]. 武汉:华中科技大学出版社,2010.

[7] 王蓬文,徐军全. 病理学[M]. 北京:高等教育出版社,2009.

[8] 金惠明,王建枝. 病理生理学[M]. 7 版. 北京:人民卫生出版社,2008.

第六章
发　热

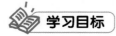

学习目标

掌握: 发热的概念、原因及发生机制和各时相的热代谢特点。

熟悉: 发热时机体的代谢与功能变化。

了解: 发热的防治与护理原则。

第一节　发热的概念

发热(fever)是指在致热原作用下使体温调定点(set point)上移而引起的调节性体温升高。一般超过正常体温 0.5 ℃即为发热,也称为调节性体温升高。发热不是独立的疾病,而是许多疾病常见的病理过程和临床表现。在整个病程中,体温的变化对判断病情、评价疗效和估计预后均有重要的参考价值。

正常成人体温维持于相对恒定的水平,一般正常腋下温度为 36.0~37.4 ℃,口腔温度为 36.7~37.7 ℃,直肠温度为 36.9~37.9 ℃,每昼夜波动上下幅度不超过 1 ℃。清晨 6 点体温最低,下午 4~6 点体温最高。人体温度存在性别、年龄差异,女性平均体温略高于男性的。由于体温调节障碍或散热障碍及产热器官功能异常等,体温调节机制不能将体温控制在与调定点相适应的水平上,故把这类体温升高称为过热(hyperthermia),又称为非调节性体温升高。如甲状腺功能亢进、中暑、出血等。

在某些生理状态下也能出现体温升高,如剧烈运动、女性排卵期、妊娠期、心理应激等,而属于生理性反应,故称之为生理性体温升高。体温升高的类型如图 6-1 所示。

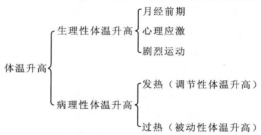

图 6-1　体温升高的类型

第二节 发热的病因和发病机制

通常把能引起人体或实验动物发热的物质称为致热原(pyrogen),致热原包括发热激活物和内生致热原。

一、发热激活物与内生致热原

凡能激活产致热原细胞产生和释放内生致热原的物质称为发热激活物(pyrogenic activator),包括外致热原(exogenous pyrogen)和某些体内产物。发热激活物并不直接作用于下丘脑体温调节中枢,而是刺激产致热原细胞产生致热性细胞因子,作用于体温调节中枢引起发热,这些致热性细胞因子被称为内生致热原(endogenous pyrogen,EP)。

(一)发热激活物

1. 外致热原

来源于体外的致热物质称为外致热原。由病原微生物引起的发热称为感染性发热。

(1)细菌:革兰阴性菌(如伤寒杆菌、大肠杆菌、脑膜炎球菌、淋球菌等)和革兰阳性菌(如金黄色葡萄球菌、溶血性链球菌、肺炎双球菌等)的菌体、代谢产物和毒素均是引起发热的激活物。最重要的是革兰阴性菌细胞壁中所含的脂多糖(LPS),也称内毒素(endotoxin,ET),它有极强的致热性。内毒素耐热性强(通常需 160 ℃,干热 2 h 才能将其彻底灭活),且在自然界分布极广,是血液制品和输液过程中的主要热源污染物。

(2)病毒:病毒包膜中有脂蛋白或糖蛋白,实验证明其具有致热性。流感、麻疹、腮腺炎、风疹、流行性乙型脑炎病毒、出血热、柯萨奇病毒及新发现的 SARS(严重急性呼吸综合征)病毒都含有脂蛋白或糖蛋白。

(3)真菌:常见的有白色念珠菌、球孢子菌和新型隐球菌等,真菌的致热因素是全菌体及菌体内所含的荚膜多糖和蛋白质。

其他微生物:主要包括立克次体、衣原体、钩端螺旋体等。这些微生物的胞壁中亦含有脂多糖,其致热性可能与此有关。

2. 体内产物

(1)抗原-抗体复合物:实验证明,抗原-抗体复合物对产生内生致热原的细胞有激活作用。

(2)类固醇:体内某些类固醇代谢产物对人体有致热性,如睾酮的中间代谢产物(本胆烷醇酮)有致热作用。

(二)内生致热原

(1)白细胞介素-1(IL-1):主要由单核细胞、巨噬细胞、内皮细胞、成纤维细胞、星形胶质细胞等在发热激活物的作用下所产生的多肽类物质,它是一种糖蛋白,不耐热,70 ℃ 30 min 可丧失活性。

(2)肿瘤坏死因子(TNF):主要由巨噬细胞、淋巴细胞等分泌的一种小分子蛋白质。

(3)干扰素(IFN):干扰素是一种具有抗病毒、抗肿瘤作用的蛋白质,主要由淋巴细胞、NK 细胞(自然杀伤细胞)、成纤维细胞等产生。IFN 可能是病毒感染发热的重要内生致热原,此外,IFN 还具有增强 TNF、增强 NK 细胞活性的作用。

(4) 白细胞介素-6(IL-6):IL-6 由单核细胞、淋巴细胞、内皮细胞和成纤维细胞等产生，IL-6 具有明显的致热活性,能引起各种动物的发热反应。

二、发热时的体温调节机制

(一) 体温调节中枢

目前认为体温调节中枢位于视前区-下丘脑前部(POAH),该区含有温度敏感神经元,对来自外周和深部温度信息起整合作用,损伤该区可导致体温调节障碍。而另外一些部位,如杏仁核、腹中膈和弓状核则对发热时的体温产生负向影响,避免发热时的体温过高。因此称为负调节中枢。

(二) 致热信号传入中枢的途径

(1) 内生致热原通过终板血管器作用于体温调节中枢,终板血管器(OVLT)位于视上隐窝上方,紧靠视前区-下丘脑前部,是血脑屏障的薄弱部位。此途径可能是内生致热原进入体温调节中枢的主要途径。

(2) 内生致热原通过血-脑屏障转运入脑,这是一种较直接的信号传递方式,另外,内生致热原也可能从脉络丛部位渗入或易化扩散入脑,通过脑脊液循环分布到视前区-下丘脑前部的神经元,引起体温调定点改变。

(3) 内生致热原通过迷走神经向体温调节中枢传递发热信号。

(三) 发热中枢调节介质

发热中枢介质可分为两类,即正调节介质和负调节介质。

1. 正调节介质

(1) 前列腺素 E_2(PGE$_2$):实验中将 PGE$_2$ 注入猫、鼠、兔等动物脑室内可引起明显的发热反应。

(2) [Na$^+$]/[Ca^{2+}]比值:实验表明,给多种动物脑室内灌注 0.9% NaCl 溶液可使体温很快升高,灌注 CaCl$_2$ 溶液则使体温很快下降;表明[Na$^+$]/[Ca^{2+}]比值改变在发热机制中可能起重要的中介作用。

(3) 环磷酸腺苷(cAMP):cAMP 增高与发热效应呈明显正相关,可能它是更接近终末环节的发热介质。

(4) 促肾上腺皮质激素释放激素(CRH):CRH 主要分布于室旁核和杏仁核。大量的研究表明,CRH 是一种发热体温中枢正调节介质。

(5) 一氧化氮(NO):NO 作为一种新型的神经递质,广泛分布于中枢神经系统。目前的一些研究提示,NO 与发热有关。

2. 负调节介质

目前证实,负调节介质包括精氨酸加压素(AVP)、黑素细胞刺激素(α-MSH)和脂皮质蛋白-1 等。负调节介质的释放,对调定点的上移和体温的上升起限制作用。故发热时,体温很少超过 41 ℃,体现了机体的自我保护功能和自我调节机制,具有重要的生物学意义。

第三节　发热的分期

发热分为三个时相:体温上升期、高热持续期和体温下降期(退热期)。

一、体温上升期

内生致热原作用于体温调节中枢,使体温调节中枢调定点上移后,体温低于调定点,调定点敏感神经元发出神经信号使产热增加,散热减少,体温由正常值升高到调定点水平的这段时间为体温上升期。时间短者为数分钟,长者达数天。此时期许多患者畏寒,并可出现"鸡皮疙瘩"和寒战、皮肤苍白等现象。其热代谢的特点是散热减少,产热增多,产热大于散热。

二、高温持续期

体温上升到新的调定点后,就波动于较高的水平上,此时期即高温持续期。时间短者为数小时,长者可达数周。此期产热增加主要靠升高的代谢率;同时,皮温升高,血管扩张,散热也因此增加,故患者皮肤潮红,不再感到寒冷,"鸡皮疙瘩"消失,水分蒸发增加,皮肤口唇干燥。本期的热代谢特点是产热与散热均在较高水平上保持相对平衡。

三、体温下降期(退热期)

发热激活物、内生致热原及发热介质得到控制和清除,调定点恢复到正常水平后,机体出现明显的散热反应,称为体温下降期(退热期)。体温下降期持续时间若是几小时或 24 h 内体温降至正常者,称为骤退;一般在数天内体温逐渐恢复正常者称为渐退。此时期由于汗腺分泌增加,引起大量出汗可造成患者脱水,甚至循环衰竭,应注意监护。其热代谢特点是散热多于产热,体温下降,逐渐达到与调定点相适应的水平。

知识链接

发热的分型

根据体温曲线不同,可将发热分为五种类型。

(1)稽留热:体温持续在 39~40 ℃甚至更高水平,24 h 内波动范围不超过 1 ℃,常见于大叶性肺炎、伤寒等。

(2)弛张热:持续高热,24 h 内波动超过 1 ℃,可达 2~3 ℃,见于风湿热、败血症等。

(3)间歇热:体温骤然升高至 39 ℃以上,持续数小时后又迅速降至正常水平,每日或者隔日反复一次,可见于疟疾、急性肾盂肾炎等。

(4)回归热:回归热也称波浪热,是指体温急剧上升至 39℃或以上,持续数天后又骤然下降至正常水平,持续数天后又逐渐升高,可见于回归热等。

(5)不规则热:发热的体温曲线变化不规则,可见于小叶性肺炎等。

第四节 发热时代谢与功能的变化

一、中枢神经系统变化

发热时由于神经系统兴奋性增高,特别是高热(40~41 ℃),患者可出现烦躁、谵妄、幻觉、头痛等;小儿由于中枢神经系统尚未发育成熟而引起高热惊厥,多发生于 6 个月至 3 岁幼儿,通常 24 h 内出现,常有家族史,高热惊厥反复发作的患儿发生癫痫的危险性增加。

二、循环系统功能变化

发热时,体温每上升 1 ℃,心率约增加 18 次/分,儿童增加更快。这是血温升高刺激窦房结及交感神经-肾上腺髓质系统活动增强所致。发热患者的心排出量通常是增加的,但同时心脏的负荷也加重,对原有心功能低下的患者,发热可诱发心力衰竭,甚至循环衰竭,应及时预防。

三、消化功能的变化

发热时由于交感神经兴奋,消化液分泌减少和胃肠蠕动减弱,患者常出现口干、食欲不振、恶心呕吐、便秘、腹胀等。

四、物质代谢的变化

体温升高 1 ℃,基础代谢率约升高 13%,这主要是内生致热原的作用,特别是 TNF 和 IL-1,它们可直接刺激外周组织使蛋白质、糖原、脂肪分解,引起明显的分解代谢过旺。发热时物质代谢变化的特点是三大营养物质分解增加。

(一) 糖代谢

发热时由于产热的需要,能量的消耗增加,因而对糖的需要增加,肝糖原和肌糖原分解及糖异生作用加强,可引起血糖增高,患者出现糖尿。由于葡萄糖分解加强,氧的供应相对不足,使无氧酵解作用增强,血中乳酸含量增加。

(二) 脂肪代谢

正常情况下脂肪分解供能只占总能量的 20%～25%。发热时脂肪分解增加,大量脂肪分解氧化不全,患者可出现酮血症和酮尿。长期发热,体内脂肪消耗,患者日渐消瘦。

(三) 蛋白质代谢

发热时蛋白质分解量比正常值高 3～4 倍,蛋白质分解加强,血浆蛋白减少,并出现氮质血症,尿氮增加。此时若未能及时补充足够的蛋白质,则机体呈负氮平衡。机体抵抗力下降,组织修复能力降低。

(四) 维生素代谢

发热时,由于患者食欲不振和消化液分泌减少,可导致维生素摄入和吸收减少,又因机体代谢增强而消耗增多,患者往往出现维生素 C 和 B 族维生素的缺乏。对于长期发热患者,应适当补充维生素。

（五）水、电解质代谢

在体温上升期和高温持续期，尿量明显减少，可致水、钠和氯在体内潴留。在体温下降期，因尿量恢复及大量出汗，加之皮肤和呼吸道水分丢失，不注意及时补充可引起脱水。因此，高热患者在体温下降期应及时补充水分和适量的电解质。

五、呼吸功能的变化

发热时，患者可表现出呼吸加快、加深。这与体温升高、CO_2 产生增多、耗氧量增加等因素对呼吸中枢的刺激有关。呼吸增快，有利于散热，但呼吸过快，CO_2 排出过多，可以引起呼吸性碱中毒。

六、免疫系统的变化

内生致热原本身是一些免疫调控因子，可刺激 T 淋巴细胞、B 淋巴细胞增殖和分化，增强吞噬细胞的杀菌活性；TNF 具有抗肿瘤活性，可增强吞噬细胞的活性，促进 B 淋巴细胞分化，并诱导其他细胞因子生成。一定程度的体温升高也可使吞噬细胞吞噬活力增强。发热时免疫功能总体是增强的，但持续高热可造成免疫系统功能紊乱。

第五节　发热的生物学意义及其防治与护理原则

一、发热的生物学意义

发热对机体有利还是有弊，应具体情况具体分析。一定程度的发热，可使吞噬细胞系统功能加强，增强抵御致炎因子的能力，但过高、过久的发热对机体不利，如心脏过度负荷、脱水、胎儿发育障碍等，严重者可致器官功能障碍。

二、发热的防治与护理原则

1. 注意对高热患者体温的监测

每 4 h 测量体温一次，待体温恢复正常 3 天后可减至每日 2 次。同时密切观察其他生命体征，如有异常情况，应立即通知医生。

2. 饮食

给予高糖、多维生素的易消化清淡饮食，以补充发热时营养物质的消耗，增强患者抵抗力。

3. 其他

注意纠正水、电解质及酸碱平衡紊乱，尤其注意补充水分，预防脱水。

三、常用的解热措施

1. 药物解热

其机制可能是：①抑制致热性细胞因子生成，如糖皮质激素可以抑制 TNF、IL-6 的合成；②抑制前列腺素（PGE）合成，如吲哚美辛（消炎痛）、乙酰水杨酸类等。

2．中药退热

清热解毒中药有退热作用。

3．针刺退热

针刺大椎、曲池、合谷、内关等穴有退热作用。

4．物理降温

在体温调定点未降之前,用物理方法(如冷敷、酒精擦浴等)强行降低血温,会引起机体更明显的产热反应,但体温过高将损害中枢神经系统时,头部的局部性物理降温有助于保护大脑。

能力检测

1．发热、发热激活物的概念是什么? 常见的内生致热原有哪些?

2．比较发热三个时相的临床表现及热代谢特点。

3．简述发热的护理原则。

(卢化爱)

参考文献

[1] 郎志峰．病理学[M]．北京:人民卫生出版社,2006.

[2] 肖献忠．病理生理学[M]．北京:高等教育出版社,2006.

[3] 吴立玲,武变瑛．病理生理学[M]．北京:北京大学医学出版社,2008.

[4] 王志敏．病理学基础[M]．北京:人民卫生出版社,2008.

[5] 杨美玲．病理学[M]．西安:世界图书出版公司,2010.

第七章

炎　症

📖 **学习目标**

　　掌握：炎症的基本病理变化；渗出液与漏出液的区别；炎症的病理类型及特点；炎症的临床表现。

　　熟悉：炎症的原因；炎症的临床类型；炎症的结局。

　　了解：炎症介质的作用；血管通透性增高的机制；白细胞的渗出过程及作用；炎细胞的种类及功能。

　　炎症就是平时人们所说的"发炎"，是一种常见而又重要的基本病理过程，体表的外伤感染和人体器官的大部分常见病和多发病（如疖、痈、肺炎、肝炎、肾炎、结核病、风湿病等）都属于炎症性疾病，因此，护士了解炎症的发生、发展和转归，对正确预防和护理炎症性疾病具有重要的意义。

第一节　炎症的概念和原因

一、炎症的概念

　　炎症（inflammation）是指具有血管系统的活体组织对损伤因子所发生的以防御反应为主的病理过程。在炎症过程中，一方面损伤因子直接或间接造成组织和细胞的破坏；另一方面通过炎症充血和渗出反应，稀释、中和、杀伤和包围损伤因子，同时机体通过实质和间质细胞的再生使受损的组织得以修复和愈合。因此，可以说炎症是损伤和抗损伤的统一过程，其本质是防御反应。一般情况下，炎症是有益的，是人体自动的防御反应，但是有的时候，炎症也是有害的，如果机体防御机制缺陷，可损伤组织、器官的功能。

二、炎症的原因

　　任何能够引起组织损伤的因素都可成为炎症的原因，即致炎因子。致炎因子可归纳为以下几类。

　　（1）生物性因子：细菌、病毒、立克次体、螺旋体、真菌和寄生虫等为炎症最常见的原因。生物性因子引起的炎症又称感染。部分病原微生物经一定的传染途径，在相应人群中引起的同类炎症疾病称为传染病。

（2）物理性因子：高温、低温、放射线、切割、电击伤等。

（3）化学性因子：外源性化学性因子有强酸、强碱等，内源性化学性因子有坏死组织的分解产物，以及病理条件下体内堆积的代谢产物，如尿素、尿酸等。

（4）坏死组织：缺血或缺氧等原因可引起组织坏死，坏死组织是潜在的致炎因子。在新鲜梗死灶边缘所出现的充血出血带和炎细胞的浸润都是炎症的表现。

（5）变态反应：当机体免疫反应状态异常时，可引起不适当或过度的免疫反应，造成组织和细胞损伤而导致炎症。免疫反应所造成的组织损伤最常见于各种类型的超敏反应，另外，还有许多自身免疫性疾病。

（6）异物：通过各种途径进入人体的异物，如各种金属、木材碎屑、尘埃颗粒及手术缝线等，由于其抗原性不同，可引起不同程度的炎症反应。

第二节 炎症的基本病理变化

炎症的基本病理变化包括变质、渗出和增生。以局部血管为中心，在炎症过程中按一定的先后顺序发生，通常炎症早期以变质或渗出为主，后期以增生为主。但变质、渗出和增生是相互联系的，一般情况下变质是损伤过程，而渗出和增生则是抗损伤和修复过程。

一、变质

炎症局部组织发生的变性和坏死称为变质（alteration）。变质可由致炎因子的直接损伤作用，或由局部血液循环障碍及炎症反应物的间接作用引起。变质既可发生在实质细胞，也可见于间质细胞。

（一）形态变化

实质细胞可发生细胞水肿、脂肪变性、凝固性坏死和液化性坏死等。间质细胞可发生黏液样变性、纤维素样变性和坏死等。

（二）代谢变化

1. 局部酸中毒

炎症时糖、脂肪、蛋白质分解代谢增强，但局部组织缺血、缺氧，各种物质氧化不全产生大量乳酸和酮体，出现局部酸中毒。

2. 局部渗透压增高

由于炎症区分解代谢亢进和坏死组织崩解，蛋白质等大分子物质分解为小分子物质，同时局部 H^+、K^+、SO_4^{2-} 等离子浓度也升高。因此，炎症区胶体渗透压和晶体渗透压均升高。

局部酸中毒和组织内渗透压增高，为渗出提供物质基础。

（三）炎症介质在炎症过程中的作用

在炎症过程中除了某些致炎因子可直接损伤血管内皮外，炎症反应主要是通过一系列化学因子作用而实现的。这些参与和介导炎症反应的化学因子称为炎症介质（inflammatory mediator）。炎症介质种类很多，可来自血浆（血浆蛋白质、补体系统、凝血系统和纤溶系统等）和细胞（白细胞、肥大细胞、血管内皮细胞、上皮细胞、平滑肌细胞等），常见有组胺、5-羟色胺、前列腺素、白细胞三烯、溶酶体酶、一氧化氮、氧自由基、缓激肽、补体成分（C3a、C5a）、细胞因子（IL、TNF、INF 等）、纤维蛋白降解产物等。被激活的炎症介质，半衰期十分短暂，很快被酶降解灭活或被拮抗分子抑制或清除。炎症介质的主要作用是使血管扩张、血管壁通透性增高和趋化白细胞，引起炎症局部充血、液体渗出和白细胞渗出。有的炎症介质能引起发热或疼痛，有的还会造成组织损伤。

二、渗出

渗出（exudation）是指炎症局部组织血管内的液体成分（包括纤维素等）和白细胞通过血管壁进入组织、体腔、体表和黏膜表面的过程。渗出的液体和细胞成分，称为渗出液或渗出物。急性炎症反应的特征是血管变化和渗出性改变，是炎症最具有特征性的变化，在局部发挥着重要的防御作用。渗出全过程包括血流动力学改变、血管通透性升高和白细胞渗出与吞噬作用三部分。

（一）血流动力学改变

组织发生损伤后，通过神经调节和化学介质作用立即出现细动脉短暂收缩，持续几秒钟；随后细动脉、毛细血管扩张，局部血流量增加，引起炎性充血。血管扩张的发生机制与神经轴突反射和体液内化学介质（缓激肽、组胺、一氧化氮和前列腺素等）有关。血流加快持续数分钟至数小时后，由于毛细血管壁通透性增高，液体渗出到血管外，导致血液浓缩、红细胞富集和血液黏稠度增加，血流由快变慢，出现淤血。最后在扩张的小血管内挤满红细胞并难以流动，称为血流停滞。上述血流动力学的变化，为血液成分的渗出创造了条件（图 7-1）。

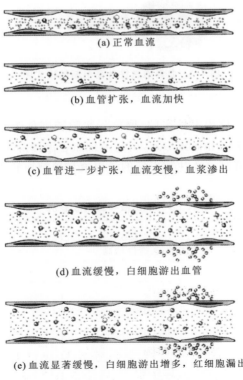

(a) 正常血流

(b) 血管扩张，血流加快

(c) 血管进一步扩张，血流变慢，血浆渗出

(d) 血流缓慢，白细胞游出血管

(e) 血流显著缓慢，白细胞游出增多，红细胞漏出

图 7-1 血流动力学变化模式图

(二) 血管通透性升高

1. 血管通透性升高的机制

微循环血管壁通透性的维持主要依赖于血管内皮细胞的完整性。在炎症过程中血管通透性升高与以下因素有关:①内皮细胞收缩和(或)穿胞作用增强:由于组胺、缓激肽、白细胞三烯等炎症介质与内皮细胞受体结合,引起内皮细胞收缩,可伴随着穿胞作用增强,使血管通透性显著增加。②内皮细胞损伤。严重烧伤或细菌感染可直接损伤内皮细胞,使之坏死脱落,血管通透性显著增加。此外,白细胞黏附于内皮细胞被激活,释放蛋白水解酶和毒性物质,介导内皮细胞损伤。③新生毛细血管内皮细胞连接不健全,因此具有高通透性(图 7-2)。

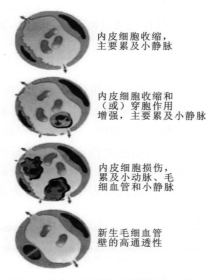

内皮细胞收缩,主要累及小静脉

内皮细胞收缩和(或)穿胞作用增强,主要累及小静脉

内皮细胞损伤,累及小动脉、毛细血管和小静脉

新生毛细血管壁的高通透性

图 7-2　血管通透性升高机制的模式图

2. 液体渗出

渗出液聚集在间质内,称为炎性水肿,聚集于浆膜腔则称为浆膜腔炎性积液。引起炎性水肿的原因有:①血管扩张和血流加速,引起毛细血管流体静压升高;②组织内胶体渗透压升高;③血管壁通透性升高。要注意炎症的渗出液与单纯血管内压力升高引起非炎症的漏出液进行区别(表 7-1)。

表 7-1　渗出液和漏出液鉴别

项　目	渗　出　液	漏　出　液
机制	毛细血管通透性增高	毛细血管通透性正常
原因	炎症	非炎症
蛋白含量	>3%	<2.5%
相对密度	>1.018	<1.015
细胞数	>500/100 mL	<500/100 mL
蛋白质定性试验	阳性	阴性
凝固性	能自凝	不能自凝
透明度	混浊	澄清

3. 渗出液的意义

渗出液具有重要的防御作用：①稀释毒素及有害物质，以减轻对局部组织的损伤；②为炎症区带来营养物质，运走代谢产物；③渗出液含有抗体、补体，有利于消灭病原微生物；④渗出液中的纤维素交织成网，不仅可限制病原微生物扩散，还有利于白细胞发挥表面吞噬作用；⑤渗出液内病原微生物和毒素随淋巴液被带至局部淋巴结，可刺激机体产生体液免疫和细胞免疫。

但是，渗出液也会对机体产生不利的影响。渗出液过多可引起压迫和阻塞，如严重的喉头水肿可引起窒息，大量心包积液可压迫心脏。渗出的纤维素过多，若不能完全吸收，则发生机化，如肺肉质变、胸膜粘连和肠管粘连等。

（三）白细胞渗出与吞噬作用

1. 白细胞渗出

白细胞由血管内通过血管壁游出到血管外的过程，称为白细胞渗出。进入炎症区的白细胞称为炎细胞。炎细胞在炎症区聚集的现象，称为炎细胞浸润（inflammatory cellular infiltration），它是炎症最重要的特征。

白细胞渗出是复杂的连续过程（图 7-3），步骤包括如下。①白细胞边集和滚动：炎症时，由于血流变慢或停滞，白细胞由轴流到达血管的边缘部，称为白细胞边集；随后白细胞与内皮细胞表面的黏附分子不断结合不断分离，白细胞在内皮细胞表面翻滚，称为白细胞滚动。②白细胞黏附：白细胞滚动完成后，白细胞借助于选择素、免疫球蛋白超家族分子和整合蛋白类分子黏附于内皮细胞。③游出：白细胞穿过血管壁进入周围组织过程，称白细胞游出。常发生在毛细血管后小静脉。游出主要由炎症灶产生的化学趋化因子介导。黏附的白细胞在内皮细胞连接处伸出伪足，以阿米巴样运动的形式从内皮细胞缝隙中游出。在炎症的不同阶段，游出的白细胞也不同，在急性炎症和炎症的早期，首先是中性粒细胞游出，48 h 后单核细胞游出。化脓菌感染以中性粒细胞渗出为主，病毒感染以淋巴细胞渗出为主，过敏以嗜酸性粒细胞渗出为主，血管壁受损严重时可有红细胞漏出。④趋化作用：趋化作用（chemotaxis）是指白细胞游出血管后，沿浓度梯度向着化学刺激物做定向移动。能吸引白细胞定向移动的化学刺激物，称为趋化因子。趋化因子具有特异性，不同的炎细胞对趋化因子的反应不同，粒细胞和单核细胞反应明显，而淋巴细胞反应则较弱。最常见的外源性趋化因子如细菌产物，内源性趋化因子如白细胞三烯和细胞因子等。

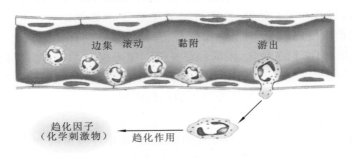

图 7-3 白细胞渗出过程模式图

2. 白细胞在局部的作用

许多趋化因子对白细胞不仅具有趋化作用，还起激活作用。白细胞的激活也可由病原微生物、坏死细胞产物、抗原抗体复合物等引起。激活的白细胞在局部发挥吞噬作用和免疫作用,也可对组织产生损伤作用。

(1)吞噬作用:吞噬作用是指白细胞游出并到达炎症灶,吞噬病原微生物和组织崩解碎片的过程。吞噬细胞主要有中性粒细胞和巨噬细胞。

吞噬过程可分为如下三个阶段(图7-4)。①识别和附着:吞噬细胞表面的调理素受体、清道夫受体和甘露糖受体有识别结合和附着微生物的能力。②吞入:吞噬细胞附着于调理素化的颗粒状物体后便伸出伪足,随着伪足的延伸和相互融合,形成由吞噬细胞细胞膜包围吞噬物的泡状小体,称为吞噬体(phagosome)。吞噬体与初级溶酶体融合,形成吞噬溶酶体(phagolysosome)。③杀灭与降解:进入吞噬溶酶体的细菌可被依赖或非依赖氧的途径杀灭和降解,如过氧化氢(H_2O_2)、次氯酸(HClO)等。微生物被杀死后,在吞噬溶酶体内被酸性水解酶降解。

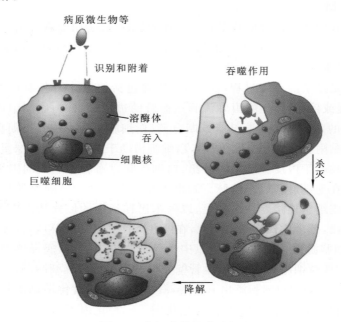

图7-4　白细胞的吞噬过程

(2)免疫作用:发挥免疫作用的细胞主要为单核细胞、淋巴细胞和浆细胞。抗原进入机体后,巨噬细胞将其吞噬和处理,再把抗原呈递给T淋巴细胞和B淋巴细胞,免疫活化的淋巴细胞分别产生淋巴因子和抗体,发挥杀伤病原微生物的作用。

(3)损伤作用:白细胞在趋化、激活和吞噬过程中不仅向吞噬溶酶体内释放产物,而且还将溶酶体酶、活性氧自由基、前列腺素和白细胞三烯等产物释放到间质中,这些产物可引起内皮细胞和组织损伤,加重原始致炎因子的损伤作用。

3. 炎细胞的种类和功能

炎症局部的炎细胞浸润主要来自血液的白细胞,如中性粒细胞、单核细胞、嗜酸性粒细胞及淋巴细胞,还可来自组织内增生的细胞,如巨噬细胞等。

(1)中性粒细胞:中性粒细胞具有活跃的运动能力与较强的吞噬能力,能吞噬细菌、组织坏死碎片等,常见于急性化脓性炎症及炎症早期。中性粒细胞完成吞噬作用后会很快死亡,死亡崩解后释放出各种蛋白水解酶,可溶解坏死组织及纤维素等渗出物。

（2）单核细胞及巨噬细胞：炎症区的巨噬细胞大多数来自血液的单核细胞，也有一部分来自组织内，具有强大的吞噬能力，常出现在急性炎症的后期、慢性炎症、非化脓性炎症（如结核病、伤寒）、病毒性感染等。巨噬细胞在不同情况下，可演化为不同的形态特征：吞噬结核杆菌可演化为上皮样细胞；吞噬脂类物质形成泡沫细胞；吞噬伤寒杆菌、细胞碎片和红细胞演化为伤寒细胞；当遇到体积太大或难以吞噬的物质，它可通过细胞相互融合的方式，形成多核巨细胞（可达几十个甚至上百个核），如结核结节中的郎格汉斯巨细胞和异物肉芽肿内的异物巨细胞。

（3）嗜酸性粒细胞：其运动能力弱，仅可吞噬抗原抗体复合物。嗜酸性粒细胞常见于寄生虫病和某些变态反应性疾病，如哮喘、过敏性鼻炎、药物过敏等。

（4）淋巴细胞和浆细胞：淋巴细胞运动能力弱，无明显趋化性，也无吞噬能力。T淋巴细胞受抗原刺激产生淋巴因子发挥细胞免疫作用。B淋巴细胞受抗原刺激转化为浆细胞，产生、释放各种免疫球蛋白，起体液免疫作用。淋巴细胞和浆细胞常见于慢性炎症。

（5）嗜碱性粒细胞和肥大细胞：血液中的嗜碱性粒细胞，进入到血管周围与结缔组织，形成肥大细胞。细胞质内含有嗜碱性颗粒，当受到炎症刺激时，细胞脱颗粒，释放组胺、5-羟色胺和肝素，引起炎症反应，多见于变态反应性炎症。

三、增生

在致炎因子、组织崩解产物等刺激下，炎症区组织的实质细胞和间质细胞增殖，称为增生（proliferation）。实质细胞和间质细胞的增生与相应的生长因子的作用有关。实质细胞增生，如慢性肝炎时肝细胞的增生；间质细胞增生包括巨噬细胞、血管内皮细胞和成纤维细胞的增生。炎性增生具有限制炎症扩散和修复的作用。

一般说来，急性炎症或炎症的早期，往往渗出性和变质性病变较显著，而慢性炎症或炎症的后期，则增生性病变较突出。

第三节 炎症的局部临床表现和全身反应

一、炎症的局部临床表现

1. 红

炎症早期由于充血，血液内氧合血红蛋白增多，局部呈鲜红色，以后因淤血，血液内脱氧血红蛋白增多，局部呈暗红色。

2. 肿

急性炎症由于局部充血、液体和细胞渗出，导致局部明显肿胀。慢性炎症主要由组织增生引起肿胀。

3. 热

热是由于充血，局部组织分解代谢增强，产热增多所致。

4. 痛

渗出物压迫神经末梢和炎症介质的作用使局部感到疼痛。

5. 功能障碍

由于实质细胞变性、坏死，以及炎症时渗出物的压迫、阻塞及局部疼痛等作用，引起局部脏器的功能障碍。如肝炎时肝细胞变性、坏死引起肝功能障碍,关节炎时的疼痛可限制关节活动等。

二、炎症的全身反应

1. 发热

各种致炎因子均可引起发热,但以病原微生物多见(详见第六章)。

2. 血中白细胞的变化

炎症时,外周血白细胞计数常为增多,特别是细菌感染引起的炎症尤为明显,白细胞计数可达 15000~20000 个/mm³,若高达 40000~100000 个/mm³ 则称为类白血病反应。相对不成熟的杆状核中性粒细胞增多,称为核左移。一般情况下,细菌感染引起中性粒细胞增加;寄生虫感染和过敏反应引起嗜酸性粒细胞增加;一些病毒感染选择性地引起淋巴细胞增多,如腮腺炎、风疹等。但多数病毒、立克次体、原虫感染和极少数细菌(如伤寒杆菌)感染则引起外周血白细胞计数减少,或在患者抵抗力极差及严重感染时,血中白细胞计数可无明显增多,甚至减少,表明预后较差。

3. 单核巨噬细胞系统增生

主要表现为淋巴结、肝、脾肿大。单核巨噬细胞系统内的巨噬细胞增生,吞噬、消化病原微生物能力增强,T 淋巴细胞释放淋巴因子和 B 淋巴细胞形成抗体增加,是机体防御反应的表现。

另外,严重的感染,特别是败血症,可引起全身血管扩张、血浆外渗,有效循环血量减少和心功能下降而发生休克,甚至引起弥散性血管内凝血(DIC)。

第四节 炎症的类型

一、按临床分类

根据炎症发生、发展的经过和持续的时间,临床上大致将炎症分为四个类型(表 7-2),以急性炎症和慢性炎症最常见。

表 7-2 炎症的临床类型及特点

临床类型	病 程	病 理 变 化	常 见 疾 病
超急性炎症	数小时至数天	以变质为主	器官移植引起排异反应、重型肝炎、爆发性脑膜炎等
急性炎症	几天至 1 个月	以变质和渗出为主,增生较轻	急性支气管炎、急性阑尾炎等
亚急性炎症	1 个月至数月	介于急性炎症和慢性炎症之间	亚急性细菌性心内膜炎、亚急性肝炎等
慢性炎症	6 个月至数年	以增生为主,变质和渗出较轻	慢性肝炎、风湿病等

二、按病理变化分类

（一）变质性炎

此类炎症的病理变化以变质为主，渗出和增生轻微，主要发生在肝、肾、脑、心等实质器官，常由重症感染、中毒和变态反应等引起，相应器官有明显功能障碍，如急性重型肝炎、流行性乙型脑炎等。

（二）渗出性炎

此类炎症的病变以渗出为主，伴有不同程度的变质和增生，多为急性炎症。根据渗出物的成分不同，分为浆液性炎、纤维素性炎、化脓性炎和出血性炎。

1. 浆液性炎（serous inflammation）

浆液性炎以浆液渗出为主要特征，渗出物主要是血浆成分，也可由浆膜间皮细胞分泌，含有 3%～5% 的蛋白质，以白蛋白为主，混有少量中性粒细胞和纤维素等，常发生于黏膜、浆膜和疏松结缔组织等处。如皮肤Ⅱ度烧伤形成水疱，心包炎导致心包腔积液（图 7-5）及毒蛇咬伤引起局部水肿等。浆液性炎一般较轻，易于吸收消退，但渗出物过多会影响脏器的功能，甚至产生严重后果，如过敏引起喉头浆液性炎可导致窒息等。少数烈性传染病（如霍乱），可危及生命。

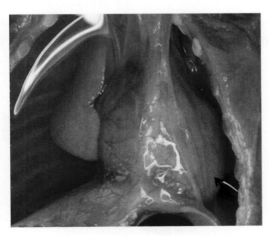

图 7-5　浆液性炎（心包腔积液）

2. 纤维素性炎（fibrinous inflammation）

纤维素性炎以纤维蛋白原渗出为主，继而形成纤维素（纤维蛋白），是由细菌毒素或各种内、外源性毒素（如尿素、汞）导致血管壁严重损伤、通透性明显增高的结果。纤维素性炎常发生于黏膜、浆膜和肺。发生于黏膜者，渗出的纤维素、坏死组织和白细胞共同在黏膜表面形成假（伪）膜，故又称为假（伪）膜性炎（图 7-6），如白喉、细菌性痢疾。发生于浆膜的纤维素性炎可引起体腔粘连，如心包膜的纤维素性炎，由于心脏跳动在心脏表面形成许多绒毛状物，称为"绒毛心"（图 7-5）。发生于肺的纤维素性炎常见于大叶性肺炎。

3. 化脓性炎（suppurative or purulent inflammation）

化脓性炎以中性粒细胞渗出为主，伴有不同程度的组织坏死和脓液形成为其特点，多由化脓菌（如葡萄球菌、链球菌、大肠埃希菌等）感染所致。变性、坏死的中性粒细胞称为脓

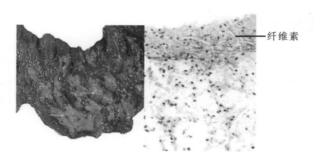

图 7-6　假膜性炎(细菌性痢疾)

细胞。中性粒细胞死亡崩解释放的酶溶解坏死组织,使之液化称为化脓。脓液中含脓细胞、细菌、坏死组织碎片和少量浆液。葡萄球菌感染,脓液浓稠呈黄色;链球菌感染脓液稀薄。根据化脓性炎症原因和部位的不同,其可分为以下几类。

(1)表面化脓和积脓:发生在黏膜、浆膜、脑膜等部位的化脓性炎症。如化脓性支气管炎、化脓性尿道炎,中性粒细胞向黏膜表面渗出,可通过支气管、尿道等自然管道排出体外。当化脓性炎发生在浆膜、胆囊、输卵管时,脓液则在腔内积存,称为积脓。

(2)蜂窝织炎(phlegmonous inflammation):疏松结缔组织的弥漫性化脓性炎,常发生在皮肤、肌肉和阑尾(图 7-7)。蜂窝织炎主要由溶血性链球菌感染引起,其能产生大量透明质酸酶和链激酶,降解结缔组织基质中的透明质酸和溶解纤维素,故细菌易通过结缔组织间隙和淋巴管扩散,表现为组织内大量中性粒细胞弥漫性浸润,严重者可侵入血液出现脓毒败血症。

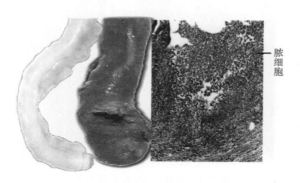

图 7-7　蜂窝织炎(化脓性阑尾炎)

(3)脓肿(abscess):局限性化脓性炎症,其主要特征是组织溶解坏死,形成充满脓液的腔(图 7-8)。脓肿可发生于皮下和内脏,常由金黄色葡萄球菌感染引起,其产生的细菌毒素引起局部组织坏死,继而大量浸润的中性粒细胞崩解释放出蛋白溶解酶,使坏死组织液化形成含有脓液的腔。同时金黄色葡萄球菌能产生血浆凝固酶,使纤维蛋白原转变成纤维素,因而炎症较为局限。小脓肿可吸收、消散,较大的脓肿由于脓液过多,吸收困难,常需切开或穿刺排脓,甚至可形成溃疡、窦道和瘘管。

疖(furuncle)是单个毛囊、所属皮脂腺及其周围组织的脓肿。疖中心部分液化,脓液可在毛囊处破出。痈(carbuncle)是由多个疖融合而成的。在皮下及筋膜组织中可形成许多相互沟通的脓肿,必须及时切开引流排脓。

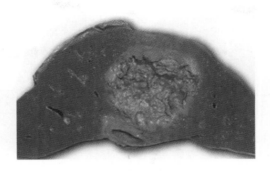

图 7-8 脓肿(肝脓肿)

4. 出血性炎(hemorrhagic inflammation)

出血性炎以大量红细胞渗出为主。其主要原因是血管严重损伤。严格来说,出血性炎不是一种独立的炎症类型,常与其他类型的炎症混合出现,如浆液出血性炎、纤维素出血性炎和化脓性出血性炎等,常见于钩端螺旋体病、流行性出血热和鼠疫等传染病。

知识链接

卡 他 性 炎

卡他性炎(catarrhal inflammation)是指黏膜轻度渗出性炎症,卡他(catarrh)是希腊语"向下流"的意思。根据渗出物成分不同将其分为浆液性卡他性炎、黏液性卡他性炎和脓性卡他性炎。例如,感冒引起鼻炎可先后表现为浆液性卡他性炎、黏液性卡他性炎和脓性卡他性炎。

(三)增生性炎

此类炎症的病变以增生为主,多见于慢性炎症,表现为一般慢性炎症和肉芽肿性炎,但少数急性炎症以增生为主,如伤寒、急性肾小球肾炎。

1. 一般慢性炎症

其病变特点是常有明显的纤维结缔组织、血管及上皮细胞、腺体和实质细胞的增生,并有淋巴细胞、浆细胞和单核细胞浸润。慢性炎症时由于肉芽组织增生常伴有瘢痕形成,无特殊的形态表现。慢性扁桃体炎、慢性淋巴结炎时扁桃体和淋巴结肿大,慢性胆囊炎时胆囊壁增厚,慢性输卵管炎时输卵管腔狭窄导致不孕症等。

有的一般慢性炎症可形成局部肿块,表现为炎性息肉或炎性假瘤。

(1)炎性息肉(inflammatory polyp):致炎因子长期刺激,局部黏膜上皮和腺体及肉芽组织增生而形成向黏膜表面突出的带蒂肿块,如子宫颈息肉(图 7-9)、鼻息肉、结肠息肉等。

(2)炎性假瘤(inflammatory pseudotumor):局部组织的炎性增生而形成的一个界限清楚的肿瘤样肿块,常发生于眼眶和肺,其本质是炎性增生,临床上应注意与肿瘤相区别。

2. 肉芽肿性炎

肉芽肿是由巨噬细胞及其演化细胞构成的,呈局限性浸润、增生,形成界限清楚的结节性病灶,病灶较小,直径一般为 0.5~2 mm。以肉芽肿形成为基本特征的炎症称为肉芽肿

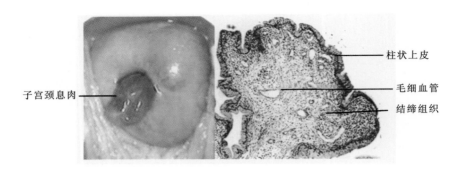

图 7-9　子宫颈息肉

性炎(granulomatous inflammation)。肉芽肿的主要细胞成分是上皮样细胞和多核巨细胞。

　　慢性肉芽肿性炎的常见原因有:①病原微生物感染,如结核杆菌、麻风杆菌、梅毒螺旋体、寄生虫等;②外源性或内源性异物,如手术缝线、粉尘、滑石粉和尿酸盐及脂类物质等;③原因不明,如结节病。根据致病因子不同可分为感染性肉芽肿和异物性肉芽肿。

　　(1)感染性肉芽肿:由病原微生物如结核杆菌、伤寒杆菌、麻风杆菌、梅毒螺旋体和寄生虫等引起,形成具有特殊结构的巨噬细胞结节。例如,结核性肉芽肿(结核结节)中央为干酪样坏死,周围为放射状排列上皮样细胞,朗格汉斯巨细胞(Langerhans giant cell)掺杂于其中,外围可见淋巴细胞和成纤维细胞(图 7-10);伤寒肉芽肿(伤寒小结)由以巨噬细胞演化成的伤寒细胞组成;风湿性肉芽肿中心为纤维素样坏死,周围可见大量的风湿细胞,外围由少量纤维细胞、淋巴细胞构成。

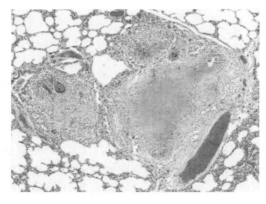

图 7-10　结核性肉芽肿

　　(2)异物性肉芽肿:由手术缝线、粉尘、滑石粉等异物引起,病变以异物为中心,围以数量不等的巨噬细胞、异物巨细胞、成纤维细胞和淋巴细胞等,形成结节状病灶(图 7-11)。

　　肉芽肿性炎多为慢性炎症,急性炎症很少,如伤寒。但与一般慢性炎症不同,因其引起的原因不同,增生的细胞形态及其排列形式各有其相对的特殊性。根据这些相对特殊的形态特点,有助于作出病因学诊断。如见到典型的结核性肉芽肿的形态结构,则可诊断为结核病。

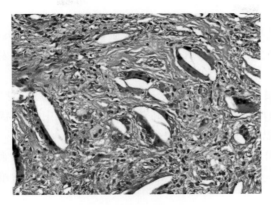

图 7-11 异物性肉芽肿

第五节 炎症的结局

一、痊愈

在炎症过程中病因被消除,若少量的炎区坏死组织及渗出物被溶解吸收,通过周围健康细胞的完全性再生,可以完全恢复原来的组织结构和功能,称为完全痊愈。若坏死灶较大和(或)渗出物较多,则通过不完全性再生,局部留有瘢痕,不能完全恢复其正常的组织结构和功能,称为不完全痊愈。

二、迁延不愈或转为慢性

致炎因子不能在短时间内清除,持续损伤组织可造成炎症迁延不愈,由急性炎症转为慢性炎症,病情可时轻时重,如急性病毒性肝炎转变为慢性迁延性肝炎。

三、蔓延扩散

在患者机体抵抗力差、病原微生物数量多、毒力强的情况下,炎症沿组织间隙或脉管系统向周围组织或全身组织、器官扩散。

1. 局部蔓延

炎症局部的病原微生物经组织间隙或自然管道向周围组织和器官蔓延扩散。如肺结核经支气管扩散,引起肺其他部位新的结核病灶;幼儿上呼吸道感染可蔓延引起支气管肺炎等。炎症局部蔓延可形成糜烂、溃疡、瘘管和窦道。

2. 淋巴道扩散

病原微生物侵入淋巴管,引起淋巴管炎和局部淋巴结炎。如足部感染灶和肿大的腹股沟淋巴结之间出现红线,即淋巴管炎;肺结核扩散引起肺门淋巴结结核等。

3. 血道扩散

病原微生物及其毒素可直接或通过淋巴管侵入血循环,可引起菌血症、毒血症、败血症、脓毒败血症,严重者可危及生命。

(1)菌血症:细菌由局部病灶入血,血液中可查到细菌,但无全身中毒症状的表现,称为菌血症(bacteremia)。

(2) 毒血症:细菌毒素及代谢产物被吸收入血,称为毒血症(toxemia)。临床上可出现高热、寒战等全身中毒症状,常有实质器官的变性、坏死,严重者可发生中毒性休克。血培养见不到细菌。

(3) 败血症:细菌侵入血液后,大量繁殖并产生毒素,引起全身中毒症状和病理变化,称为败血症(septicemia)。临床表现除有高热、寒战等全身中毒症状外,还有皮肤、黏膜多发性出血斑点,脾和淋巴结肿大等。血中可培养出病原菌。

(4) 脓毒败血症:由化脓菌引起败血症可进一步发展为脓毒败血症(pyemia)。除败血症的表现外,可在全身一些脏器中(如肝、肺、脑、肾等)出现多发性细菌栓塞性脓肿或称转移性脓肿。

能力检测

1. 名词解释:炎症、感染、假膜性炎、绒毛心、脓肿、蜂窝织炎、炎性息肉、炎性假瘤。
2. 简述炎症的病因。
3. 炎症的局部临床表现有哪些? 其病理学基础是什么?
4. 临床上如何根据白细胞的数目和种类判断病变的原因?
5. 简述渗出液和漏出液的区别。
6. 简述浆液性炎、纤维素性炎、假膜性炎、脓肿、蜂窝织炎、脓肿和一般慢性炎的病理特点。

(周洁)

参考文献

[1] 李玉林. 病理学[M]. 北京:人民卫生出版社,2008.

[2] 丁运良. 病理学[M]. 北京:人民卫生出版社,2010.

[3] 丁运良. 病理学[M]. 北京:中国科学技术出版社,2010.

[4] 陈命家. 病理学[M]. 北京:人民卫生出版社,2003.

[5] 唐忠辉,许娟娟. 病理学[M]. 北京:北京大学医学出版社,2010.

[6] 王斌,陈命家. 病理学与病理生理学[M]. 6版. 北京:人民卫生出版社,2010.

第八章

肿　瘤

📖 **学习目标**

　　掌握：肿瘤的异型性；肿瘤生长与其扩散方式；良性肿瘤与恶性肿瘤的区别；肿瘤命名的原则；癌与肉瘤的区别；肿瘤、癌前病变、上皮内瘤变、原位癌的概念。

　　熟悉：肿瘤的组织结构及形态特征；肿瘤对机体的影响；肿瘤的分级与分期；肿瘤的防治原则与护理原则。

　　了解：肿瘤的代谢特点；肿瘤的分类方法；常见肿瘤及肿瘤病因与发病机制；常见肿瘤类型。

　　肿瘤（tumor，neoplasm）是一种常见病、多发病，其中恶性肿瘤是目前危害人类健康最严重的疾病之一。肿瘤的病因学、发病学及其防治，是全世界医学科学研究的重要课题。

知识链接

世界癌症日

　　每年的 2 月 4 日是国际抗癌联盟发起的世界癌症日。癌症是全世界首要的死因之一，据世界卫生组织估计，如不进行干预，2005 年至 2015 年期间将有 8400 万人死于癌症。预测到 2020 年随着世界人口达到 80 亿，将有 2000 万新发癌症病例，死亡人数将达 1200 万，大部分集中于发展中国家。据《2009 年中国卫生统计年鉴》资料：2008 年全国居民因恶性肿瘤死亡居死因第一位，其中城市居民的死亡率为 153.6/10 万，农村居民的死亡率为 189.81/10 万。2004 年至 2005 年期间我国前十位恶性肿瘤的死亡率为 134.8/10 万，依次是肺癌、肝癌、胃癌、食管癌、结直肠癌、白血病、脑瘤、女性乳腺癌、胰腺癌、骨癌。

第一节　肿瘤的概念

　　肿瘤是机体在各种致瘤因素作用下，局部组织的某一个细胞生长调控发生严重紊乱，导致异常增殖而形成的新生物。肿瘤性增殖常表现为局部肿块，但某些肿瘤性疾病，如白血病,并不一定形成局部肿块;另一方面,临床上表现为"肿块"者也并非都是真正的肿瘤。

肿瘤细胞的克隆性异常增生与正常组织在生理状态下的增生,以及在炎症、修复等病理状态下的增生(非肿瘤性增生或反应性增生)有本质不同。肿瘤性增生一般是单克隆性的(肿瘤是由发生了肿瘤性转化的单个细胞反复分裂繁殖产生的子代细胞组成的);肿瘤细胞不同程度地失去了分化、成熟的能力,其形态、代谢和功能均有异常;肿瘤性增生与机体不协调,对机体有害;肿瘤细胞生长旺盛,失去控制,具有相对的自主性,即使引起肿瘤性增生的初始因素已消除,仍然继续生长。肿瘤细胞已在基因水平发生了异常,并可将这些异常的生物学特性传给子代细胞。非肿瘤性增生一般是多克隆性的,通常符合机体需要的生物学过程,增生的细胞或组织能够分化、成熟,具有正常的形态、代谢和功能;非肿瘤性增生有一定的限度,增生原因一旦消除后就不再继续。

第二节　肿瘤的特征

一、肿瘤的大体形态

肉眼观察时,应注意肿瘤的数目、大小、形状、颜色和质地等,并在一定的程度上可有助于判断肿瘤的类型、肿瘤的良性或恶性。

1. 形状

肿瘤的形状与其发生部位、组织来源、生长方式和肿瘤的良性或恶性有密切关系。肿瘤形状多种多样,有乳头状、菜花状、绒毛状、蕈状、息肉状、结节状、分叶状、浸润性包块状、弥漫性肥厚状、溃疡状和囊状等(图 8-1)。

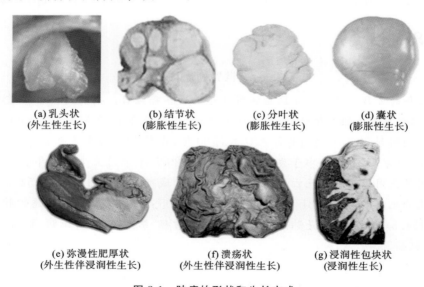

| (a) 乳头状 | (b) 结节状 | (c) 分叶状 | (d) 囊状 |
| (外生性生长) | (膨胀性生长) | (膨胀性生长) | (膨胀性生长) |

| (e) 弥漫性肥厚状 | (f) 溃疡状 | (g) 浸润性包块状 |
| (外生性伴浸润性生长) | (外生性伴浸润性生长) | (浸润性生长) |

图 8-1　肿瘤的形状和生长方式

2. 大小

肿瘤大小差别很大,小者极小,需在显微镜下才能发现,如原位癌、甲状腺微小癌等;大者可重达数千克乃至数十千克。肿瘤的大小与良性或恶性肿瘤、生长时间和发生部位有关。生长于体表或大的体腔(如腹腔)内的肿瘤,生长空间充裕,可长得很大;生长于密闭的狭小腔道(如颅腔、椎管)内的肿瘤,生长受限,则一般较小。良性肿瘤虽生长缓慢,但生长时间较长时,可长得很大。恶性肿瘤生长迅速,可很快引起转移和患者死亡,一般不会长得很大。

3. 颜色

良性肿瘤的颜色一般接近其来源的正常组织,如血管瘤呈红色,脂肪瘤呈黄色。恶性肿瘤的切面一般呈灰白色或灰红色,但可因肿瘤组织的含血量、是否含有色素,以及肿瘤有无继发变性、坏死、出血等呈现不同的颜色,如黑色素瘤多呈黑色等。

4. 硬度

与肿瘤的类型、肿瘤的实质和间质比例以及有无变性、坏死等有关。如骨瘤质地硬,脂肪瘤质地软;实质多于间质的肿瘤一般较软,反之则较硬;瘤组织发生坏死时变软,有钙质沉积(钙化)或骨质形成(骨化)时则变硬。

5. 数目

肿瘤一般是单发,数目通常为一个(单发性肿瘤),但也有某些患者同时或先后发生多个原发性肿瘤(多发性肿瘤),如多发性的子宫平滑肌瘤、神经纤维瘤等。临床检查和治疗时应避免仅注意明显的肿瘤,而忽略了多发性肿瘤。

6. 肿瘤的包膜

通常良性肿瘤有完整的包膜,与周围组织界限清楚;而恶性肿瘤一般无包膜,与周围组织界限不清。

二、肿瘤的组织结构

肿瘤的组织结构分为实质和间质两部分(图 8-2),它是肿瘤组织病理学诊断的基础。

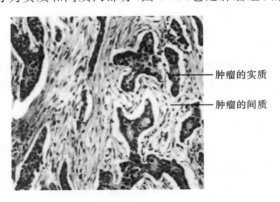

肿瘤的实质
肿瘤的间质

图 8-2 肿瘤的实质和间质(乳腺癌)

肿瘤细胞构成肿瘤的实质,是肿瘤的主要成分。肿瘤细胞的形态特点是判断肿瘤的分化方向、进行肿瘤组织学分类的主要依据。肿瘤间质一般由结缔组织和血管组成,有时还有淋巴管,起着支持和营养肿瘤实质的作用。肿瘤细胞可刺激血管生成,间质血管的多少对肿瘤的生长快慢起着决定性作用。此外,肿瘤间质内还常可见淋巴细胞浸润,是机体对肿瘤组织的免疫反应。一般来说,肿瘤间质中有丰富的淋巴细胞反应的患者预后较好。

（一）肿瘤的分化

分化(differentiation)是指组织细胞由幼稚发育到成熟的过程。肿瘤的分化是指肿瘤组织在形态和功能上表现出与其来源正常组织的相似之处。相似的程度称为肿瘤的分化程度。如某个肿瘤的形态与平滑肌组织相似,提示这个肿瘤是向平滑肌组织分化的。如果肿瘤的组织形态和功能接近正常组织,说明其分化程度高或分化好;如果相似性小,则说明其分化程度低或分化差。如果一个肿瘤缺乏与正常组织相似之处,由未分化细胞构成,称为未分化肿瘤,未分化肿瘤几乎都是高度恶性肿瘤。

(二) 肿瘤的异型性

肿瘤组织无论在细胞形态和组织结构上,都与其起源的正常组织有不同程度的差异,这种差异称为异型性(atypia)。异型性是肿瘤组织细胞出现成熟障碍和分化障碍的表现,可表现为细胞异型性和结构异型性。良性肿瘤的细胞异型性较小,与其起源的正常组织相似,分化程度高,但可有不同程度的组织结构异型性;恶性肿瘤的细胞异型性和结构异型性都比较明显,与其起源的正常组织不相似,分化程度低(图8-3)。明显的异型性称为间变,具有间变特征的肿瘤,称为间变性肿瘤,多为高度恶性肿瘤。

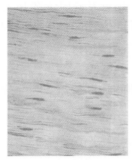 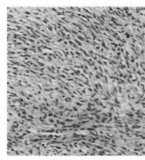 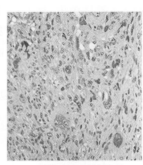

(a) 正常纤维组织　　　(b) 纤维瘤(良性肿瘤)　　　(c) 纤维肉瘤(恶性肿瘤)

图 8-3　正常纤维组织、纤维瘤和纤维肉瘤

1. 肿瘤的结构异型性

肿瘤的结构异型性是指肿瘤组织在空间排列方式上与相应正常组织的差异,主要表现在肿瘤细胞的层次组合、排列方式不规则,与间质的关系紊乱。良恶性肿瘤均可出现结构异型性。

2. 肿瘤的细胞异型性

良性肿瘤的细胞异型性小,而恶性肿瘤的细胞异型性大,表现为以下特点(图8-4)。①肿瘤细胞的多形性:肿瘤细胞的形态及大小不一。恶性肿瘤细胞一般较正常细胞大,可出现多核瘤巨细胞,但少数分化差的肿瘤细胞可较正常细胞小,呈圆形,大小比较一致,如肺小细胞癌。②肿瘤细胞核的多形性:肿瘤细胞核大小、形状及染色不一,并可出现巨核、双核、多核或奇异形的核。肿瘤细胞核体积增大(核肥大),核质比例较正常增大(正常为$1:(4\sim6)$)。由于核内DNA增多,细胞核染色深,染色质呈粗颗粒状,分布不均匀,常堆积在核膜下,使核膜显得增厚,核仁肥大,数目也常增多(可达$3\sim5$个)。核分裂象多见,当出现不对称性、多极性及顿挫性等病理性核分裂象时,对于诊断恶性肿瘤具有重要意义。③肿瘤细胞质的改变:细胞质内由于核蛋白体增多,呈嗜碱性;有些肿瘤细胞可产生异常分泌物或代谢产物,如激素、黏液、糖原、脂质、角蛋白和色素等。

上述肿瘤细胞的形态的变化,特别是细胞核的多形性是恶性肿瘤的重要形态特征,对于区别良性肿瘤和恶性肿瘤有重要意义。

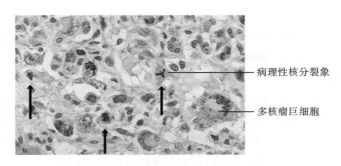

病理性核分裂象

多核瘤巨细胞

图 8-4　肿瘤的细胞异型性和病理性核分裂象

三、肿瘤的生长

（一）肿瘤的生长方式

肿瘤的生长主要有膨胀性生长（expansile growth）、浸润性生长（invasive growth）、外生性生长（exophytic growth）三种方式。

1. 膨胀性生长

膨胀性生长是大多数良性肿瘤的生长方式。由于肿瘤细胞生长缓慢，不侵袭周围正常组织，似吹气球样生长，推开或挤压周围组织。因此，肿瘤常有完整的包膜，与周围组织界限清楚，触诊时肿瘤可以推动，手术易完全摘除，术后不易复发。

2. 浸润性生长

浸润性生长是大多数恶性肿瘤的生长方式。肿瘤细胞侵入周围组织间隙、淋巴管或血管内，似树根长入泥土一样，侵袭和破坏周围组织。因此，肿瘤常无包膜，与周围组织界限不清，触诊时肿瘤固定不活动。手术切除时，切除范围应大于肉眼见到的肿瘤范围，否则术后易复发。

3. 外生性生长

发生在体表、体腔表面及自然管道表面的肿瘤，常在表面生长，形成乳头状、息肉状、蕈状、菜花状肿物。良性、恶性肿瘤均可呈外生性生长，但恶性肿瘤基底部往往呈浸润性生长，其外生性生长部分，由于生长迅速，血液供应不足，易发生坏死、脱落而形成边缘隆起的恶性溃疡。

（二）肿瘤的生长速度

肿瘤的生长速度差异比较大，与其良性、恶性程度有关。通常良性肿瘤生长速度比较慢，病程可持续几年甚至几十年，如其生长速度突然加快，应考虑有恶变的可能。恶性肿瘤生长速度较快，当血管形成及营养供应相对不足时，易发生坏死、出血等继发改变。肿瘤生长速度与肿瘤细胞倍增时间、生长分数、肿瘤细胞的生成和死亡比例等有关。肿瘤细胞倍增时间是指细胞分裂繁殖为两个子代细胞所需时间。生长分数是指肿瘤细胞群体中处于增殖状态的细胞比例。如一个肿瘤处于增殖期细胞较多，就对化学药物治疗敏感性较强。

四、肿瘤的代谢

肿瘤组织比正常组织代谢旺盛，尤以恶性肿瘤更为明显。

1. 核酸代谢

肿瘤组织合成 DNA 和 RNA 的聚合酶活性均较正常组织的高,故核酸合成代谢旺盛,导致 DNA 和 RNA 的含量在恶性肿瘤细胞内均明显增高。

2. 蛋白质代谢

肿瘤组织的蛋白质合成及分解代谢都增强,但合成代谢超过分解代谢,甚至可夺取正常组织的蛋白质分解产物,合成肿瘤本身所需要的蛋白质,结果可使机体处于严重消耗的恶病质(cachexia)状态。肿瘤组织还可以合成肿瘤蛋白,作为肿瘤特异抗原或肿瘤相关抗原,引起机体的免疫反应。有的肿瘤蛋白与胚胎组织有共同的抗原性,也称为肿瘤胚胎性抗原。例如,肝细胞癌甲种胎儿蛋白(AFP)升高,内胚层组织发生的一些恶性肿瘤(如结肠癌、直肠癌等)可产生癌胚抗原(CEA),胃癌可产生胎儿硫糖蛋白等。虽然这些抗原并无肿瘤特异性,也不是肿瘤所专有,但检查这些抗原,并结合其他改变可帮助诊断相应的肿瘤。

3. 酶系统

肿瘤组织酶与正常组织比较只是含量或活性的改变,并非是质的改变。例如,前列腺癌的癌组织中酸性磷酸酶明显增加,在前列腺癌伴有广泛骨转移时,患者血清中的酸性磷酸酶也明显增加;骨肉瘤及肝癌时碱性磷酸酶增加,这不但见于肿瘤组织中,还可见于患者的血清中。这些均有助于临床诊断。

4. 糖代谢

大多数正常组织在有氧时通过糖的有氧分解方式获取能量,只有在缺氧时才进行无氧糖酵解。肿瘤组织即使在氧供应充分的条件下也主要以无氧糖酵解方式获取能量。

五、肿瘤的扩散

具有局部浸润和远处转移的能力是恶性肿瘤最重要的生物学特性,并且是恶性肿瘤导致患者死亡的主要原因。以浸润性方式生长的恶性肿瘤,不仅在原发部位生长,还可向周围直接蔓延和转移。

(一)直接蔓延

直接蔓延是指肿瘤细胞沿着组织间隙、血管、淋巴管或神经束膜浸润,破坏邻近的正常器官或组织,这种现象称为直接蔓延(direct spread)。如肝癌晚期肿瘤细胞可蔓延至横结肠。

(二)转移

转移是指肿瘤细胞从原发部位侵入淋巴管、血管或体腔,迁徙他处继续生长,形成与原发瘤同样类型的肿瘤,这个过程称为转移(metastasis)。转移所形成的肿瘤称为转移瘤或继发瘤。良性肿瘤不转移,一般恶性肿瘤才可能转移。常见的转移途径有以下三种。

1. 淋巴道转移(lymphatic metastasis)

肿瘤细胞侵入淋巴管后,随淋巴液运行首先到达局部淋巴结,再依次累及远端淋巴结,最后可经胸导管进入血液再继发血道转移(图 8-5)。例如,乳腺外上象限发生的癌常首先转移至同侧腋窝淋巴结,形成淋巴结的转移性乳腺癌。肿瘤转移的淋巴结增大,变硬,切面呈灰白色。严重时,肿瘤细胞侵出淋巴结被膜而使多个淋巴结互相融合成团块。

2. 血道转移(hematogenous metastasis)

肿瘤细胞侵入血管后,可随血流到达远处器官继续生长,形成转移瘤。血道转移的途

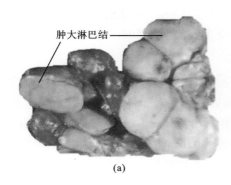

肿大淋巴结

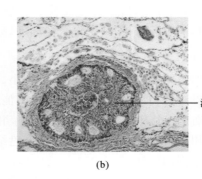

淋巴管内的癌细胞

(a)　　　　　　　　(b)

图 8-5　肿瘤的淋巴道转移

径:①侵入门静脉系统的瘤细胞可转移到肝,如胃癌、肠癌的肝转移;②侵入体循环静脉的瘤细胞可转移到肺,如肝癌可引起肺转移;③侵入肺静脉的瘤细胞可转移至全身各器官,以肾、脑、骨等处多见;④侵入胸、腰、骨盆静脉的瘤细胞,可以经吻合支到达脊椎静脉丛,如前列腺癌可经此途径转移至脊椎进而转移到脑。一般说来,血道转移最常见的转移部位是肺和肝。因此在临床上判断有无血道转移,做肺和肝的影像学检查很有必要。转移瘤形态特点为多个散在分布,界限清楚,多接近器官表面。有时瘤结节中央出血、坏死而下陷,形成"癌脐"。

肿瘤的血道转移部位受原发瘤和血液循环途径影响,但部分肿瘤表现出对器官的亲和性。如乳腺癌常转移至肺、肝、骨、卵巢和肾上腺;肺癌易转移至脑和肾上腺。

3. 种植性转移(implantation metastasis)

体腔内器官的恶性肿瘤蔓延至器官表面时,瘤细胞脱落似播种一样种植在体腔或其他器官的表面,形成多数的转移瘤,称为种植性转移。如胃癌侵犯浆膜后,可种植于大网膜、腹膜及腹腔内器官表面及卵巢等处。浆膜腔的种植转移常伴有血性浆液性积液,体腔积液中可含有不等量的肿瘤细胞。因此,临床上抽取体腔积液做细胞学检查,是诊断恶性肿瘤的重要方法之一。另外,医护人员在工作中(如肿瘤的手术、检查等)要规范操作,防止医源性种植性转移。

六、肿瘤的复发

肿瘤的复发是指恶性肿瘤经手术切除或放疗、化疗等治疗后,获得一段消退期或缓解期后,又重新出现同样类型的肿瘤。肿瘤的复发可在原发部位,也可在其他部位,引起复发的原因主要与手术切除不干净、切口种植、隐性转移灶及肿瘤细胞的多克隆灶等有关。

七、肿瘤的分级与分期

肿瘤的分级(grading)与分期(staging)一般用于恶性肿瘤,对临床医生制订治疗方案和估计预后有重要的参考价值,特别是肿瘤的分期更为重要,但必须结合各种肿瘤的生物学特性以及患者的全身情况综合考虑。一般来说,肿瘤的分级和分期越高,生存率越低。

(一)肿瘤的分级

恶性肿瘤的"分级"是依据恶性肿瘤的分化程度、异型性及核分裂象的数目等对恶性肿瘤进行分级的。常采用三级分级法:Ⅰ级为高分化,属于低度恶性;Ⅱ级为中等分化,属于中度恶性;Ⅲ级为低分化,属于高度恶性。肿瘤的分级是判断肿瘤恶性程度的重要指标。这种分级法虽然简单易行,但缺乏定量的标准,易受主观因素的影响。

(二)肿瘤的分期

肿瘤分期的主要原则是根据原发瘤的大小、浸润的深度和范围、邻近器官的受累情况、局部或远处淋巴结转移情况、有无血源性或其他远处转移等对恶性肿瘤分期。国际上广泛采用 TNM 分期法。临床上用 TNM 三个指标组合划出特定分期。T 是指原发肿瘤,随着肿瘤增大依次用 $T_1 \sim T_4$ 表示;N 是指局部淋巴结转移情况,淋巴结无转移用 N_0 来表示,随着受累程度和范围的增加,依次用 $N_1 \sim N_3$ 表示;M 是指血道转移,无转移者用 M_0 表示,有血道转移者用 M_1 表示。

八、肿瘤对机体的影响

肿瘤因其性质的不同,对机体的影响也不同。早期或很小的肿瘤常无明显的临床表现,有时在患者死亡后进行尸体解剖时才被发现。

良性肿瘤对机体影响相对较小,主要表现为压迫和阻塞症状。其影响的程度主要与其发生的部位和继发变化有关。如突入肠腔的良性肿瘤可引起肠梗阻;颅腔内的良性肿瘤可压迫脑组织或阻塞脑室系统引起颅内高压,出现相应的神经系统症状;子宫黏膜下肌瘤常伴有糜烂或溃疡,引起出血和感染。此外,内分泌腺的良性肿瘤常引起某种激素分泌过多而产生全身影响,如垂体前叶的嗜酸性细胞腺瘤,可分泌大量的生长激素,引起巨人症或肢端肥大症。

恶性肿瘤浸润破坏组织、器官的结构和功能,并可发生转移,因而对机体影响严重。除引起与上述良性肿瘤相似的局部压迫和阻塞、继发出血和坏死等症状外,肿瘤组织侵袭、压迫周围神经,可引起严重的顽固性疼痛。贫血、发热、体重下降、夜汗、感染和恶病质等全身症状常见于晚期恶性肿瘤患者。其中发热、体重下降、夜汗在临床上称为体质性症状,一旦出现提示预后不良。恶病质(cachexia)是指大多数恶性肿瘤患者在晚期出现进行性的消瘦、贫血、乏力、食欲低下及全身衰竭等综合性的临床表现。

此外,肿瘤的产物(如异位激素)、异常免疫反应(如交叉免疫反应)或其他不明原因,可引起内分泌、神经、消化、造血、骨关节、肾脏及皮肤等系统发生病变,出现相应的临床表现。这些表现不是由原发肿瘤或转移灶直接引起,而是通过上述原因间接引起,故称为副肿瘤综合征或肿瘤相关综合征。如一些非内分泌肿瘤,能产生和分泌激素或激素类物质,如肾上腺皮质激素、生长激素、甲状旁腺激素等,引起内分泌紊乱而出现相应临床症状称异位内分泌综合征,以恶性肿瘤居多,如肺癌、肝癌、肾癌等。认识副肿瘤综合征的意义在于它可能是一些隐匿肿瘤的早期表现,对于肿瘤的早期诊断有一定的帮助,其次已确诊的肿瘤患者出现此类症状,应避免将其误认为是由肿瘤转移引起的。

第三节　良性肿瘤与恶性肿瘤的区别

良性肿瘤和恶性肿瘤的生物学特点有明显区别,对机体的影响差别也较大。良性肿瘤一般对机体的危害小,易于治疗,预后好;恶性肿瘤对机体的危害较大,治疗措施复杂,预后较差。如果把恶性肿瘤误诊为良性肿瘤,就会造成治疗的延误或不彻底导致复发和转移;

相反,如果把良性肿瘤误诊为恶性肿瘤,可能导致过度治疗,使患者遭受不应有的痛苦、损害和精神心理负担。因此,区别良性肿瘤与恶性肿瘤(表 8-1),对于肿瘤的正确的诊断和治疗具有重要的意义。

表 8-1 良性肿瘤与恶性肿瘤的区别

项 目	良 性 肿 瘤	恶 性 肿 瘤
分化程度	分化好,异型性小,与原有组织的形态相似	分化差,异型性大,与原有组织的形态差别大
核分裂象	无或少,不见病理性核分裂象	多见,并可见病理性核分裂象
生长速度	缓慢	较快
生长方式	膨胀性和外生性生长,常有包膜形成,与周围组织一般界限清楚,通常可推动	浸润性和外生性生长,无包膜,一般与周围组织界限不清楚,通常不能推动
继发性改变	少见	常发生出血、坏死、溃疡等
转移	不转移	可有转移
复发	不复发或很少复发	易复发
对机体影响	较小,主要为局部压迫或阻塞作用	较大,除局部压迫、阻塞作用外,还可破坏原发处和转移处的组织,引起坏死、出血、合并感染,甚至恶病质

必须指出,良性肿瘤与恶性肿瘤之间并无绝对界限,有些肿瘤可以介于两者之间,称为交界性肿瘤,如卵巢交界性浆液性乳头状囊腺瘤和黏液性囊腺瘤等。肿瘤的良性、恶性也不是一成不变的,有些良性肿瘤如不及时治疗,可转变为恶性肿瘤,称为恶性变,如结肠息肉样腺瘤,可恶变为腺癌。恶性肿瘤的恶性程度也不同,有的较早发生转移(如鼻咽癌),有的转移较晚(如子宫体腺癌),有的几乎不发生转移(如皮肤基底细胞癌)。

第四节 肿瘤的命名和分类

一、肿瘤的命名

人体任何组织都可以发生肿瘤,因此肿瘤种类繁多,命名也比较复杂。一般根据其组织来源及生物学行为命名。

(一)肿瘤的一般命名原则

1. 良性肿瘤命名

良性肿瘤在其来源组织名称后加一个"瘤"字。如来源于腺体和导管上皮的良性肿瘤称为腺瘤;来源于脂肪组织的良性肿瘤称为脂肪瘤;来源于腺体和纤维组织的良性肿瘤称为纤维腺瘤。有时结合肿瘤的形态特点命名,如腺瘤呈乳头状生长,称为乳头状腺瘤。

2. 恶性肿瘤命名

(1)上皮组织的恶性肿瘤统称为癌(carcinoma)。命名时在其来源组织名称后加一个"癌"字。如来源于腺上皮组织的恶性肿瘤称为腺癌。有些癌具有一种以上的上皮分化,如肺的"腺鳞癌"同时具有腺癌和鳞状细胞癌成分。未分化癌(undifferentiated carcinoma)是指形态或免疫表型可以确定为癌,但缺乏特定上皮分化特征的癌。

(2) 间叶组织的恶性肿瘤统称为肉瘤(sarcoma)。命名时在间叶组织名称之后加"肉瘤"二字。间叶组织包括纤维组织、脂肪组织、肌肉、脉管、骨、软骨组织等。如骨肉瘤、纤维肉瘤等。未分化肉瘤(undifferentiated sarcoma)是指形态或免疫表型可以确定为肉瘤,但缺乏特定间叶组织分化特征的肉瘤。

癌肉瘤(carcinosarcoma):一个肿瘤中既有癌的成分又有肉瘤的成分,则称为癌肉瘤。

一般人所说的"癌症"(cancer),习惯上常泛指所有的恶性肿瘤,包括癌、肉瘤,但两者的生物学特性、临床表现及病理变化均不相同。区别癌与肉瘤(表 8-2),对临床诊断和治疗有着重要的作用。

表 8-2　癌与肉瘤的区别

项　　目	癌	肉　瘤
组织来源	上皮组织	间叶组织
发病率、年龄	较常见,发生率约为肉瘤的 9 倍,多发生于 40 岁以上成人	较少见,多发生于青少年
大体特点	切面质地较脆,灰白色,干燥,呈粗颗粒状,常伴有坏死	切面质地较软,灰红色,湿润,细腻似鱼肉状,常伴有出血
组织学特点	癌细胞呈实性条索、团块状结构(癌巢),实质与间质界限清楚,纤维组织常有增生	肉瘤细胞弥漫分布,实质与间质界限不清,间质中有丰富的血管,纤维组织较少
网状纤维染色	癌巢被网状纤维包绕,癌细胞间无网状纤维	肉瘤细胞间有网状纤维
转移	多经淋巴道转移	多经血道转移
免疫组化	细胞角蛋白常为阳性	波纹蛋白常为阳性

(二) 肿瘤命名的特殊情况

(1) 以"母细胞瘤"命名:来源于幼稚组织或细胞的肿瘤,称为"母细胞瘤"。大多数是恶性肿瘤,如视网膜母细胞瘤、神经母细胞瘤、肾母细胞瘤等;少数是良性肿瘤,如骨母细胞瘤。

(2) 肿瘤名称前加"恶性"二字:有些恶性肿瘤成分复杂或习惯沿袭,称为"恶性××瘤",如恶性畸胎瘤、恶性脑膜瘤等。

(3) 以"瘤"或"病"命名的恶性肿瘤:无性细胞瘤(卵巢)、精原细胞瘤(睾丸)、白血病(造血组织的恶性肿瘤)等。

(4) 以人名命名的恶性肿瘤:有的肿瘤以起初描述或研究该肿瘤的学者名字命名,如霍奇金(Hodgkin)淋巴瘤,尤文(Ewing)瘤(骨组织内未分化细胞发生的恶性肿瘤)。

(5) 以肿瘤细胞形态命名:燕麦细胞癌、透明细胞肉瘤等。

(6) 以"瘤病"命名的良性肿瘤:多用于多发性良性肿瘤,如神经纤维瘤病,或在局部广泛弥漫生长的良性肿瘤,如脂肪瘤病和血管瘤病。

二、肿瘤的分类

肿瘤的分类是以其组织起源或分化方向为依据的，分为五大类，每一大类又分为良性和恶性两组。常见肿瘤的分类见表8-3。

表 8-3　常见肿瘤的分类

组织来源		良性肿瘤	恶性肿瘤	好发部位
上皮组织	基底细胞	—	基底细胞癌	头面部皮肤
	鳞状上皮	乳头状瘤	鳞状细胞癌	乳头状瘤见于皮肤、鼻、喉等；鳞状细胞癌见于皮肤、子宫颈、食管、肺、鼻窦和阴茎等
	腺上皮	腺瘤	腺癌	腺瘤多见于乳腺、甲状腺、胃、肠等；腺癌见于胃、肠、乳腺、甲状腺等
		囊腺瘤	囊腺癌	卵巢
		多形性腺瘤	恶性多形性腺瘤	涎腺
	移行上皮	乳头状瘤	移行细胞癌	膀胱、肾盂
间叶组织	纤维组织	纤维瘤	纤维肉瘤	四肢
	纤维组织细胞	纤维组织细胞瘤	恶性纤维组织细胞瘤	四肢
	脂肪组织	脂肪瘤	脂肪肉瘤	脂肪瘤多见于背、肩、颈等皮下组织；脂肪肉瘤多见于下肢和腹膜后深部软组织
	平滑肌组织	平滑肌瘤	平滑肌肉瘤	子宫、胃肠
	横纹肌组织	横纹肌瘤	横纹肌肉瘤	横纹肌肉瘤多见于头颈部、生殖泌尿道及四肢
	血管组织	血管瘤	血管肉瘤	皮肤和皮下组织
	淋巴管组织	淋巴管瘤	淋巴管肉瘤	舌、唇等
	骨组织	骨瘤	骨肉瘤	骨瘤多见于颅骨、长骨；骨肉瘤多见于长骨上、下端，以膝关节上、下端尤为多见
	软骨组织	软骨瘤	软骨肉瘤	软骨瘤多见于手足短骨；软骨肉瘤多见于盆骨、肋骨、股骨、肱骨及肩胛骨等
	滑膜组织	滑膜瘤	滑膜肉瘤	膝、踝、腕、肩和肘等关节附近
	间皮	间皮瘤	恶性间皮瘤	胸膜、腹膜

续表

组织来源		良性肿瘤	恶性肿瘤	好发部位
淋巴造血组织	造血组织	—	白血病	淋巴造血组织
	淋巴组织	—	淋巴瘤	颈部、纵隔、肠系膜和腹膜后淋巴结
神经组织	神经鞘膜组织	神经纤维瘤	神经纤维肉瘤	全身皮肤、四肢、腹膜后神经
	神经鞘组织	神经鞘瘤	恶性神经鞘瘤	头、颈、四肢等处神经
	胶质细胞	胶质细胞瘤	恶性胶质细胞瘤	大脑
	原始神经细胞	—	髓母细胞瘤	小脑
	脑膜组织	脑膜瘤	恶性脑膜瘤	脑膜
	交感神经节	节细胞神经瘤	神经母细胞瘤	前者多见于纵隔和腹膜后；后者多见于肾下腺髓质
其他	黑色素细胞	—	黑色素瘤	皮肤
	胎盘组织	葡萄胎	绒毛膜上皮癌、恶性葡萄胎	子宫
	性索	支持细胞、间质细胞瘤	恶性支持细胞、间质细胞瘤	卵巢、睾丸
	生殖细胞	—	无性细胞瘤	卵巢
			精原细胞瘤	睾丸
			胚胎性癌	卵巢、睾丸
	性腺或胚胎剩件中的全能细胞	畸胎瘤	恶性畸胎瘤	卵巢、睾丸、纵隔和骶尾部

　　肿瘤的恰当分类有助于明确诊断标准,统一诊断术语是病理诊断工作的前提,也是疾病统计、流行病学调查、病因和发病学研究以及对不同机构研究结果比较分析的基本要求。而为了便于统计和分析,特别是为了方便计算机处理,需对疾病进行编码,WHO 国际疾病分类的肿瘤部分对每一种肿瘤性疾病进行编码,用一个四位数字组成主码代表一个特定的肿瘤性疾病,用一条斜线和一个附加的数码代表肿瘤的生物学行为,如肝癌编码 8170/3。

第五节　癌前疾病、异型增生和原位癌

一、癌前疾病

　　癌前疾病(precancerous disease)也称癌前病变(precancerous lesions),是指某些疾病虽不是恶性肿瘤,但具有发展为恶性肿瘤的潜能,患者发生恶性肿瘤的风险增加。但应注意癌前疾病并不是一定会发展为恶性肿瘤。早期发现及时治疗癌前疾病,对降低肿瘤的发病率有着重要的意义。常见的癌前疾病如下。

1. 乳腺纤维囊性病

多见于 40 岁左右的妇女,其发生与内分泌紊乱有关。病变主要为乳腺小叶导管囊性扩张、小叶和上皮细胞增生。如伴有导管内乳头状增生者较易发生癌变。

2. 子宫颈糜烂

子宫颈鳞状上皮破坏,由宫颈管柱状上皮取代,病变处呈粉红色,似上皮黏膜缺损,称为子宫颈糜烂。少数病例可转变为鳞状细胞癌。

3. 黏膜白斑

黏膜上皮局部过度增生和角化,呈白色斑块。病变位置位于口腔、外阴和阴茎等处,长期不愈,可能转变为鳞状细胞癌。

4. 大肠腺瘤

本病可单发或多发。家族性腺瘤性息肉病属于常染色体显性遗传病,几乎均会发生癌变。

5. 慢性萎缩性胃炎与肠上皮化生

慢性萎缩性胃炎,常有肠上皮化生,尤其是肠上皮化生与胃癌的发生有一定的关系。

6. 皮肤慢性溃疡

长期慢性刺激,表皮(鳞状上皮)增生和异型增生,可进一步发展为癌。

7. 慢性溃疡性结肠炎

本病是一种肠道慢性炎症性疾病,反复发生溃疡和黏膜增生,可发展为结肠腺癌。

8. 肝硬化

部分肝硬化,尤其是乙型、丙型肝炎导致的肝硬化,可发生癌变。

二、异型增生

异型增生(dysplasia)是指上皮细胞出现异常增生,增生的细胞呈现一定程度的异型性,但在诊断上还不能确立为癌,过去称非典型增生。多用于上皮的病变,以被覆上皮为例,根据异型性大小和累及的范围,分为三级。轻度为异型性较小,累及上皮全层下 1/3;中度为异型性中等,累及上皮全层下 2/3;重度为异型性较大,累及全层上皮的 2/3 以上。

三、原位癌

原位癌(carcinoma in situ)是指异型增生的细胞在形态和生物学特性上与癌细胞相同,常累及上皮全层,但尚未突破基底膜向下浸润,有时也称上皮内癌。原位癌是一种早期癌,及时发现、诊断并治疗,可防止其继续发展为浸润性癌,可以提高肿瘤的治愈率,延长患者的寿命。

目前较多使用上皮内瘤变(intraepithelial neoplasia,IN)这一概念描述上皮增生从异型增生到原位癌的这一连续过程。将轻度异型增生称为上皮内瘤变Ⅰ级;中度异型增生称为上皮内瘤变Ⅱ级;因重度异型增生和原位癌在实际诊断中难以区分,治疗原则基本一致,故统称为上皮内瘤变Ⅲ级(图 8-6)。

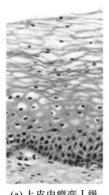
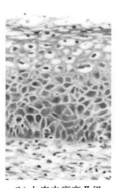
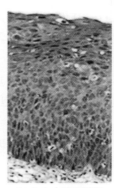
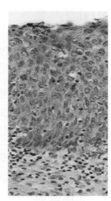

(a)上皮内瘤变Ⅰ级　　　(b)上皮内瘤变Ⅱ级　　　(c)上皮内瘤变Ⅲ级　　　(d)原位癌

图 8-6　上皮内瘤变

第六节　肿瘤的病因和发病机制

一、肿瘤的病因

肿瘤的病因十分复杂,包括环境致癌因素和影响肿瘤发生、发展的内在因素。恶性肿瘤的发生需经过启动和促发两个阶段。可以导致恶性肿瘤发生的物质称为致癌物(carcinogen)。某些物质本身无致癌性,可以增加致癌物的致癌性,这些物质称为促癌物(promoter)。

(一)环境致癌因素

1. 化学致癌因素

目前已确认的对动物有致癌作用的化学物质有 1000 多种,其中部分对人类可能也有致癌作用。多数化学致癌物需在体内(主要是肝)代谢活化后才致癌,称为间接致癌物。少数化学致癌物(如烷化剂和酰化剂)不需在体内代谢转化即可致癌,称为直接致癌物。常见的化学致癌物有以下几类。

(1)多环芳烃化合物:致癌性强的有 3,4-苯并芘、1,2,5,6-双苯并蒽等。该类化合物主要存在于煤烟、烟草燃烧的烟雾、内燃机排放的废气中,这与近年来肺癌发生率增高有关。此外,熏、烤的肉类食品中也含有多环芳烃类化合物,这与某些地区胃癌的发生有关。

(2)芳香胺类化合物:如乙奈胺、联苯胺、4-氨基联苯等化工原料,与橡胶、印染等行业人员的膀胱癌发生率较高有关。

(3)亚硝胺类化合物:这类致癌物具有致癌谱广、致癌性强的特点,可在许多实验动物中诱发各种不同器官的肿瘤,可能引起人胃、肠道癌或其他肿瘤。亚硝酸盐普遍存在于水、腐败的蔬菜及变质的食品中,它们进入机体经胃酸作用后,转变为具有致癌性的亚硝胺类物质。此外,这类物质还可作为肉类食品的防腐剂和着色剂。我国河南省林州市是食管癌的高发区,与食物中的亚硝胺含量高有关。

(4)真菌毒素:黄曲霉毒素广泛存在于霉变的花生、玉米和谷物等食物中,黄曲霉毒素有多种,其中以黄曲霉毒素 B_1 的致癌性最强,乙型肝炎病毒(HBV)感染和黄曲霉毒素 B_1 的协同作用可能是我国肝癌高发地区的重要致肝癌因素。

（5）其他化学致癌物：如环磷酰胺既是抗癌药物，又是免疫抑制剂，临床上将其用于抗肿瘤治疗和抗免疫治疗时，可诱发白血病，应谨慎应用。目前使用的聚氯乙烯与白血病、肺癌、肝血管瘤的发生有关；砷可导致皮肤癌、肝癌；镍、铬可引起鼻咽癌、肺癌等。

2. 物理致癌因素

一些物理因素也可导致肿瘤，如电离辐射，包括 X 射线、γ 射线、亚原子微粒的辐射等。长期接触这些射线易致白血病、皮肤癌等。紫外线长期照射，可以引起皮肤鳞状细胞癌、基底细胞癌和黑色素瘤。临床上常可见到慢性皮肤溃疡导致的皮肤癌；长期接触石棉纤维易致肺癌，表明慢性刺激可促进肿瘤的发生。

3. 生物致癌因素

目前发现与人类肿瘤发生密切相关的 DNA 肿瘤病毒有：人乳头状瘤病毒（HPV）与生殖器肿瘤的发生有关；EB 病毒（人类疱疹病毒）与鼻咽癌、淋巴瘤的发生有关；乙型肝炎病毒（HBV）与肝癌发生有关，研究发现 HBV 感染者肝细胞癌发病率是未感染者的 200 倍。人类 T 细胞白血病/淋巴瘤病毒 I 与人类 T 细胞白血病/淋巴瘤的发生有关。幽门螺杆菌的感染与胃黏膜相关淋巴组织淋巴瘤、胃癌的发生有关。已知日本血吸虫病与结肠癌的发生有关，华支睾吸虫病与胆管细胞性肝癌的发生有关，埃及血吸虫病与膀胱癌的发生有关。

（二）影响肿瘤发生、发展的内在因素

1. 遗传因素

大量流行病学和临床资料显示，5%～10%的人体肿瘤的发生与遗传因素有关。但绝大多数是易感性和倾向性的，与直接遗传有关的只有少数不常见的肿瘤。

（1）常染色体显性遗传的肿瘤：肾母细胞瘤、视网膜母细胞瘤等。

（2）常染色体隐性遗传的肿瘤：着色性干皮病易致皮肤癌；Bloom 综合征（先天性毛细血管扩张性红斑及生长发育障碍）易发生白血病和其他恶性肿瘤。

（3）多因素遗传：乳腺癌、胃肠道癌等，有家族聚集倾向。

2. 免疫因素

机体的抗肿瘤免疫反应主要是细胞免疫，参与杀伤肿瘤细胞。机体免疫能力低下时易患肿瘤，如免疫缺陷病和接受免疫抑制治疗的患者中恶性肿瘤发生率均明显增加。

3. 种族和地理因素

有些肿瘤在不同种族和地区的发病率有明显差别，如鼻咽癌常发于我国广东人；欧美国家乳腺癌的年死亡率较高，约为日本的 5 倍；而日本胃癌的年死亡率比美国的高 7 倍。说明种族和地理因素与肿瘤的发生有一定的相关性。

4. 性别和年龄因素

女性乳腺癌、胆囊癌、甲状腺癌、膀胱癌等的发生率高于男性，而肺癌、食管癌、胃癌、肝癌、结肠癌、鼻咽癌等则以男性多见。年龄对肿瘤的发生也有一定影响。如神经母细胞瘤、肾母细胞瘤、髓母细胞瘤等好发于儿童；骨肉瘤、横纹肌肉瘤好发于青年人；而大部分癌则多发生于老年人。一般说来，肿瘤的发病率随年龄的增大而增加。这种现象是体细胞突变积累的结果。

5. 内分泌因素

在疾病或某种原因引起内分泌失调的情况下，由于激素不平衡，能使某些激素持续作用于敏感组织,可能导致细胞的增殖与癌变。如乳腺癌、子宫平滑肌瘤与机体中雌激素水平增高有关;垂体与甲状腺之间的激素不平衡,多是人类甲状腺癌的一种病因。

6. 心理、社会因素

目前十分重视并强调心理、社会因素在致癌中的作用,有资料表明,心理因素(如精神创伤、情绪抑制、精神紧张等)与肿瘤的发生、发展及预后有一定的关系。心理、社会因素可以通过神经-内分泌-免疫系统的机能紊乱而影响组织的代谢和生长过程,削弱机体的抗肿瘤免疫防御机能,从而为肿瘤的发生、发展提供有利条件。

二、肿瘤的发病机制

肿瘤的发病机制迄今尚未完全阐明,在这方面曾提出了各种各样的学说和假说。近年来随着分子生物学的迅速发展,特别是对癌基因(oncogene)和肿瘤抑制基因的研究,初步揭示了某些肿瘤的病因及其发病机制,并认为,恶性肿瘤的发生是一个长时期的、多因素作用、分阶段的过程。具体内容简述如下。

(一)原癌基因激活

在研究反转录病毒与肿瘤关系过程中发现,反转录病毒基因组中含有某些 RNA 序列,是病毒致瘤或导致细胞恶性转化所必需的,称为病毒癌基因(viral oncogene,vonc)。在后续研究过程中在正常细胞基因组中发现与病毒癌基因十分相似的 DNA 序列,称原癌基因(proto-oncogene),对细胞的生长增殖起促进作用。常见原癌基因有 sis、ErB-B2、ras、abl、myc 等,在正常情况下并不导致肿瘤的发生,但在多种因素的作用下被激活发生异常时,能使细胞发生恶性转化,此时这些基因称细胞癌基因(cellular oncogene,conc)。原癌基因转变为细胞癌基因的过程,称原癌基因激活。激活的方式有点突变、基因扩增、染色体转位。

(二)肿瘤抑制基因的失活

肿瘤抑制基因(tumor suppressor gene)是指存在于细胞基因组内的一类能够抑制肿瘤发生的核苷酸序列,又称抗癌基因(antioncogene)。肿瘤抑制基因的产物能抑制细胞的增长。若肿瘤抑制基因发生结构改变或功能障碍时,正常细胞可转变为肿瘤细胞。常见抑癌基因有 APC、RB、p53、WT-1、p16 等。

(三)凋亡调节基因和 DNA 修复基因的改变

肿瘤生长取决于细胞增殖与细胞死亡比例,凋亡调节基因与肿瘤发生也密切相关。正常细胞内有 DNA 轻微损害时,可通过 DNA 修复基因予以修复,但当 DNA 修复基因功能障碍时,DNA 损伤保留下来在肿瘤发生中起作用。

(四)端粒酶和肿瘤

染色体末端存在称为端粒的 DNA 重复序列,其长度随细胞的每一次复制逐渐缩短。细胞复制一定次数(大约 50 次)后,短缩的端粒可导致染色体相互融合、细胞死亡。而大多数恶性肿瘤细胞含有端粒酶活性,使其端粒不会缩短,导致肿瘤细胞的永生化。

(五)表观遗传调控与肿瘤

肿瘤中常发生的一些关键基因启动区甲基化、组蛋白修饰异常等表观遗传调控的改变与肿瘤发展密切相关。

肿瘤分子生物学、流行病学及遗传学等方面的研究表明,肿瘤的发生是一个非常复杂的多步骤的过程,是多种癌基因和肿瘤抑制基因等参与的事件。肿瘤的发生由致癌物(致癌物是可以引起恶性肿瘤发生的物质)起启动作用,引起癌症发生过程中的始发变化,促癌物(本身无致癌性,但可增强致癌物致癌作用的物质)起促进作用。细胞的完全恶性转化,一般需要多个基因的改变,如数个癌基因的激活和(或)肿瘤抑制基因的失活,以及调节基因等变化。目前,结肠癌的发生过程研究得比较清楚,其发生过程为:从肠上皮增生到癌的演进过程中,发生多步骤的癌基因突变和肿瘤抑制基因失活,这些分子事件与形态学改变有很好的关联(图8-7)。一个细胞要积累这些基因改变,一般需要较长的时间,所以,癌症在年龄较大的人群中发生率较高。

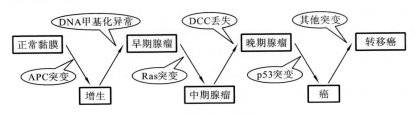

图8-7 结肠癌的多步骤发生模式

综上所述,目前认为恶性肿瘤发生的基本模式如下:致癌因素引起基因损伤,激活癌基因和(或)灭活肿瘤抑制基因,可能还累及凋亡调节基因和(或)DNA修复基因,使细胞呈多克隆性增生,在促进因子的作用下,基因进一步损伤,发展为单克隆性增生,通过演进和异质化,形成具有不同生物学特性的亚克隆,获得无限制生长的能力,并可浸润和发生转移(图8-8)。

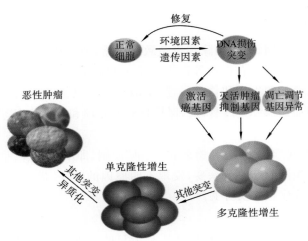

图8-8 恶性肿瘤形成的基本模式

第七节 肿瘤的防治与护理原则

世界卫生组织癌症行动计划

2008年,世界卫生组织启动了慢性病行动计划。目前,癌症行动计划也正在制定中。世界卫生组织、联合国系统其他组织和伙伴在国际癌症预防和控制领域开展合作,以期达到如下目的:强化对癌症预防和控制的政治承诺;产生新的知识以及传播现有知识,以促进采取以证据为基础的癌症控制策略;制订标准和研发工具,为规划和实施预防、及早发现、治疗和关怀干预提供指导;在全球、地区和国家各级促进发展多部门癌症控制伙伴网络;加强国家和地方各级卫生系统;提供技术援助,以便迅速而有效地向发展中国家转让最佳干预做法。

一、肿瘤的防治

世界卫生组织认为40%的癌症是可以预防的,随着科技进步和更多科学证据的发现,有专家认为人类可以预防癌症的比例可提高到70%。但是对于普通人而言,要想正确理解这个数字,首先应该认识到,这里所谓的"可以预防",并不是"绝对不患癌症"那么简单。癌症的预防,一般包括三级预防。

1. 一级预防

一级预防包括:①病因预防,消除和避免致癌因素,改善生活习惯(如戒烟),注意保护环境(避免大气、水源、土壤和农作物等污染),减少和避免与职业性致癌物的接触;②积极开展健康教育,建立科学的生活和饮食习惯,如减少霉变食品的摄入、不吸烟等;③增强机体抗肿瘤的能力,如加强锻炼、合理饮食、保持良好的心理和精神状态等。

2. 二级预防

二级预防是指发病学预防,对肿瘤采取"三早"原则,即早期发现、早期诊断、早期治疗。广泛开展防癌普查,积极治疗癌前病变,发现不明原因的肿块、进行性消瘦、咯血、血尿、便血、阴道不规则出血等症状应及时就诊。

3. 三级预防

三级预防是指以延长生存及提高生活质量为目的而进行积极的综合性、特异性治疗,通过治疗,提高治愈率、生存率和生存质量,减轻痛苦,延长寿命等。

目前国内外普遍认为,对病因尚不十分明确的大部分癌症而言,二级预防最为关键。所以,对于个人而言,定期的专门体检是极其必要的。

二、肿瘤的护理原则

肿瘤已成为一大类常见病和多发病,严重地危害着人类的健康、心理和生命,随着肿瘤研究的不断进展,肿瘤的诊断、治疗和预防等相关内容已构成医学中特殊的重要部分。肿瘤护理是一门多学科的护理专科。做好肿瘤护理需要有良好的肿瘤病理学的基础,只有掌握肿瘤病理学的基本知识,才能有利于指导肿瘤护理,同时也有利于积极开展防癌普查、咨询讲座和科普宣传。加强肿瘤患者的专科护理,对于提高肿瘤患者的治疗质量和生存率十分重要。肿瘤护理工作者除了在外科治疗、化疗、放疗和免疫治疗中起重要作用外,还应加强肿瘤患者心理、社会护理、康复护理、临终关怀等方面的护理。因此,要掌握和了解肿瘤的相关知识,并运用于临床实践,提高肿瘤的诊治和护理水平。

知识链接

临 终 关 怀

癌症进入晚期,患者全身衰竭,各脏器功能相继减退,大多数患者丧失自理能力,同时因巨大的生理、心理折磨而痛苦不堪。如何做好癌症晚期患者的护理关爱以及如何对癌症晚期患者做好临终关怀,是一个沉重的话题。

第八节 常见肿瘤举例

一、上皮组织肿瘤

(一)上皮组织良性肿瘤

1. 乳头状瘤

乳头状瘤(papilloma)好发于皮肤、口腔黏膜、膀胱、阴茎等部位,来源为被覆上皮,乳头状结构向体表或腔面呈外生性生长,形状如菜花状或绒毛状。肿瘤的根部较狭窄,有蒂与正常组织相连。镜下观察:每一个乳头的中央为肿瘤的间质,表面覆有上皮细胞,根据肿瘤的发生部位不同,可分为鳞状上皮、移行上皮和柱状上皮。值得注意的是外耳道、阴茎、膀胱等处的乳头状瘤易发生恶变。

2. 腺瘤

腺瘤(adenoma)是腺上皮的良性肿瘤,多见于甲状腺、乳腺、卵巢、肠和涎腺等。腺瘤可分为以下类型:①囊腺瘤(cystadenoma):由于肿瘤中腺体分泌物的潴留,形成大小不等的单房或多房的囊腔,多见于卵巢。②纤维腺瘤(fibroadenoma):在肿瘤组织中除有腺体增生外,伴有大量的纤维结缔组织增生,多见于乳腺。③多形性腺瘤(pleomorphic adenoma):肿瘤是由腺体、黏液样及软骨样组织等多种成分混合组成,好发于涎腺。④息肉状腺瘤(polypous adenoma):肿瘤组织外生性生长,呈息肉状、乳头状,多见于直肠和结肠(图 8-9)。

(二)上皮组织恶性肿瘤

1. 鳞状细胞癌

鳞状细胞癌(squamous cell carcinoma)简称鳞癌,常发生于有鳞状上皮覆盖的部位,如皮肤、口腔、食管、喉、子宫颈、阴茎等处,也可发生于原无鳞状上皮覆盖但发生了鳞状化生

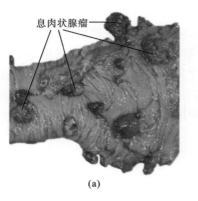

息肉状腺瘤

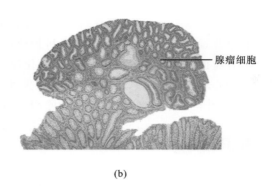

腺瘤细胞

(a)　　　　　　　　　　　　　　　　　(b)

图 8-9　息肉状腺瘤

的部位,如支气管、胆囊、肾盂等。肉眼观察:肿瘤多呈菜花状,也可因坏死脱落而呈溃疡状。镜下观察:癌细胞可呈巢状(癌巢),与间质分界清楚。分化程度高的鳞状细胞癌,癌巢外层的细胞类似基底细胞,中层细胞似棘细胞,可见细胞间桥,中央可见同心圆状的角化物,称为角化珠或癌珠;分化程度低的鳞状细胞癌,角化珠和细胞间桥少见(图 8-10)。

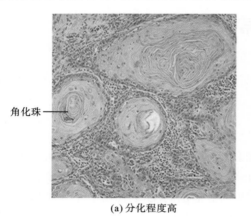

角化珠

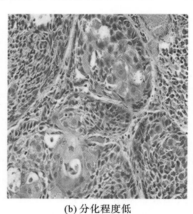

(a)分化程度高　　　　　　　　　　　(b)分化程度低

图 8-10　鳞状细胞癌(肺癌)

2. 基底细胞癌

　　基底细胞癌(basal cell carcinoma)好发于老年人的面部,如眼睑、颊、鼻翼等处,多由该处表皮原始上皮细胞或基底细胞发生。肉眼观察:基底细胞癌常在局部形成溃疡,生长缓慢。镜下观察:癌巢由深染的基底细胞癌细胞构成。此种类型肿瘤很少转移,对放射治疗敏感,是一种低度恶性的肿瘤。

3. 尿路上皮癌

　　尿路上皮癌(transitional cell carcinoma)也称移行上皮细胞癌,来源于膀胱或肾盂等处的尿路上皮,常呈乳头状、多发性,可溃破形成溃疡或广泛浸润深层组织。镜下观察:癌细胞形似移行上皮细胞,呈多层排列,异型性明显(图 8-11)。

4. 腺癌

　　腺癌(adenocarcinoma)来源于腺上皮,好发于胃肠道、肺、乳腺、女性生殖系统等处。肉眼观察:肿瘤常呈结节状、溃疡状、息肉状。镜下观察:分化程度高的可形成大小不等、形

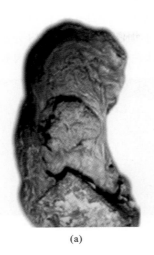
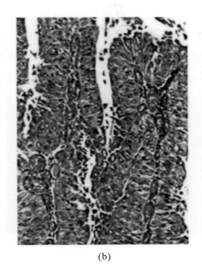

(a)   (b)

图 8-11 尿路上皮癌

态不规则的腺管样结构,称为管状腺癌;分化程度低的则形成实体癌巢,称为实性癌。如果肿瘤的实质少而间质成分多,其质地则硬,称为硬癌;反之,实质成分多而间质少,则其质地软似脑髓,称为髓样癌。一些胃肠道的腺癌可产生大量的黏液,分泌到细胞外,形成黏液湖,癌细胞呈腺管状或条索状,飘浮于黏液湖中,称为黏液癌,肉眼观察呈胶冻状,又称胶样癌。黏液潴留于细胞内,细胞核受压而偏于细胞一侧,癌细胞在外观上似戒指,称为印戒细胞,当印戒细胞构成癌的主要成分时称为印戒细胞癌(图8-12)。

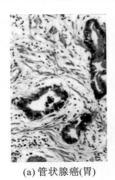
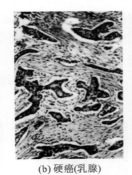
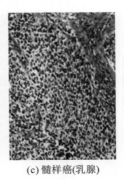
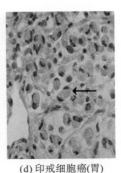

(a) 管状腺癌(胃)   (b) 硬癌(乳腺)   (c) 髓样癌(乳腺)   (d) 印戒细胞癌(胃)

图 8-12 腺癌

5. 各器官的癌

(1) 肺癌(carcinoma of lung):肺癌是严重危害人们身体健康的一种恶性肿瘤。近年来发病率逐年上升,尤以人口密度较高的工业城市更为突出。肺癌多发生于 40 岁以上人群,男性多于女性。肺癌的形态多种多样,根据其形态及发生部位可分为中央型、周围型、弥漫型三种类型,以中央型最为常见(图 8-13)。根据其组织学类型一般分为鳞状细胞癌、腺癌、腺鳞癌、小细胞癌、大细胞癌和肉瘤样癌等六种类型,以鳞状细胞癌发病率最高。小细胞癌又称燕麦细胞癌,起源于支气管黏膜上皮的 Kulchitsky 细胞,具有神经内分泌功能,80%以上的患者为男性,与吸烟密切相关。大细胞癌属于未分化癌,电镜证实其实质为低分化腺或鳞癌,部分呈神经内分泌分化。肺癌的症状与其生长部位、大小、是否蔓延转移

病理学与病理生理学(第2版)

有关。早期症状一般不明显,可有咳嗽、痰中带血、气急或胸痛。癌细胞侵犯胸膜可引起胸腔积液;侵犯纵隔、气管旁淋巴结,压迫上腔静脉可引起上腔静脉综合征;压迫食管引起吞咽困难;压迫颈交感神经引起交感神经麻痹综合征。小细胞癌具有异位内分泌作用,可引起肺外症状,如哮鸣样支气管痉挛、阵发性心动过速、肺性骨关节病、神经肌肉疾病等。

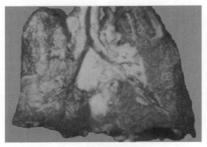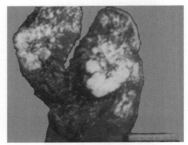

(a) 中央型肺癌　　　　　　　　　　(b) 周围型肺癌

图 8-13　肺癌

肺癌多数为隐匿,早期易被忽略,预后大多不良,因此早期发现、早期诊断和早期治疗尤其重要。对于40岁以上特别是有长期吸烟史,并有咳嗽、咯血、气急、胸痛等症状者,定期进行胸透、痰细胞学检查或纤维支气管镜等检查,对肺癌的早期诊断有很大的价值。

(2) 食管癌(carcinoma of esophagus):食管癌是由食管黏膜上皮或腺体发生的恶性肿瘤。本病有明显的地区性,我国华北及河南地区为高发区。食管癌的发生与环境、饮食习惯等因素有关。食管癌好发于食管中段,其次为食管下段,上段狭窄部最少。肉眼上将食管癌分为早期癌(隐伏型、糜烂型、斑块型、乳头型)和中晚期食管癌(图8-14)两大类。食管癌中90%的是鳞状细胞癌,其次是腺癌,偶见神经内分泌系统来源的小细胞癌和腺棘皮癌。其临床主要表现为不同程度的吞咽困难。晚期逐渐出现恶病质,最后因全身衰竭而死亡。少数患者可死于食管-主动脉瘘引起的大出血。

内镜检查有助于食管癌的早期发现和诊断。近年来,使用食管镜结合细胞学刷片和病理组织学检查已成为确诊食管癌最主要的方法。

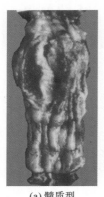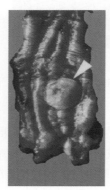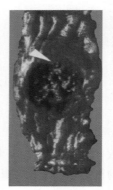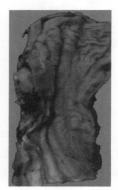

(a) 髓质型　　　(b) 蕈伞型　　　(c) 溃疡型　　　(d) 缩窄型

图 8-14　中晚期食管癌肉眼类型

(3) 胃癌(carcinoma of stomach):胃癌是胃黏膜上皮和腺上皮发生的恶性肿瘤,好发于胃窦部,尤其以胃小弯侧多见,约占75%,其余为胃底贲门部和胃体。根据病变进程分

· 130 ·

为早期胃癌(隆起型、浅表型、凹陷型)和进展期(中晚期)胃癌(图 8-15)两大类。若癌细胞形成大量黏液,癌肿呈半透明胶冻状,则称为胶样癌。胃癌的组织类型主要为腺癌,常见类型有管状腺癌与黏液癌,少数病例也可为腺棘皮癌或鳞状细胞癌。

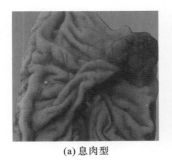 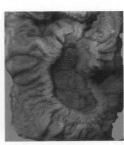 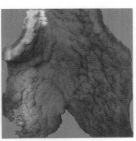

(a) 息肉型　　　　　　　　(b) 溃疡型　　　　　　　　(c) 浸润型(革囊胃)

图 8-15　进展期胃癌肉眼类型

对于 45 岁以上长期症状未缓解的溃疡病患者应高度警惕,有可疑时可做大便隐血试验(OB 试验)检查,若为阳性可做胃镜活检进行确诊,以便早期发现、早期诊断、早期治疗。

(4) 大肠癌(carcinoma of large intestine):大肠癌是大肠黏膜上皮和腺体发生的恶性肿瘤,包括结肠癌和直肠癌,是全世界第三大常见的恶性肿瘤。其好发部位以直肠多见,其余依次为乙状结肠、盲肠和升结肠、横结肠和降结肠。肉眼上将大肠癌分为隆起型(息肉型或蕈伞型)、溃疡型、浸润型、胶样型四种类型。根据组织学类型将大肠癌分为乳头状腺癌、管状腺癌、黏液腺癌或印戒细胞癌、腺鳞癌、鳞状细胞癌。临床上患者常有贫血、消瘦、大便次数增多、黏液血便、腹痛、腹部肿块或肠梗阻等表现,对于以上症状的患者要高度警惕。

(5) 原发性肝癌(primary carcinoma of liver):原发性肝癌是肝细胞或肝内胆管上皮细胞发生的恶性肿瘤。肉眼上将其分为早期肝癌(小肝癌)、中晚期肝癌(巨块型、多结节型、弥漫型)两大类。组织学类型有肝细胞癌、胆管细胞癌、混合细胞型肝癌,以肝细胞癌最为多见。肝癌发病隐匿,早期无临床症状,故临床上发现时多为晚期,死亡率较高。近年来由于广泛应用甲胎蛋白、影像学检查,使早期肝癌的检出率明显提高。

(6) 肾细胞癌(renal cell carcinoma):肾细胞癌来源于肾小管上皮细胞,又称肾腺癌,是最常见的肾恶性肿瘤,约占 85%。肾细胞癌可发生于肾的任何部位,以肾的上极为多见。根据组织学类型将其分为透明细胞癌、乳头状癌、嫌色细胞癌三类。血尿、疼痛及腹部肿块是其最常见的临床症状。

(7) 膀胱癌(carcinoma of bladder):膀胱癌多发生于膀胱侧壁和三角区近输尿管开口处。根据组织学类型将膀胱癌分为移行细胞癌、鳞状细胞癌和腺癌。其中以移行细胞癌最常见,约占 90%。

二、间叶组织肿瘤

(一) 间叶组织良性肿瘤

1. 纤维瘤

纤维瘤(fibroma)来源于纤维组织,好发于躯干及四肢的皮下。肉眼观察:肿瘤呈结节状,有包膜,切面呈灰白色,并可见编织状条纹,质韧。镜下观察:瘤组织内的胶原纤维排列成束,互相编织,纤维间含有细长的纤维细胞。纤维瘤生长缓慢,切除后一般不复发。

2. 脂肪瘤

脂肪瘤(lipoma)最常见于背、肩、颈及四肢近端的皮下组织,多为单发,少数为多发。肉眼观察:肿瘤呈分叶状或结节状,有包膜,切面呈淡黄色,质软,似正常脂肪组织。镜下观察:脂肪瘤由分化好的脂肪细胞构成,有纤维间隔(图 8-16)。脂肪瘤一般无明显症状,手术易切除。

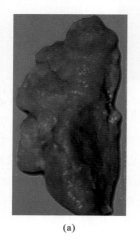 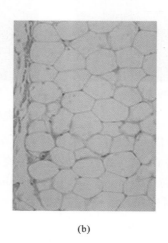

(a)　　　　　　　　　　　　　　(b)

图 8-16　脂肪瘤

3. 血管瘤

血管瘤(hemangioma)常见,多为先天性的,最常见于儿童的头面部皮肤,可随身体发育而长大,成年后即停止发展,甚至可以自然消退。内脏血管以肝脏部位多见。肉眼观察:肿瘤多呈紫红色,无包膜,形态不规则。血管瘤可分为:①毛细血管瘤,由增生的毛细血管和血管内皮细胞组成;②海绵状血管瘤,由形态不规则的、腔大、壁薄的扩张的窦样血管构成;③静脉血管瘤,由壁厚的静脉血管构成。

4. 平滑肌瘤

平滑肌瘤(leiomyoma)来源于平滑肌,最常见于子宫,其次是胃肠道。肉眼观察:肿瘤呈灰白色,结节状,可多发(图 8-17(a))或单发,肿瘤与周围组织分界清楚,切面可见编织状纹理,质地较硬。镜下观察:肿瘤组织由形态一致的梭形平滑肌细胞构成,瘤细胞排列成束状,相互编织,细胞核呈长杆状,两端钝圆,核分裂象少见(图 8-17(b))。

5. 骨瘤

骨瘤(osteoma)多见于颅面骨,一般为单发,肿瘤生长缓慢,常为无痛性的局部隆起。肉眼观察:切面为骨组织,边界清楚,质硬,有骨膜覆盖,基底与骨组织相连,可有宽广基底或带蒂。镜下观察:肿瘤主要是由分化成熟的板层骨和编织骨构成,失去正常骨质的结构和排列方向。

6. 软骨瘤

软骨瘤(chondroma)可分为两种。一种为外生软骨瘤,来源于软骨膜;另一种为内生软骨瘤,发生于骨髓腔内。肉眼观察:肿瘤切面呈淡蓝色或灰白色,半透明,可伴有钙化和骨化,也可发生囊性变。镜下观察:肿瘤组织由分化成熟的透明软骨和软骨基质构成,呈不规

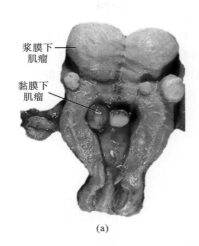
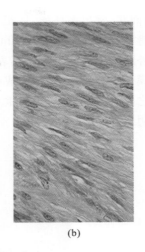

浆膜下肌瘤

黏膜下肌瘤

(a)　　　　　　　　　　　　(b)

图 8-17　多发性子宫平滑肌瘤

则分叶状。发生于盆骨、胸骨、肋骨和四肢长骨的软骨瘤易恶变,而发生于手、足部短骨的软骨瘤不易恶变。

(二)间叶组织恶性肿瘤

1. 纤维肉瘤

纤维肉瘤(fibrosarcoma)主要以四肢皮下组织多见。肉眼观察:切面细腻,呈鱼肉状,为灰白或粉红色,质韧,常伴有出血、坏死。镜下观察:分化程度高者,肉瘤细胞呈梭形,异型性较小,与纤维瘤相似,生长慢;分化程度低者,异型性明显,肿瘤生长迅速,易出现复发和转移。

2. 脂肪肉瘤

脂肪肉瘤(liposarcoma)较常见,好发于 40 岁以上的成人,多见于大腿及腹膜后的软组织深部。肉眼观察:肿瘤呈结节状或分叶状,可呈黏液样或鱼肉样。镜下观察:肿瘤由分化程度不等的脂肪细胞和脂肪母细胞构成,呈小圆形或多形性。依据分化程度将其分为黏液样脂肪肉瘤、圆形细胞型脂肪肉瘤和多形性脂肪肉瘤。后二者恶性程度高,易复发和转移。

3. 横纹肌肉瘤

横纹肌肉瘤(rhabdomyosarcoma,RMS)在儿童中比较常见,好发于头颈部及泌尿生殖道等,偶见于四肢,由分化程度不等的横纹肌母细胞构成。根据肿瘤细胞的分化程度、排列结构和大体特点将其分为胚胎性横纹肌肉瘤、腺泡状横纹肌肉瘤和多形性横纹肌肉瘤。各型横纹肌肉瘤的恶性程度均很高,生长迅速,易早期发生血道转移,预后极差。

4. 平滑肌肉瘤

平滑肌肉瘤(leiomyosarcoma)以中老年人多见,好发于子宫和胃肠道,偶见于腹膜后、肠系膜、大网膜或皮下软组织。肿瘤细胞的凝固性坏死和核分裂象的多少对判断其恶性程度有十分重要的意义。

5. 骨肉瘤

骨肉瘤(osteosarcoma)好发于青少年,男性多见,最常发生于股骨下端、胫骨上端。该肿瘤起源于骨膜中多潜能骨母细胞。肉眼观察:肿瘤常位于长骨干骺端,呈梭形膨大,切面为灰白色,鱼肉状,常出血坏死,侵犯骨皮质。镜下观察:肿瘤由异型性较大的肉瘤细胞及肿瘤样新生骨质构成。临床上 Codman 三角和日光放射状阴影对骨肉瘤的诊断具有特征性。由于骨外膜产生的新生骨使其表面的骨外膜常被掀起,肿瘤的上、下两端的骨皮质和掀起的骨外膜形成三角形隆起,构成在 X 线摄片上所见的 Codman 三角(图 8-18)。在骨外膜和骨皮质之间,可形成与骨表面垂直的放射状反应性新生骨小梁,在 X 线摄片上显示为日光放射状阴影(图 8-18)。

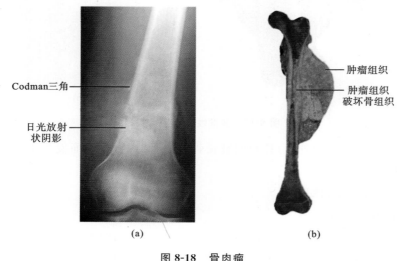

图 8-18　骨肉瘤

三、淋巴造血组织肿瘤

1. 恶性淋巴瘤

恶性淋巴瘤(malignant lymphoma)是指原发于淋巴结和淋巴结外淋巴组织等处的淋巴细胞及其前体细胞的恶性肿瘤,可分为霍奇金淋巴瘤和非霍奇金淋巴瘤两类。

(1)霍奇金淋巴瘤(Hodgkin lymphoma,HL):霍奇金淋巴瘤又称霍奇金病(HD),青少年、男性多见,好发于浅表淋巴结,以颈部和锁骨上最多见(图 8-19)。肉眼观察:受累的淋巴结肿大,相邻的肿大淋巴结彼此粘连、融合,不活动。镜下观察:以多种反应性炎细胞混合浸润为背景,数量不等、形态不一的肿瘤细胞散布其间。肿瘤细胞包括 R-S(Reed-Sternberg)细胞及其变异型细胞,肿瘤细胞中具有诊断价值的是 R-S 细胞。该细胞典型的特点是双核或多核的瘤巨细胞,细胞核大,核膜厚,细胞核内有明显嗜酸性核仁,周围有空晕,最典型的 R-S 细胞的双叶核呈面对面排列,称为镜影细胞(mirror image cell)(图8-19)。组织学上霍奇金淋巴瘤可分为 5 种亚型:结节硬化型、混合细胞型、富于淋巴细胞型、淋巴细胞消减型、结节性淋巴细胞为主型。

(2)非霍奇金淋巴瘤(non-Hodgkin lymphoma,NHL):非霍奇金淋巴瘤好发于 40~60 岁的人群,男性的发病率高于女性,2/3 患者原发于淋巴结,1/3 患者原发于淋巴结外器官或组织,如消化道和呼吸道、肺、皮肤、涎腺、甲状腺和中枢神经系统等。非霍奇金淋巴瘤与霍奇金淋巴瘤的不同之处在于:发病部位的随机性或不定性,肿瘤扩散的不连续性,组织学分类的复杂性和临床表现的多样性。在某些情况下,淋巴瘤和淋巴细胞白血病有重叠,两者为同一疾病的不同发展阶段,形成一个连续的谱系。我国发生在成人淋巴结的非霍奇金

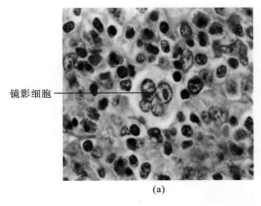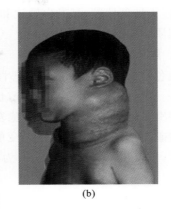

镜影细胞

(a)   (b)

图 8-19　霍奇金淋巴瘤

淋巴瘤主要是弥漫大 B 细胞淋巴瘤；在儿童、青少年中则多是急性淋巴母细胞白血病/淋巴瘤和 Burkitt 淋巴瘤；淋巴结外淋巴瘤主要有黏膜相关淋巴瘤（主要发生在胃肠道、涎腺和肺等）和 NK/T 细胞淋巴瘤（主要累及面部）。

2. 白血病

白血病（leukemia）是骨髓造血干细胞克隆性增生形成的恶性肿瘤，其特征是骨髓内异常的白细胞弥漫性增生取代正常骨髓组织，并进入周围血液浸润肝、脾、淋巴结等全身各组织和器官，造成贫血、出血和感染。在恶性肿瘤发病率中，我国儿童和青少年的白血病发病率最高。

根据白血病细胞的成熟程度和自然病程，将白血病分为急性和慢性两大类。急性白血病的细胞分化停滞在较早阶段，多为原始细胞及早期幼稚细胞，病情发展迅速，自然病程有几个月。慢性白血病的细胞分化停滞在较晚阶段，多为较成熟幼稚细胞和成熟细胞，病情发展缓慢，自然病程为数年。通过对骨髓穿刺和周围血涂片中白细胞质和量变化的观察和分析，即可对白血病进行诊断，并协助临床进行白血病分类和疗效观察。

四、其他肿瘤

1. 畸胎瘤

畸胎瘤（teratoma）来源于性腺或胚胎中的全能细胞，往往含有两个以上胚层的多种多样组织成分，排列结构错乱。畸胎瘤最常发生于卵巢和睾丸，偶可见于骶尾部、纵隔及腹膜后等处，好发于20～30 岁的女性。畸胎瘤可分为：①良性畸胎瘤，好发于卵巢，多为囊性，又称囊性畸胎瘤或皮样囊肿，常呈单房，囊壁呈颗粒状，壁上常有结节突入囊腔，可见于骨质、牙齿、毛发、皮脂。镜下观察：肿瘤由三个胚层的各种成熟组织构成，常见于皮肤、毛囊、汗腺、脂肪、肌肉、骨、软骨、呼吸道上皮、消化道上皮、甲状腺和脑组织等。②恶性畸胎瘤，多为实体性，好发于睾丸。镜下观察：肿瘤主要由分化不成熟的胚胎样组织构成。在与成熟畸胎瘤相似的组织结构背景上，可见未成熟的神经组织组成的原始神经管和菊形团，并常见于未成熟的骨或软骨组织。

2. 视网膜母细胞瘤

视网膜母细胞瘤（retinoblastoma）来源于神经外胚层的视网膜胚基，多见于 3 岁以下的婴幼儿，预后差。肉眼观察：肿瘤呈扁平状或结节状，灰白色，也可呈多灶性或弥漫性增生,易侵入玻璃体腔,易发生钙化和坏死。镜下观察:肿瘤由小圆细胞构成,常只见细胞核而细胞质不明显。

3. 黑色素瘤

黑色素瘤(melanoma)又称恶性黑色素瘤,来源于黑色素细胞,属于高度恶性的肿瘤,预后差。黑色素瘤多发生于皮肤,也可发生于黏膜和内脏。发生于皮肤者以足底、外阴及肛门周围多见,可由黑色素细胞痣发展而来。凡黑色素细胞痣色素加深、体积增大、生长加快或溃破、发炎和出血等都是恶变的象征。恶性黑色素瘤细胞可含黑色素,但有些可以没有色素,免疫组化染色 HMN-45 为阳性可以帮助诊断。

能力检测

1. 名词解释:肿瘤、癌、肉瘤、癌前疾病、上皮内瘤变、原位癌、转移、复发。
2. 试述炎性增生与肿瘤性增生的区别。
3. 试举例说明良性肿瘤和恶性肿瘤如何鉴别。
4. 简述癌与肉瘤的区别。
5. 什么是癌前疾病? 常见的癌前病变有哪些?

(周 洁)

参考文献

[1] 李玉林.病理学[M].北京:人民卫生出版社,2008.

[2] 丁运良.病理学[M].北京:人民卫生出版社,2010.

[3] 丁运良.病理学[M].北京:中国科学技术出版社,2010.

[4] 陈命家.病理学[M].北京:人民卫生出版社,2003.

[5] 唐忠辉,许娟娟.病理学[M].北京:北京大学医学出版社,2010.

[6] 王斌,陈命家.病理学与病理生理学[M].6 版.北京:人民卫生出版社,2010.

第九章

弥散性血管内凝血

📖 **学习目标**

掌握：弥散性血管内凝血（DIC）的概念；DIC 的原因和发病机制；DIC 的临床表现。

熟悉：DIC 的诱发因素；DIC 的分期及其主要特点。

了解：DIC 的护理原则。

弥散性血管内凝血（disseminated intravascular coagulation，DIC）是指在某些致病因子的作用下，大量促凝物质入血，凝血因子和血小板被激活，使凝血酶增多，微循环中形成广泛的微血栓，继而因凝血因子和血小板大量消耗，引起继发性纤维蛋白溶解功能增强，机体出现以止血、凝血功能障碍为特征的病理生理过程。主要临床表现为出血、休克、器官功能障碍和溶血性贫血等危重的临床综合征，病势凶险，死亡率高。

第一节 DIC 的原因和发病机制

一、DIC 的原因

引起 DIC 的原因有很多，最常见的是严重感染性疾病，严重创伤、妇产科疾病、恶性肿瘤等也很常见（表 9-1）。

表 9-1 引起 DIC 的常见原因

类　型	常　见　疾　病
感染性疾病	病毒性肝炎、流行性出血热、病毒性心肌炎等
肿瘤性疾病	消化系统、泌尿生殖系统等恶性肿瘤及白血病等
妇产科疾病	感染流产、死胎滞留、羊水栓塞、胎盘早期剥离等
创伤及手术	严重软组织创伤、挤压综合征、大面积烧伤和大手术等

二、DIC 的发病机制

正常机体存在凝血、抗凝血及纤维蛋白溶解系统，三者保持动态平衡。各种病因通过不同途径激活机体的内源性或外源性凝血系统而引起血液凝固性障碍，导致 DIC 的发生

(图 9-1)。

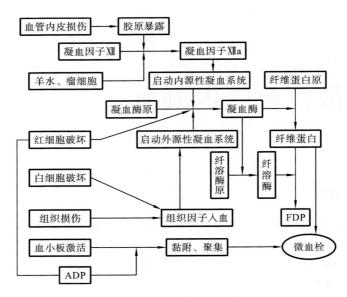

图 9-1 DIC 的发生机制

(一)组织严重损伤

组织因子(凝血因子Ⅲ)在体内分布很广,脑、肺、胎盘和恶性肿瘤组织中含量丰富,在肝、白细胞、大血管的内膜、小血管内皮细胞等组织中也含有组织因子。当这些组织严重损伤时,如严重创伤、挤压综合征、大面积烧伤、外科大手术及产科意外(胎盘早期剥离、子宫内死胎滞留等)、恶性肿瘤(前列腺癌、胃癌等)或实质脏器坏死等,大量组织因子释放入血,启动外源性凝血系统引起 DIC。近年来研究证明,以组织因子为始动的外源性凝血系统的激活,在启动凝血过程中有重要作用。

(二)血管内皮细胞广泛损伤

细菌及其内毒素、病毒、螺旋体、抗原-抗体复合物、持续的缺血和缺氧、酸中毒及高热等均可使血管内皮细胞损伤,其后果是:①受损的血管内皮细胞释放组织因子,启动外源性凝血系统;②血管内皮细胞受损可引起血小板黏附、聚集和释放反应;③血管内皮细胞受损,使带负电荷的胶原纤维暴露,与血液中凝血因子Ⅻ接触后,凝血因子Ⅻ被激活成为凝血因子Ⅻa,启动内源性凝血系统。同时,凝血因子Ⅻa 可使激肽释放酶原转变为激肽释放酶,后者又反过来水解凝血因子Ⅻ,生成具有凝血因子Ⅻa 活性的凝血因子Ⅻf,从而使内源性凝血系统的反应加速。凝血因子Ⅻa 和凝血因子Ⅻf 还可相继激活纤溶酶、激肽和补体系统,从而进一步促进 DIC 发展。

(三)血细胞破坏和血小板被激活

1. 红细胞破坏

当发生异型输血、蚕豆病、恶性疟疾、急性溶血性贫血时,红细胞大量破坏。一方面此时可释放出 ADP(腺苷二磷酸),激活血小板,释放出血小板因子(PF),促进血小板黏附、聚集等,导致凝血;另一方面,急性溶血时,大量红细胞膜磷脂的释放有直接的促凝作用,可促进血凝过程。

2. 白细胞破坏

正常中性粒细胞和单核细胞内含有较丰富的促凝物质。在严重感染或早幼粒细胞性白血病的化疗过程中,可引起这类细胞的大量破坏,释放出大量促凝物质(如凝血因子Ⅲ),启动外源性凝血系统,促进 DIC 发生。

3. 血小板被激活

血小板在 DIC 的发生发展中起着重要作用。内毒素、免疫复合物、凝血酶等皆可激活血小板,促进血小板黏附在受损血管内皮表面,进而相互聚集。血小板聚集后释放多种血小板因子,加速凝血反应。

(四)其他促凝物质入血

某些蛋白酶入血(如急性坏死性胰腺炎时,可有大量胰蛋白酶入血)可促使凝血酶原转变成凝血酶;某些蛇毒能使凝血酶原转变为凝血酶,或使纤维蛋白原转变为纤维蛋白而发生 DIC。

恶性肿瘤血道转移、菌血症、脂肪栓塞及静脉误输中、高分子右旋糖酐等,其中一些大分子物质在血液中可通过表面接触作用激活凝血因子Ⅻ,启动内源性凝血系统而引起 DIC。

第二节　DIC 的诱发因素

除上述原因外,还有很多因素可以诱发 DIC,并影响其进展速度及严重程度。常见的诱因如下。

一、单核吞噬细胞系统功能障碍

单核吞噬细胞系统具有吞噬、清除血液中已活化的凝血因子和其他促凝物质的功能。感染性休克或创伤时,由于该系统大量吞噬细菌、内毒素或坏死组织,使其功能处于"封闭"状态,可促进 DIC 发生。长期大量使用肾上腺糖皮质激素或严重的酮症酸中毒时,单核吞噬细胞系统的功能可被抑制,也可诱发 DIC。

二、严重肝功能障碍

正常肝细胞既能生成也能清除凝血与抗凝物质,这对维持正常的凝血与抗凝机制起着重要作用。肝功能严重障碍时(如肝硬化、急性重型肝炎等),不仅凝血物质(如凝血酶原、纤维蛋白原及凝血因子Ⅴ、Ⅶ、Ⅸ、Ⅹ等)、抗凝物质(如蛋白 C、抗凝血酶Ⅲ等)及纤溶物质(如纤溶酶原)生成不足,而且对活化的凝血因子的灭活减少,容易诱发 DIC。

三、血液呈高凝状态

在某些生理或病理情况下,血液中的凝血因子及血小板含量或活性升高,可同时伴有抗凝血系统活性降低,此现象称为血液的高凝状态。孕妇从妊娠的第 3 周开始,其血液中的血小板和一些凝血因子(如凝血因子Ⅰ、Ⅱ、Ⅴ、Ⅶ、Ⅸ、Ⅹ等)的数量开始逐渐增多,妊娠末期达到最高水平,而抗凝血酶Ⅲ和纤溶酶原激活物却相应减少。同时,来自胎盘的纤溶酶原激活物抑制物也增多,使孕妇血液处于高凝状态,到妊娠末期最为明显。因此,当发生子宫内死胎滞留、胎盘早期剥离、羊水栓塞等产科意外时,因促凝物质释放入血和血液处于高凝状态,较易发生 DIC。

酸中毒可损伤血管内皮细胞,启动内源性凝血系统,引起 DIC 的发生。另一方面,由于血液 pH 值降低,使凝血酶活性升高、肝素的抗凝活性减弱、血小板聚集性加强,也可使血液处于高凝状态,诱发 DIC。

四、微循环障碍

休克等原因导致微循环障碍时,因缺氧、酸中毒而致毛细血管内皮细胞损伤,启动内源性凝血系统。同时血流缓慢、血液浓缩、血液黏度增加,上述因素均有利于 DIC 的发生。低血容量时,由于肝、肾血液灌流量减少,使其清除凝血及纤溶产物的功能降低,也可促进 DIC 的发生。休克患者一旦发生 DIC,微循环障碍将进一步加重。

第三节 DIC 的分期和分型

一、DIC 的分期

按照 DIC 发展过程中血液凝固性变化的特点,DIC 可分为以下三期(表 9-2)。

1. 高凝期

发病初期,因各种病因的作用使血液中凝血因子被激活,凝血酶产生增多,血液处于高凝状态。本期是血管内微血栓大量形成的时期,发生发展快,患者可无明显临床症状,不易察觉。重度 DIC 由于广泛微血栓形成,可出现器官功能障碍。实验室检查:①凝血时间和复钙时间缩短;②血小板黏附性增强。

2. 消耗性低凝期

继高凝期之后,因广泛微血栓的形成消耗了大量的凝血因子和血小板,使血液转入低凝状态,患者可有出血或出血倾向。实验室检查:①凝血时间和复钙时间均延长;②血小板计数减少;③血浆纤维蛋白原含量减少;④出血时间、凝血酶原时间均延长。

3. 继发性纤溶亢进期

凝血酶及凝血因子Ⅻa 等可激活纤溶系统,产生大量纤溶酶,继而使纤维蛋白(原)降解为纤维蛋白(原)降解产物(FDP),由于 FDP 有很强的抗凝作用,所以此期患者出现十分明显的出血现象。实验室检查:①血小板计数、纤维蛋白原和纤溶酶原含量减少或下降;②优球蛋白溶解时间缩短;③凝血酶原时间延长;④血浆鱼精蛋白副凝试验(3P 试验)呈阳性。

表 9-2 DIC 的分期及其特点

分 期	血 液 状 况	临 床 特 点	实 验 室 检 查
高凝期	高凝状态;凝血酶含量升高	微血栓形成;无明显临床症状	凝血时间缩短;血小板黏附性增强
消耗性低凝期	低凝状态	出现程度不等的出血症状	凝血时间延长;出血时间延长;血小板计数减少

续表

分　期	血液状况	临床特点	实验室检查
继发性纤溶亢进期	低凝状态;纤溶酶含量升高,FDP 形成	广泛、严重的出血或出血不止	血小板计数减少、纤维蛋白原含量下降;3P 试验呈阳性

二、DIC 的分型

1. 按 DIC 发生速度分型

(1)急性型:DIC 可在数小时或一两天内发生,常见于各种严重感染(特别是革兰阴性菌感染引起的感染性休克)、异型输血、严重创伤、组织器官移植后的急性排异反应等。临床表现明显,病情迅速恶化,常以休克和出血为主,病死率高。实验室检查显著异常。

(2)亚急性型:DIC 在数天内逐渐形成,常见于恶性肿瘤转移、子宫内死胎滞留等患者。临床表现介于急性型和慢性型之间。

(3)慢性型:常见于恶性肿瘤、自身免疫性疾病、慢性溶血性贫血等。此型病程较长,由于机体有一定的代偿能力,单核吞噬细胞系统的功能也较健全,所以 DIC 的表现不明显,常以某器官功能不全的表现为主,有时仅有实验室检查异常,故临床诊断较困难。此型DIC 多在尸解后做组织病理学检查时才被发现,在一定条件下可转化为急性型。

2. 按机体的代偿情况分型

(1)失代偿型:常见于急性型 DIC,特点是凝血因子和血小板的消耗超过机体的代偿,血小板、纤维蛋白原等凝血因子明显减少,患者常有明显的出血和休克。

(2)代偿型:常见于轻度 DIC,特点是凝血因子和血小板的消耗与机体的代偿基本保持平衡,实验室检查无明显异常,患者无明显出血现象,易被忽视。此型也可转为失代偿型。

(3)过度代偿型:常见于部分慢性型及恢复期 DIC,特点是凝血因子和血小板代偿性生成迅速,甚至超过其消耗,可出现纤维蛋白原等凝血因子暂时性升高,患者出血症状不明显。此型也可转为失代偿型。

第四节　DIC 的病理临床联系

DIC 的发生过程是以血管内凝血因子的激活,凝血酶产生增多为基本变化。因血液处于高凝状态,血管内微血栓大量生成,并消耗大量的凝血因子和血小板,伴有纤溶酶活性增高。其中出血和栓塞是主要的基本病理变化。

一、出血

出血是 DIC 最常见的表现,常在 DIC 的初期就出现。据统计有 85% 以上的 DIC 患者有不同程度的出血。临床表现为皮肤黏膜出血,伤口可渗血不止,注射部位渗血不止甚至呈大片淤斑(图 9-2)。严重者可有胃肠道、肺及泌尿生殖道等内脏器官出血,甚至颅内出血。

DIC 的出血有以下特点:①多部位同时出血且无法用原发性疾病进行解释;②出血常比较突然,可同时伴有 DIC 其他临床表现;③用一般止血药无效。

DIC 时出血的发生机制(图 9-3)如下。

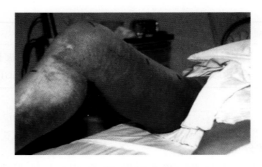

图 9-2　腹主动脉瘤术后 DIC

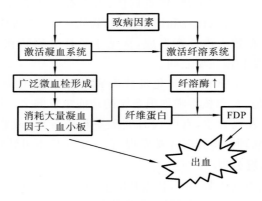

图 9-3　DIC 时出血的发生机制

（1）凝血物质大量消耗：由于广泛微血栓形成，大量凝血因子和血小板被消耗，如果肝脏和骨髓的代偿功能不足以补充所消耗的凝血物质，则血液转入低凝状态而引起出血。

（2）继发性纤溶功能亢进：DIC 后期，由于纤溶系统被激活，致使纤溶酶大量生成。纤溶酶不仅使纤维蛋白降解，而且可水解多种凝血因子，导致凝血过程障碍而引起出血。

（3）纤维蛋白（原）降解产物（FDP）形成：由于继发性纤溶亢进，纤维蛋白（原）在纤溶酶作用下降解形成各种多肽片段，统称为纤维蛋白（原）降解产物（FDP）。FDP 具有强大的抗凝作用，可引起出血。FDP 是 DIC 患者后期发生严重出血的重要因素之一。

二、休克

急性 DIC 常伴有休克，重度及晚期休克又可促进 DIC 的形成，两者互为因果，形成恶性循环。DIC 引起休克的发生机制为（图 9-4）：①广泛微血栓形成，造成回心血量不足；②严重出血导致血容量明显减少；③激肽、补体系统激活和 FDP 增多，具有强烈扩张血管及增加微血管通透性的作用，引起血压下降；④心肌毛细血管内微血栓形成造成心肌缺血，心肌收缩力减弱，心泵功能下降。以上因素使血容量和回心血量减少、血管容量扩大、心泵功能下降，最终引起休克的发生。

三、器官功能障碍

DIC 时，由于广泛微血栓形成，使微循环障碍，引起多器官组织细胞的缺血、缺氧，从而导致多器官功能障碍甚至衰竭。轻者表现为个别脏器功能异常，重者则形成多器官功能衰

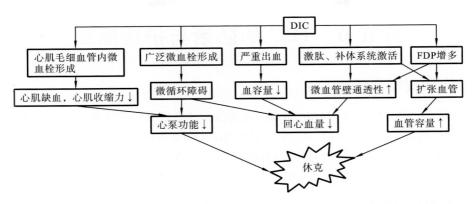

图 9-4　DIC 引起休克的发生机制

竭（MODS），MODS 是 DIC 患者的重要死因。

　　肾是最易受损的器官，由于微血栓形成可发生双侧肾皮质和肾小管坏死，出现少尿或无尿、血尿、蛋白尿和氮质血症等，引起急性肾功能衰竭；肺血管广泛微血栓形成时可出现呼吸困难、肺水肿、肺出血，严重时引起呼吸衰竭；消化系统出现 DIC，可表现为恶心、呕吐、腹泻、消化道出血；心脏发生 DIC，可导致心肌细胞坏死，心肌收缩性减弱，心输出量下降，引起心功能衰竭；肾上腺皮质受累可出现急性肾上腺皮质出血性坏死及急性肾上腺皮质功能衰竭，称为华-弗综合征（Waterhouse-Friderichsen syndrome）；垂体缺血性坏死可出现希恩综合征（Sheehan syndrome），表现为消瘦、乏力、脱发、畏寒、闭经、乳房萎缩等。

四、微血管病性溶血性贫血

　　DIC 时可伴有一种特殊类型的贫血，即微血管病性溶血性贫血（microangiopathic hemolytic anemia）。患者除具有一般溶血性贫血的特点外，外周血涂片中可见一些形态异常的红细胞及红细胞碎片，外形呈盔形、星形、新月形等，称为裂体细胞（schistocyte）（图 9-5）。裂体细胞脆性很大，易发生溶血。由于这种溶血性贫血多因微血管病变所致，故称为微血管病性溶血性贫血。裂体细胞的形成机制：DIC 时，纤维蛋白丝在微血管内形成细网，当血流中的红细胞通过网孔时，可黏附、滞留或挂在纤维蛋白丝上，在血流不断冲击下挤压、切割、破裂形成红细胞碎片（图 9-6）。周围血中裂体细胞大于 2% 对 DIC 有辅助诊断意义。

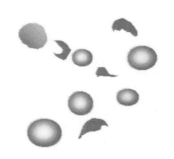

图 9-5　微血管病性溶血性贫血患者
　　　　外周血涂片中的裂体细胞

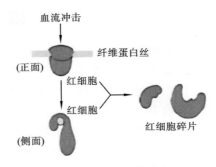

图 9-6　裂体细胞的形成机制

第五节　DIC 的防治与护理原则

一、密切观察病情

在临床工作中对容易发生 DIC 的疾病或情况如感染性或创伤性休克、急性早幼粒细胞性白血病、晚期恶性肿瘤、产科意外、异型输血等,均应密切观察病情,定期测量血压、脉搏和尿量,严密观察患者的皮肤、黏膜或内脏出血情况,如有可疑必须及时做好相关的实验室检查,争取早期诊断并及早治疗。

二、出血的护理

出血是 DIC 最常见、最重要的临床表现,轻者伤口或注射部位渗血,皮肤黏膜出现淤斑,重者可有广泛自发性出血,如呕血、便血等。因此,护理中应尽量减少创伤性检查与治疗。静脉注射时,止血带不宜扎得过紧,争取一针见血,操作后用干棉球压迫穿刺部位 5 min。

知识链接

3P 试验

3P 试验全称为鱼精蛋白副凝试验(plasma protamine paracoagulation test),因英文三个单词的首个字母均为 P,故称为 3P 试验。在继发性纤溶亢进期,患者血浆中存在大量 FDP,其中 X 碎片能与纤维蛋白单体(FM)结合形成可溶性纤维蛋白单体复合物(X-FM),从而阻断了 FM 之间的聚集。当这种血浆在体外试验时加入硫酸鱼精蛋白后,可使 X-FM 解离,游离的 FM 重新发生聚集,血浆自动凝固,形成絮状沉淀物。此种不需要凝血酶的"凝固"现象,称为"副凝"。因此,根据血浆絮状沉淀物的多少,可记作 3P 试验"＋～＋＋＋",表明 X-FM 的多少及继发性纤溶亢进的程度。正常人因无 FDP 的存在,所以 3P 试验是阴性的。

能力检测

1. 名词解释:DIC、微血管病性溶血性贫血。
2. 引起 DIC 的主要病因有哪些?
3. DIC 的起始环节和发生机制是什么?
4. 影响 DIC 发生、发展的因素有哪些?
5. DIC 患者出血的发生机制是什么?
6. DIC 与休克的关系如何? 为什么?
7. 病例分析

患者陈某,女,30 岁。因胎盘早期剥离急诊入院。体格检查:患者昏迷,牙关紧闭,手足强直,眼球结膜有出血斑,身体多处有淤点、淤斑,消化道出血,有血尿,血压 80/50

mmHg(10.64/6.65 kPa),脉搏 93 次/分、脉细数,尿少。

实验室检查(括号内是正常值):血红蛋白 68 g/L(110~150 g/L),红细胞 2.5×10^{12}/L(($3.5 \sim 5.0) \times 10^{12}$/L),外周血见裂体细胞,血小板 82×10^9/L(($100 \sim 300) \times 10^9$/L),纤维蛋白原 1.68 g/L(2~4 g/L),凝血酶原时间 21.5 s(12~14 s),鱼精蛋白副凝试验(3P 试验)为阳性(阴性),尿蛋白+++,红细胞++。4 h 后复查血小板计数为 72×10^9/L,纤维蛋白原为 1.58 g/L。试问:

(1) 该患者发生 DIC 的机制是什么?诱发因素是什么?

(2) 哪些实验室检查和临床表现可确立 DIC 的诊断?

(3) 患者属于 DIC 哪个时期?

(杨少芬 申 力)

参考文献

[1] 步宏.病理学与病理生理学[M].2 版.北京:人民卫生出版社,2006.

[2] 金惠铭.病理生理学[M].6 版.北京.人民卫生出版社,2004.

[3] 唐忠辉,许娟娟.病理学[M].北京:北京大学医学出版社,2010.

[4] 王斌,陈命家.病理学与病理生理学[M].6 版.北京:人民卫生出版社,2010.

第十章

休　克

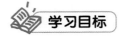 **学习目标**

掌握：休克的概念；休克各期微循环的变化特点、临床表现及其发病机制。
熟悉：休克的病因及分类；休克时机体的功能和代谢的变化。
了解：休克的防治与护理原则。

休克（shock）一词原意震荡或打击。1731 年法国医师 Le Dran 首次将法语"secousseuc"译成英语"shock"并用于医学领域，描述患者因创伤而引起的临床危重状态。1895 年，Waren 对休克时的外部表现进行了详细而生动的描述，把机体受到强烈"打击"后，面色苍白、四肢厥冷、出冷汗、脉搏快而微弱、表情淡漠或神志不清等综合现象称为休克。

对于休克的研究从整体水平到器官水平、组织水平，再到细胞水平、分子水平，人类对于休克的认识，经历了一个由浅入深，从现象到本质的认识过程。

目前认为，休克是指机体在严重失血、失液、感染、创伤等强烈致病因素的作用下，有效循环血量急剧减少，组织血液灌流量严重不足，引起组织细胞缺血、缺氧，各重要生命器官的功能、代谢障碍及结构损伤的病理过程。

第一节　休克的原因和分类

一、休克的原因

（一）失血与失液

1. 失血

大量失血可引起失血性休克（hemorrhagic shock），见于外伤、胃溃疡出血、食管下段静脉丛曲张出血及产后大出血等。休克的发生与否取决于失血量和失血速度。若 15 min 内失血量少于全身总血量的 10% 时，机体可通过代偿调节使血压和组织灌流量保持基本正常；若快速失血量超过总血量的 20%，即可引起休克；若失血量超过总血量的 50%，则往往迅速导致患者死亡。

2. 失液

剧烈呕吐、腹泻、肠梗阻、大汗淋漓等均可导致失液。体液丢失引起有效循环血量的锐减,从而发生失液性休克(dehydrant shock)。

（二）烧伤

大面积烧伤,因伴有血浆大量丢失,可引起有效循环血量的减少,引起烧伤性休克(burn shock)。烧伤性休克的发生早期与疼痛及低血容量有关,晚期可能因继发感染,发展为败血症性休克(septic shock)。

（三）创伤

严重创伤如车祸、严重挤压伤、撞伤、骨折等可导致严重的失血和失液,使有效循环血量减少,加上剧烈的疼痛从而引起创伤性休克(traumatic shock)。

（四）感染

严重感染特别是革兰阴性细菌感染常可引起感染性休克(infectious shock),常伴有毒血症和败血症。由于细菌内毒素在休克发生中起重要作用,故又称内毒素休克(endotoxic shock)。重度感染性休克伴有败血症,故又称败血症性休克。

（五）过敏

给过敏体质的患者注射某些药物(如青霉素)、血清制剂或疫苗时,可引起过敏性休克(anaphylactic shock)。

（六）心脏和大血管病变

大面积急性心肌梗死、急性心肌炎、心包填塞及严重的心律失常等心脏病变,以及心脏压塞、肺栓塞和张力性气胸等妨碍血液回流和心脏射血的心外阻塞性病变,均可导致心输出量明显减少,有效循环血量和灌流量下降,引起心源性休克(cardiogenic shock)和心外阻塞性休克(extracardiac obstructive shock)。

（七）神经刺激

剧烈疼痛、高位脊髓麻醉意外或损伤,可使血管舒张,外周阻力降低,回心血量减少,血压下降,引起神经源性休克(neurogenic shock)。

二、休克的分类

（一）按病因分类

按病因分类,休克可分为失血性休克、失液性休克、感染性休克、过敏性休克、心源性休克、神经源性休克等。

（二）按始动环节分类

尽管导致休克的原因很多,但休克发生的共同基础是通过血容量减少、血管床容积增大和心输出量急剧降低这三个始动环节,使机体有效循环血量减少而引起休克(图10-1)。

1. 低血容量性休克(hypovolemic shock)

由于血容量减少而引起的休克,称为低血容量性休克,多见于失血、失液、烧伤等。大量的体液丧失使血容量急剧减少,静脉回流不足,心输出量减少,血压下降,微循环灌流量减少。

2. 血管源性休克(vasogenic shock)

正常情况下,20%的毛细血管交替开放,80%的毛细血管处于关闭状态,毛细血管网中

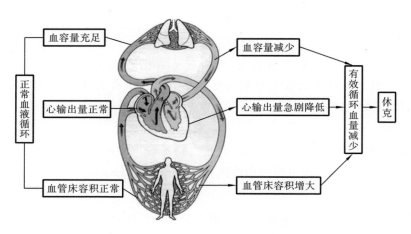

图 10-1　休克发生的始动环节

的血量仅占总血量的 6％ 左右。由于过敏、感染及神经源性休克等作用，使一些血管活性物质大量释放，导致外周小血管扩张，血管床容积增大，大量血液淤积于扩张的小血管内，使有效循环血量减少而引起的休克，称为血管源性休克，也称分布异常性休克（maldistributive shock）。

3. 心源性休克

由于心脏泵血功能减弱，心输出量急剧减少，导致有效循环血量减少而引起的休克，称为心源性休克，见于各种原因引起的急性心功能衰竭。

（三）按血流动力学特点分类

1. 低动力型休克（低排高阻型休克）

低动力型休克的血流动力学特点是心输出量降低，血管外周阻力增高。血压降低可不明显，但脉压明显缩小，皮肤血管收缩，血流量减少，使皮肤温度降低，又称为"冷休克"，见于心源性休克、低血容量性休克、创伤性休克、感染性休克等，临床上较为多见。

2. 高动力型休克（高排低阻型休克）

高动力型休克的血流动力学特点是心输出量增多，总血管外周阻力降低。由于皮肤血管扩张，血流量增多，脉压增大，使皮肤温度升高，又称为"暖休克"，见于部分感染性休克，临床上较为少见。

第二节　休克的发展过程及发病机制

虽然休克的病因和始动环节不同，但微循环障碍依然认为是休克发生的共同环节。微循环（microcirculation）是指微动脉和微静脉之间的血液循环，是血液与组织细胞进行物质交换的场所。典型的微循环一般由微动脉、后微动脉、毛细血管前括约肌、真毛细血管、通血毛细血管、动-静脉吻合支和微静脉等共同组成（图 10-2）。

尽管休克的发生原因不同，但在多数休克的发展过程中，微循环呈规律性变化。以典型的失血性休克为例，按微循环的改变大致可分为以下三期。

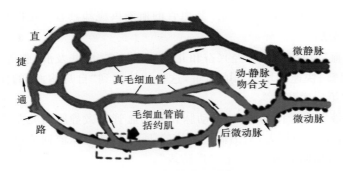

图 10-2 正常微循环的结构图

一、微循环缺血缺氧期(休克Ⅰ期)

微循环缺血缺氧期(ischemic anoxia phase)又称休克早期、休克代偿期。

(一)微循环的变化

微循环的主要变化(图10-3)如下。

(1)微动脉、后微动脉、毛细血管前括约肌、微静脉等微血管收缩。

(2)真毛细血管网关闭。

(3)动-静脉吻合支开放。

变化特点:微循环缺血缺氧,血液灌流量减少,呈"少灌少流,灌少于流"的状态。

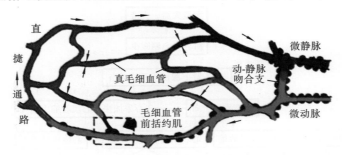

图 10-3 微循环缺血缺氧期微循环的变化示意图

(二)微循环的变化的发生机制

微循环的变化主要是由于交感-肾上腺髓质系统强烈兴奋以及缩血管物质的增多所致。当失血引起血容量急剧减少,使交感-肾上腺髓质系统强烈兴奋,儿茶酚胺(catecholamine,CA)大量释放入血,可为正常值的几十倍甚至几百倍,使含α受体丰富的皮肤、内脏和肾小血管强烈收缩,毛细血管前阻力明显增加,微循环的灌流量急剧减少。而β受体受刺激则使动-静脉吻合支开放,血液绕过真毛细血管网直接进入微静脉,使微循环的灌流量减少,组织发生缺血、缺氧。

此外,肾素-血管紧张素-醛固酮系统活性增强,血管紧张素Ⅱ(angiotensin Ⅱ)等体液因子增多,也促使全身小血管(心、脑除外)强烈收缩。

(三)微循环变化的代偿意义

在休克早期微循环的变化一方面引起皮肤、腹腔内脏和肾脏等器官局部组织缺血、缺氧,另一方面对于保证重要器官——心、脑血管的血液供应却具有一定的代偿意义。

1. 回心血量增加

(1)"自身输血":由于交感神经兴奋和儿茶酚胺增多,皮肤及肝、脾等容量血管中的微小血管收缩,可短暂、快速地增加回心血量,这种代偿起到"自身输血"的作用,这是休克时增加回心血量的"第一道防线"。

(2)"自身输液":由于微动脉、后微动脉和毛细血管比微静脉对儿茶酚胺更敏感,导致毛细血管前阻力比后阻力更大,毛细血管流体静压下降,使组织液回流进入血管,补充了血容量,这是休克时增加回心血量的"第二道防线"。

2. 血液重新分布

由于不同脏器的血管对儿茶酚胺反应不一,皮肤、内脏、骨骼肌、肾血管的 α 受体密度高,对儿茶酚胺的敏感性较高,收缩更甚;而脑动脉和冠状动脉血管因 α 受体密度低而血管口径无明显改变,其中冠状动脉可因 β 受体的作用而出现舒张反应,使心、脑血流量正常或增加,保证了心、脑的血液供应。

3. 维持动脉血压

由于交感神经兴奋和儿茶酚胺增多,全身小动脉痉挛收缩,可使外周阻力增高,在回心血量增加和心输出量增加的共同作用下,减少血压的下降程度,使血压维持正常甚至轻微升高,以保证心、脑的血液供应。

微循环变化的代偿意义主要表现在保证心、脑重要器官的血液供应(图10-4)。

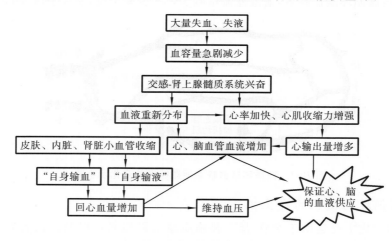

图10-4 微循环缺血缺氧期微循环变化的代偿意义

(四)临床表现

患者主要表现有面色苍白、四肢湿冷、尿量减少、脉搏细速、心率加快、血压可正常、脉压减少等。由于脑血液灌流量仍可正常,一般患者神志清楚,但因中枢兴奋性升高可有烦躁不安(图10-5)。

此期是休克的可逆期,也是临床上实施抢救的最好时期,若能及时消除病因,补充足够血容量,改善组织灌流量,恢复有效循环血量,则休克能很快逆转;否则,休克可进入微循环淤血缺氧期。

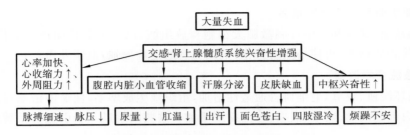

图 10-5　微循环缺血缺氧期的主要临床表现

二、微循环淤血缺氧期(休克 II 期)

微循环淤血缺氧期(stagnant anoxia phase)又称休克期、休克进展期或休克失代偿期。

(一)微循环的变化

微循环的主要变化(图 10-6)如下。

(1)微动脉、后微动脉、毛细血管前括约肌等前阻力血管舒张,微静脉等后阻力血管收缩。

(2)真毛细血管网大量开放。

(3)血流速度显著减慢,红细胞和血小板聚集,白细胞滚动、贴壁、嵌塞,血液黏度增加,微循环出现淤血,组织灌流量进一步减少,缺氧更为严重。

变化特点:微循环淤血、缺氧,呈"灌多于流"状态,回心血量减少,有效循环血量急剧下降。

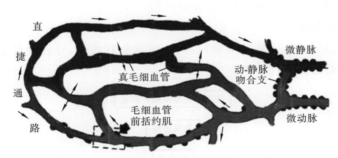

图 10-6　微循环淤血缺氧期微循环变化示意图

(二)微循环变化的发生机制

交感-肾上腺髓质系统更加兴奋,其他缩血管物质也可能进一步增加,微循环变化的发生机制如下。

1. 酸中毒

休克早期微循环持续缺血、缺氧,无氧酵解作用增强,产生乳酸等酸性产物堆积而引起酸中毒。在酸性环境中,微动脉和毛细血管前括约肌对酸性产物的耐受性较差,对儿茶酚胺的缩血管反应性降低,前阻力血管表现为扩张,毛细血管大量开放,血管容量大大增加;而微静脉对酸性产物的耐受性较强,在儿茶酚胺的作用下继续收缩。因此微循环呈现"灌多于流",淤血、缺氧的状态。

2. 局部扩血管代谢产物增多

持续的缺血、缺氧和酸中毒刺激肥大细胞释放组胺，以及无氧代谢产生的代谢产物如激肽、腺苷等物质增多，可使小血管扩张，毛细血管通透性增加，血浆外渗。

3. 血液流变学改变

因微循环淤血、缺氧，毛细血管通透性增加，组织液生成增多，使血液浓缩，红细胞和血小板聚集，白细胞滚动、贴壁、嵌塞，血液黏度增加。这些因素进一步引起血流缓慢，加重血液淤滞。

4. 内毒素等的作用

内毒素等可诱导一氧化碳生成增多，引起血管舒张，导致持续性低血压。

综上所述，微循环淤血的根本原因是缺氧和酸中毒，而两者又可互为因果，使微循环障碍进一步发展，主要表现为微血管反应低下，丧失参与重要生命器官血流调节的能力，机体由代偿逐渐向失代偿发展。

（三）微循环改变的失代偿对机体的影响

1. 回心血量急剧减少

（1）"自身输血"停止：进入微循环淤血缺氧期，微动脉、后微动脉、毛细血管前括约肌等前阻力血管扩张，真毛细血管网大量开放，微静脉等后阻力血管收缩，大量的血液淤积在毛细血管内，不仅"自身输血"停止，而且血管容量明显增加，回心血量减少。

（2）"自身输液"停止：进入微循环淤血缺氧期，毛细血管后阻力大于前阻力，血管内流体静压升高，不仅"自身输液"停止，而且组织液生成增多，血液浓缩，红细胞和血小板聚集，白细胞滚动、贴壁、嵌塞，血液黏度增加，血流缓慢。

2. 血压进行性下降

由于血管床大量开放，血管容量增加，回心血量急剧减少，导致动脉血压进行性下降，最终使心、脑血管的血流量严重减少（图 10-7）。

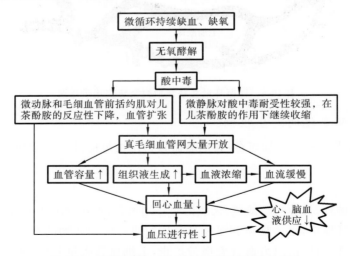

图 10-7　微循环淤血缺氧期失代偿对机体的影响

（四）临床表现

患者的主要临床表现：因微循环淤血回心血量减少、心输出量减少、血压进行性下降，引起脑缺血,患者表现为神志淡漠、意识模糊甚至昏迷;因皮肤淤血出现发绀、花斑现象;血压明显下降、脉压缩小、脉搏细速、心率加快;少尿或无尿(图 10-8)。

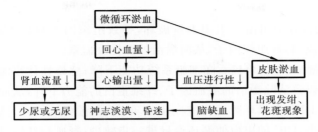

图 10-8　微循环淤血缺氧期主要临床表现

此期休克仍然处于"可逆性"阶段,只要得到及时正确的救治,采取补充足够血容量、改善组织灌流量、纠正酸中毒等措施,患者仍可康复;否则,病情进一步恶化进入微循环衰竭期。

三、微循环衰竭期(休克Ⅲ期)

微循环衰竭期(microcirculatory failure stage)又称休克晚期、休克难治期、DIC 期。

此期是休克发展的晚期,微循环淤滞更加严重,微血管平滑肌麻痹,并可发生 DIC,故也称 DIC 期。

(一)微循环的变化

微循环的主要变化(图 10-9)如下。

(1)微血管麻痹、扩张。

(2)真毛细血管内血液淤滞。

(3)微血管内广泛微血栓形成。

变化特点:微循环呈"不灌不流"状态,出现 DIC 和重要器官功能障碍及衰竭。

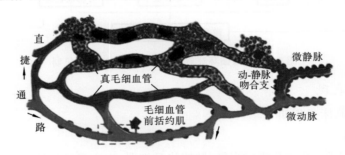

图 10-9　微循环衰竭期微循环的变化示意图

(二)微循环变化的发生机制

1. 微循环衰竭

在严重的缺氧和酸中毒的作用下,微血管对血管活性物质失去反应,导致血管平滑肌麻痹,微血管扩张,微循环淤滞更加严重,微循环"不灌不流",处于衰竭状态。

2. 合并 DIC

(1)由于血液进一步浓缩,血流速度缓慢,血液黏度增加,血液处于高凝状态,促进 DIC

的发生。

（2）缺氧、酸中毒和内毒素损伤血管内皮细胞，内皮下胶原纤维暴露，从而激活内源性凝血系统。

（3）烧伤、创伤性休克可由于组织大量破坏，导致组织因子释放入血。此外内毒素可促使中性粒细胞合成、释放组织因子，从而激活外源性凝血系统。

（4）血液灌流量减少，使单核吞噬细胞系统功能下降；感染性休克时，内毒素还可封闭单核吞噬细胞系统以致清除激活的凝血因子、纤维蛋白的能力下降，从而促使 DIC 发生。

休克一旦发生 DIC，微循环障碍将进一步加重，形成恶性循环。大量的微血栓形成使回心血量进一步减少；DIC 的出血使循环血量进一步减少；凝血与纤溶过程的产物，如纤维蛋白降解产物（FDP）将增加血管壁通透性；微血栓使心等重要器官发生梗死，出现心及其他重要器官功能衰竭。以上多因素共同作用，使得微循环障碍进一步恶化（图 10-10），因此微循环衰竭期治疗极其困难。

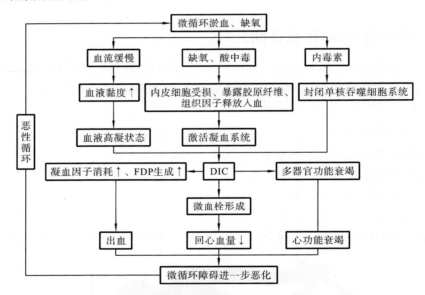

图 10-10　微循环衰竭期微循环变化的发生机制

（三）临床表现

患者的主要临床表现如下。

1. 循环衰竭

血压进行性下降，升压药难以恢复；脉搏快且细弱，中心静脉压低，静脉塌陷。

2. 重要器官出现功能障碍甚至衰竭等表现

微循环广泛微血栓形成，微循环灌流严重不足，导致细胞受损甚至细胞死亡。重要器官如心、脑、肺、肾等脏器发生功能障碍或衰竭。

应当指出，并非所有休克患者都一定发生 DIC，也不是所有的休克必须从微循环缺血缺氧期开始，至微循环淤血缺氧期再至微循环衰竭期。如失血性休克、失液性休克，常从微循环缺血缺氧期开始，逐步发展，若抢救及时，患者可转危为安，并不发生 DIC；过敏性休克，常从微循环淤血缺氧期开始；而严重的感染性休克、创伤性休克，可直接进入微循环衰竭期,发生 DIC 和多器官功能衰竭。

第三节　休克时机体的代谢和功能改变

一、机体的代谢变化及细胞损伤

休克时,由于微循环灌流障碍,能量生成减少,神经内分泌功能紊乱,使机体代谢与功能发生多方面的紊乱。

(一)代谢障碍

1. 能量代谢障碍

严重的组织缺氧,使细胞的有氧氧化作用受到抑制,无氧酵解作用增强,ATP 生成显著减少,蛋白质和酶合成减少,不能维持细胞的正常结构和功能。

2. 代谢性酸中毒

休克时的微循环障碍及组织缺氧,使葡萄糖无氧酵解作用增强,乳酸生成增多。同时,由于肝功能受损,乳酸的转化和利用减弱;肾功能受损不能将乳酸排除等,导致代谢性酸中毒。

(二)细胞损伤

1. 细胞膜损伤

细胞膜是休克时细胞最早发生损伤的部位,主要表现为细胞膜离子泵发生功能障碍、细胞膜通透性增加、细胞膜受体发生功能障碍。其结果是细胞内、外离子分布异常,即 Na^+ 内流增加、K^+ 外流增加、Ca^+ 内流增加;膜电位下降;细胞水肿等。因此,在治疗休克的过程中必须注意保护细胞膜。

2. 线粒体损伤

休克时线粒体出现肿胀、致密结构和嵴消失等形态改变,钙盐沉积,最后崩解破坏。线粒体是能量产生的重要部位,线粒体受损导致氧化磷酸化障碍,ATP 生成减少,进一步影响细胞功能,最终导致细胞的死亡。

3. 溶酶体损伤

休克时缺血、缺氧、酸中毒可引起溶酶体破裂,释放溶酶体酶,引起细胞自溶;消化基底膜,使血管壁通透性增加;激活激肽系统、补体系统,促进炎症介质的释放;形成心肌抑制因子(myocardial depressant factor,MDF),使心肌收缩性下降,抑制单核-吞噬细胞系统功能,引起腹腔小血管收缩。因此,溶酶体膜的损伤、溶酶体酶的大量释放,在休克发生发展与恶化中起着重要作用(图 10-11)。

二、休克时主要器官的功能改变

(一)肾功能变化

休克时肾是最早且最易受到损伤的器官,常出现急性肾功能衰竭,称为休克肾(shock kidney),临床表现为少尿、无尿、高钾血症、代谢性酸中毒、氮质血症等。休克早期因交感-肾上腺髓质系统强烈兴奋,导致肾血管收缩,肾血流量不足,肾小球滤过率下降;同时因醛

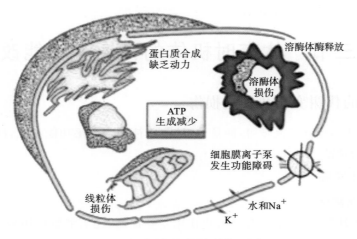

图 10-11 休克时细胞损伤示意图

固酮、抗利尿激素水平增加,肾小管重吸收增加,出现少尿、无尿。此时,若及时恢复有效循环血量,肾血流量得以恢复,肾功能即可恢复,称为功能性肾功能衰竭(functional renal failure)。而在休克中、晚期,由于肾缺血时间过长,肾小管出现缺血性坏死,即使恢复肾血流量仍不能在短时间内恢复肾功能,称为器质性肾功能衰竭(parenchymal renal failure)。

（二）肺功能变化

休克早期呼吸中枢兴奋使呼吸加快,甚至通气过度,可引起低碳酸血症和呼吸性碱中毒。如果病情恶化,损伤较严重,可导致休克肺(或称成人呼吸窘迫综合征,adult respiratory distress syndrome,ARDS)。病理变化有肺淤血、水肿、出血、局灶性肺不张、微血栓和肺泡透明膜形成等(透明膜是指覆盖在肺泡膜表面由毛细血管溢出的蛋白质和细胞碎片等凝成的一层膜状物),主要临床表现为进行性呼吸困难、进行性低氧血症、发绀等。

（三）心功能变化

除心源性休克外,休克早期由于交感-肾上腺髓质系统强烈兴奋,心功能代偿作用增强,表现为心率加快、心肌收缩性增强。随着休克的发展,多种有害因素作用于心脏,心功能下降,心输出量减少,重者可出现心力衰竭。其发生的主要机制有:①由于休克时血压下降和心率加快引起心室舒张期缩短,使冠脉灌流量减少,心肌缺血;②交感-肾上腺髓质系统兴奋引起心率加快和心肌收缩加强,导致心肌耗氧量增加,加重心肌缺氧;③酸中毒和高钾血症等影响心率和心肌收缩力;④心肌抑制因子使心肌收缩力减弱;⑤心肌内 DIC 引起心肌缺血和坏死;⑥内毒素对心肌的损害作用。

（四）脑功能障碍

休克早期脑供血无明显改变,患者表现为烦躁不安,休克中、晚期血压进行性下降,DIC 的出现导致脑组织严重缺血、缺氧,患者可出现神志淡漠甚至昏迷,严重者可出现脑水肿、脑疝,进而导致患者死亡。

（五）消化道和肝功能障碍

1. 消化道功能障碍

休克时胃、肠因缺血、淤血及 DIC 形成,使消化液分泌减少及胃肠蠕动减弱,消化功能明显障碍;持续的缺血,可致胃黏膜糜烂和应激性溃疡。另外,由于肠道屏障功能的削弱,肠道内细菌产生的内毒素甚至细菌大量入血使得休克恶化。

2. 肝功能障碍

休克时肝缺血、淤血可发生肝功能障碍,由于不能将乳酸转化为葡萄糖,可加重酸中毒;另外肝解毒能力降低,来自肠道的内毒素可直接损伤肝细胞。肝功能障碍凝血因子的合成与清除能力下降可出现凝血功能障碍,从而促进休克的发展。

(六)多器官功能障碍综合征

休克过程中常出现肾、肺、心、脑、肝、胃、肠等器官功能受损。急性肾功能衰竭、急性肺功能衰竭曾经是休克患者主要的死亡原因。随着对休克认识的深入和治疗水平的不断提高,对单个器官功能衰竭的危重患者抢救的成功率逐渐提高。然而,多器官功能衰竭仍是目前休克患者死亡的最主要原因。多器官功能障碍综合征(multiple organ dysfunction syndrome,MODS)是指在严重创伤、感染和休克时,原无器官功能障碍的患者同时或在短时间内相继出现两个或两个以上器官系统的功能障碍,以致出现内环境的稳定必须靠临床干预才能维持的综合征。多器官功能衰竭(multiple organ failure,MOF)是指器官功能已经达到衰竭的程度。在病情晚期,患者常因多器官功能衰竭而导致死亡。

第四节　防治与护理原则

休克起病急,进展快,医护人员务必争分夺秒,及时抢救。休克的护理,应安置在抢救室,安排专人密切观察患者的生命体征,心、肺情况及组织灌流表现,及时采取有效的防护措施。

(一)观察重点

1. 脉搏和血压

脉搏的速率、强度和规律性反映心脏功能的变化,脉搏细弱反映心肌收缩无力;反之,脉率正常且有力,反映心功能正常。休克早期血压无明显下降,但脉压小;而血压进行性下降,说明患者进入休克失代偿期。

2. 神志状态

神志的变化反映了脑部血液供应的情况。休克早期患者烦躁不安,但神志清楚,反映脑组织供血基本正常;若患者神志不清,说明患者脑供血不足,病情恶化。

3. 皮肤温度和色泽

皮肤湿冷苍白,提示休克的存在;若皮肤发绀,提示进入休克失代偿期;皮下出现出血点或出血斑提示可能发生了 DIC。

4. 观察尿量的变化

尿量是反映肾血液灌流情况的重要参考指标。少尿或无尿说明肾血液灌流不足,若通过治疗,尿量增加,说明病情好转。

(二)主要护理措施

(1)保证呼吸通畅,尽早吸氧,必要时做气管插管或气管切开,确保血液的充分氧合。
(2)保持正确体位:可采取平卧位或仰卧中凹位,以利于呼吸和下肢静脉回流,保证大脑血液供应。

(3) 尽快建立输液通道,保证输液与治疗的畅通。

(4) 认真记录尿量:休克时应放置导尿管,每小时测量一次。

知识链接

战争与休克

休克的研究过程与战争密切相关,特别是世界上曾发生过的多次较大规模的战争,由于大量伤员救治的需要,推动了对休克发生机制的研究。

第一次世界大战期间 Cannon 和 Bayliss 查明了氧运输障碍和酸中毒与创伤性休克的关系。1930 年,Blalock 提出了创伤性休克的发生原因是低血容量。同期建立的血库和输血、输液抗休克疗法,肯定了纠正低血容量方法的重要性。第二次世界大战末期和 20 世纪 50 年代朝鲜战争期间,休克肾成为阻碍病情恢复的重要原因。20 世纪 60 年代越南战争时,随着复苏术的完善,休克肾发病率开始下降,而休克肺的发生又凸现了出来,促使了各种器官支持治疗的研究,使重伤员可以从单器官衰竭中存活下来。20 世纪 70 年代 Tilney 和 Baue 分别提出多器官功能衰竭(MOF)的概念,指出治疗困难的原因在于发生 MOF 的原因不明和仅仅具有抢救单个器官功能衰竭的方法。20 世纪 90 年代查明 MOF 与休克的全身炎症介质产生过多有关,美国胸科医师学会(ACCP)和危重病医学会(SCCM)提出全身炎症反应综合征(SIRS)的诊断标准,并倡议将 MOF 更名为多器官功能障碍综合征(MODS),以便早期诊断和防治。

从上述休克的研究历史不难看出,休克的概念正在不断发展和完善。同时,休克的治疗方法也在不断完善,治疗水平也得到了不断提高。

能力检测

1. 名词解释:休克、休克肺、MODS、MOF。

2. 什么叫休克? 各型休克的始动环节是什么?

3. 休克分为几期? 各期微循环的变化特点及临床表现是什么?

4. 休克早期机体是如何代偿的? 代偿有何意义?

5. 休克期机体是如何发展为失代偿的? 与休克早期比较临床表现有何区别?

6. 休克晚期为何难以治疗?

7. 休克与 DIC 有何关系? 为什么?

8. 在休克的护理过程中,应注意观察哪些重要指标? 主要采取哪些护理措施?

9. 病例分析

患者张某,男,45 岁,因车祸送医院急诊。体格检查:患者面色苍白,口唇发绀,呼吸急促,脉搏细速,四肢湿冷,血压 50/0 mmHg,脉搏 120 次/分,腹胀,压痛,腹肌紧张,叩诊呈浊音。

(1) 该患者属于何种休克?

(2) 该患者送医院时处于休克哪一阶段? 此阶段微循环变化的特点是什么?

(杨少芬　申　力)

参考文献

［1］步宏.病理学与病理生理学［M］.2 版.北京：人民卫生出版社，2006.

［2］金惠铭.病理生理学［M］.6 版.北京：人民卫生出版社，2004.

［3］唐忠辉，许娟娟.病理学［M］.北京：北京大学医学出版社，2010.

［4］王斌，陈命家.病理学与病理生理学［M］.6 版.北京：人民卫生出版社，2010.

第十一章

缺　氧

📖 **学习目标**

掌握：缺氧、乏氧性缺氧、循环性缺氧、血液性缺氧及组织性缺氧的概念；乏氧性缺氧、循环性缺氧、血液性缺氧及组织性缺氧的血氧变化特点；缺氧时呼吸系统和循环系统的变化及机制。

熟悉：缺氧对中枢系统的影响；缺氧对组织细胞的代谢变化。

了解：缺氧的防治与护理原则。

氧是维持正常生命活动必需的物质之一。当组织得不到充足的氧或不能充分利用氧时，组织的代谢、功能甚至形态结构发生异常变化，这一病理过程称为缺氧（hypoxia）。缺氧是造成细胞损伤最常见的原因，是临床上常见的病理过程。氧的获取和利用由外呼吸、气体运输和内呼吸三个过程完成。血氧指标是反映组织的供氧和耗氧量的重要指标。

第一节　常用的血氧指标及其意义

一、血氧分压（PO_2）

血氧分压（partial pressure of oxygen，PO_2）是指物理状态溶解在血液中的氧分子所产生的张力。正常人动脉血氧分压（PaO_2）约为 13.3 kPa（100 mmHg），主要取决于吸入气体的 PO_2 高低和外呼吸功能状态；静脉血氧分压（PvO_2）约为 5.33 kPa（40 mmHg），取决于组织摄取和利用氧的能力。

二、血氧容量（CO_{2max}）

血氧容量（oxygen binding capacity，CO_{2max}）是指 100 mL 血液中血红蛋白（Hb）被氧充分饱和时的最大带氧量。它取决于血液中血红蛋白的数量和质量。血氧容量的高低反映血液携带氧的能力，其正常值约为 20 mL/dL。

三、血氧含量（CO_2）

血氧含量（oxygen content，CO_2）是指 100 mL 血液中的实际带氧量。它主要取决于血氧分压和血红蛋白的质量和数量。正常动脉血氧含量（CaO_2）约为 19 mL/dL，静脉血氧含量（CvO_2）约为 14 mL/dL。

四、动-静脉血氧含量差

动脉血氧含量与静脉血氧含量的差值称为动-静脉血氧含量差，反映组织细胞的摄氧量和组织对氧利用的能力，正常值约为 5 mL/dL。

五、血氧饱和度（SO_2）

血氧饱和度（oxygen saturation，SO_2）是指血红蛋白（Hb）与氧结合的百分数。它主要取决于血氧分压，两者的关系可用氧合血红蛋白解离曲线（或称氧解离曲线）表示（图 11-1）。红细胞内 2,3-二磷酸甘油酸（2,3-DPG）增多、酸中毒、二氧化碳增多及血温增高可使血红蛋白与氧的亲和力降低，以致在相同血氧分压下血氧饱和度降低，氧合血红蛋白解离曲线右移，反之则左移。动脉血氧饱和度（SaO_2）正常值为 93%～98%；静脉血氧饱和度（SvO_2）正常值为 70%～75%。

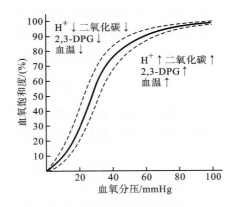

图 11-1　氧合血红蛋白解离曲线及其影响因素

第二节　缺氧的类型

根据缺氧的原因和血氧变化的特点，可将缺氧分为乏氧性缺氧、血液性缺氧、循环性缺氧及组织性缺氧四种类型。

一、乏氧性缺氧

乏氧性缺氧（hypoxic hypoxia）是指因肺泡氧分压降低或静脉血分流入动脉引起的缺氧。其基本特征为动脉血氧分压降低、血氧含量减少、组织供氧不足，又称低张性缺氧（hypotonic hypoxia）。

（一）原因和机制

1. 吸入气体氧分压过低

①吸入气体氧分压过低常见于在海拔 3000 m 以上的高原或高空的人。在高原，海拔越高，大气压越低，氧分压也越低。在海拔 3000 m 的高空，人体就可发生高原反应。②在

通风不良的坑道和矿井作业,或吸入含有一定量的惰性气体或麻醉剂过度稀释的空气时,均会因为吸入气体的氧分压过低而发生缺氧,又称为大气性缺氧。

2. 外呼吸功能障碍

外呼吸功能障碍是由于各种原因引起的肺通气功能障碍或换气功能障碍所致,又称为呼吸性缺氧。

3. 静脉血分流入动脉

静脉血分流入动脉多见于先天性心脏病,如房间隔或室间隔缺损伴有肺动脉狭窄或肺动脉高压,造成静脉血掺入动脉血中,导致动脉血氧分压降低引起缺氧。

(二) 血氧指标的变化

1. 动脉血的变化

动脉血氧分压、血氧含量和动脉血氧饱和度均降低,但动脉血氧容量正常。当动脉血氧含量明显降低时,动-静脉血氧含量差减少。

2. 皮肤黏膜颜色的变化

正常毛细血管中脱氧血红蛋白的平均浓度为 2.6 g/dL。如果毛细血管中脱氧血红蛋白的平均浓度大于 5 g/dL,可使皮肤和黏膜呈青紫色,称为发绀(cyanosis)。发绀是缺氧的表现,但缺氧的患者不一定都有发绀。

二、血液性缺氧

血液性缺氧(hemic hypoxia)是指由于血红蛋白质量或数量的改变,致使血液携带氧的能力降低而引起的缺氧。此型缺氧的动脉血氧分压正常,所以又称为等张性低氧血症(isotonic hypoxemia)。

(一) 原因和机制

1. 贫血

各种原因引起的严重贫血,使血红蛋白数量减少,血液携带氧的能力下降而导致缺氧,又称为贫血性缺氧。

2. 一氧化碳中毒

一氧化碳中毒俗称煤气中毒。一氧化碳(CO)可以与血红蛋白结合,形成碳氧血红蛋白(HbCO),使血红蛋白失去携带氧的能力,一氧化碳与血红蛋白的亲和力是氧的 210 倍。当吸入气体中含有 0.1% 的一氧化碳时,血液中的血红蛋白可能有 50% 形成碳氧血红蛋白。另外,一氧化碳还能抑制红细胞内的糖酵解过程,使氧合血红蛋白中的氧释放困难,从而加重组织缺氧。

3. 高铁血红蛋白血症

亚硝酸盐、过氯酸盐及磺胺衍生物等可使血红素中二价铁氧化成三价铁,形成高铁血红蛋白,高铁血红蛋白中的三价铁由于与羟基结合牢固而丧失了携带氧的能力,导致缺氧发生。此型缺氧最常见于亚硝酸盐中毒,例如,食用大量含硝酸盐的腌菜后,硝酸盐在肠道细菌作用下还原为亚硝酸盐,大量吸收入血后,导致高铁血红蛋白血症。因进食引起高铁血红蛋白血症,使患者皮肤、黏膜出现类似发绀的咖啡色,称为肠源性发绀(enterogenous cyanosis)。

（二）血氧指标的变化

（1）血液性缺氧时，动脉血氧分压和动脉血氧饱和度正常，由于血红蛋白数量和质量的变化，血氧容量和动脉血氧含量降低，此时弥散入组织的氧也减少，所以动-静脉血氧含量差减少。

（2）皮肤、黏膜颜色变化：单纯贫血时，患者皮肤、黏膜呈苍白色；一氧化碳中毒时，患者皮肤、黏膜呈樱桃红色；高铁血红蛋白血症的患者，皮肤、黏膜呈棕褐色（咖啡色）或类似发绀的颜色。

三、循环性缺氧

循环性缺氧（circulatory hypoxia）是指因组织血流量减少所引起的组织供氧不足，又称为低动力性缺氧（hypokinetic hypoxia）。在循环性缺氧中，因动脉血灌流不足引起的缺氧称为缺血性缺氧（ischemic hypoxia），因静脉血回流障碍引起的缺氧称为淤血性缺氧（congestive hypoxia）。

（一）原因和机制

1. 全身性循环障碍

全身性循环障碍多见于心力衰竭和休克。心力衰竭患者心输出量减少，向全身各组织器官运送的氧量减少，同时又可因静脉回流受阻，引起组织淤血和缺氧。全身性循环障碍引起的缺氧，易致酸性代谢产物蓄积，发生酸中毒。

2. 局部性循环障碍

局部性循环障碍见于动脉硬化、血管炎、血栓形成和栓塞、血管痉挛或受压等。因血管阻塞或受压，引起局部组织缺血性或淤血性缺氧。

（二）血氧指标的变化

（1）动脉血氧分压、血氧容量、动脉血氧含量及动脉血氧饱和度均正常，动-静脉血氧含量差增大。

（2）皮肤、黏膜颜色变化：缺血性缺氧时，相应组织器官呈苍白色；淤血性缺氧时，血液淤积在毛细血管床，形成更多的脱氧血红蛋白，易出现发绀。

四、组织性缺氧

组织性缺氧（histogenous hypoxia）是指因组织细胞利用氧障碍而引起的缺氧，又称氧利用障碍性缺氧（dysoxidative hypoxia）。

（一）原因和机制

1. 组织中毒

一些化学物质如氰化物、硫化物、砷化物等，其中以氰化物中毒造成的组织性缺氧最为典型。当氰化物（如 HCN、KCN 和 NaCN 等）进入机体时，可迅速与氧化型细胞色素氧化酶的 Fe^{3+} 结合，生成氰化高铁细胞色素氧化酶，使呼吸链中断，组织不能利用氧。

2. 线粒体损伤

细菌毒素、严重缺氧、放射线照射等因素均可损害线粒体结构或抑制其功能，引起组织利用氧障碍和 ATP 生成减少而导致缺氧。

3. 维生素缺乏

维生素 B_1、维生素 B_2(核黄素)、FAD(核黄素腺嘌呤二核苷酸)和维生素 PP(烟酰胺)等的严重缺乏可抑制组织细胞的生物氧化,引起氧利用障碍。

(二)血氧指标的变化

(1)动脉血氧分压、血氧容量、动脉血氧含量及动脉血氧饱和度均正常,动-静脉血氧含量差减小。

(2)皮肤、黏膜颜色变化:由于组织利用氧障碍,毛细血管中氧合血红蛋白增加,患者皮肤呈玫瑰红色。

缺氧虽然分为以上四种类型,但临床上患者病情复杂,常表现为混合性缺氧。现将各型缺氧的血氧变化特点归纳如下(表 11-1)。

表 11-1　各型缺氧的血氧变化特点

缺氧类型	动脉血氧分压	血氧容量	动脉血氧含量	动脉血氧饱和度	动-静脉血氧含量差
乏氧性缺氧	↓	N	↓	↓	↓
血液性缺氧	N	↓	↓	N	↓
循环性缺氧	N	N	N	N	↑
组织性缺氧	N	N	N	N	↓

注:↓表示降低;↑表示升高;N 表示正常。

第三节　缺氧对机体的影响

缺氧发生的程度、速度、持续时间和机体的功能代谢状态,决定着缺氧对机体影响的大小。轻度缺氧仅出现代偿性反应,急性重度缺氧则可导致代谢功能障碍,甚至死亡。本节以乏氧性缺氧为例,介绍缺氧对机体的影响。

一、呼吸系统的变化

(一)代偿性反应

缺氧时的主要代偿表现为呼吸加深、加快,肺泡通气量增加。其代偿意义在于:①当动脉血氧分压降低至 8 kPa(60 mmHg)以下时,可直接刺激颈动脉体和主动脉体化学感受器,反射性地兴奋呼吸中枢,使呼吸加深加快,肺泡通气量增多,动脉血氧分压随之增高;②呼吸运动增强时,胸廓活动幅度增大使胸腔负压增大,有利于静脉回流,心输出量和肺血流量增加,有利于血液摄取和运输更多的氧,以缓解缺氧对机体的损害作用。

血液性缺氧、循环性缺氧和组织性缺氧患者,如果不合并动脉血氧分压降低,呼吸系统的代偿作用不明显。

(二)损伤性变化

迅速登高或在高原(海拔大于 4000 m),可在数日(1～4 天)内引发高原性肺水肿,出现呼吸困难、皮肤黏膜发绀、咳嗽、血性泡沫痰、肺部湿啰音等一系列呼吸功能障碍的表现;重度缺氧引起的动脉血氧分压低于 30 mmHg(1 mmHg＝133.3 Pa)时,可直接抑制呼吸中枢,使呼吸变浅、变慢,肺泡通气量减少,形成中枢性呼吸衰竭。

二、循环系统的变化

(一)代偿性反应

1. 心输出量增加

心输出量增加为急性低张性缺氧的主要代偿反应,可提高全身组织的供氧量。其机制如下。①心率增快:肺泡通气量增大时,可促使肺泡膨胀,刺激肺牵张感受器,反射性地兴奋交感神经,引起心率加快,心输出量增加。②心肌收缩性增强:动脉血氧分压降低,兴奋交感神经,释放大量儿茶酚胺,作用于心肌细胞 β-肾上腺素能受体,增强心肌的收缩性。③回心血量增加:胸廓运动增强,有利于提高回心血量。

2. 血流重新分布

急性缺氧时,交感神经兴奋,皮肤、腹腔器官等处血管收缩,而脑血管收缩不明显;血流量锐减,可刺激组织细胞产生多种扩张血管物质(如乳酸、腺苷等),引起心、脑血管扩张,血流量增加。通过血流重新分布,确保心、脑等生命重要器官的血液供应,具有重要的代偿调节作用。

3. 肺血管收缩

急性缺氧引起肺血管收缩,相应的肺泡血流量减少,这样有利于局部肺组织维持适当的通气和血流比例,使流经该区域肺泡的血液充分动脉化,以保持较高的动脉血氧分压。

4. 毛细血管增生

毛细血管增生主要见于慢性缺氧。此时,机体毛细血管广泛增生,尤以脑、心和骨骼肌增生明显,有利于增加对组织细胞的供氧量。这种现象与血管内皮生长因子等基因表达增多有关。

(二)损伤性变化

1. 肺动脉高压

缺氧可使肺血管持续收缩,导致肺循环阻力增加,引起肺动脉高压,加重心脏负担,可造成右心肥大甚至右心衰竭。

2. 心肌舒缩功能降低

严重缺氧可损伤心肌的收缩和舒张功能,患者常出现右心衰竭,严重者可出现全心衰竭。

3. 心律失常

严重缺氧可引起窦性心动过缓、期前收缩,甚至发生心室纤颤。重度心肌受损还可以导致完全性的传导阻滞。

4. 回心血量减少

缺氧时,细胞代谢产生大量乳酸和腺苷等扩张血管的物质,使血液在外周淤积;严重缺氧可抑制呼吸中枢,导致胸廓运动减弱,回心血量减少,心输出量降低,使组织细胞供氧量减少。

三、血液系统的变化

(一)代偿性反应

1. 红细胞增多

红细胞增多常见于慢性缺氧。由于肾脏产生和释放促红细胞生成素增加,骨髓造血功能增强,红细胞数量增加。急性缺氧时,交感神经兴奋,肝、脾等储血器官收缩,将储存的血液释放入体循环,可使血液循环中的红细胞数目增多。

2. 氧解离曲线右移

缺氧时,红细胞内糖酵解作用增强,中间产物2,3-二磷酸甘油酸(2,3-DPG)生成增多,可使氧合血红蛋白解离曲线右移,血红蛋白与氧的亲和力降低,有利于血液向组织供氧。

(二)损伤性变化

如果血液中红细胞过度增加,会引起血液黏度明显增高,血流阻力增大,心脏后负荷加重,易发生心力衰竭。在吸入气体氧分压明显降低的情况下,红细胞中过多的2,3-DPG会阻碍血红蛋白与氧的结合,使动脉血氧含量过低,对组织细胞氧的供应将会严重不足。

四、中枢神经系统的变化

脑是机体中耗氧量最高、对缺氧最为敏感的一个重要器官。正常状态下,仅占体重2%的脑,其血流量约占心输出量的15%,脑耗氧量约占机体总耗氧量的23%,而脑内葡萄糖和氧的储备很少,所以脑对缺氧十分敏感,缺氧会直接损伤中枢神经系统的功能。急性缺氧患者可出现头痛,情绪激动,思维力、记忆力、判断力下降或丧失,运动不协调等;慢性缺氧患者出现的神经精神症状较为缓和,表现为注意力不集中、易疲劳、嗜睡及精神抑郁等症状。

五、组织细胞的变化

(一)代偿性反应

1. 细胞利用氧的能力增强

细胞利用氧的能力增强多见于慢性缺氧。细胞内线粒体的数量增加和膜表面积增大,呼吸链中酶活性增高,使细胞内呼吸功能增强,提高组织细胞利用氧的能力。

2. 糖酵解作用增强

磷酸果糖激酶是糖酵解过程中最主要的限速酶。在缺氧时,因ATP生成减少,故可通过加强糖酵解作用,来补偿机体能量的不足。

3. 肌红蛋白增加

久居高原的人,骨骼肌组织中的肌红蛋白含量增加。由于肌红蛋白在体内的总量较多,它与氧的亲和力又大于血红蛋白的,因而肌红蛋白增加可从血液中摄取更多的氧,成为机体一个重要的储氧库。另外,肌红蛋白增多还可加快氧在组织中的弥散。

4. 低代谢状态

缺氧可使细胞的耗能过程减弱,例如,糖原、蛋白质合成减少,离子泵功能降低,使细胞呈低代谢状态,从而有利于机体在缺氧环境中生存。

（二）损伤性变化

1. 细胞膜的变化

缺氧使细胞 ATP 生成减少，细胞膜 Na^+-K^+ 泵功能障碍，Na^+ 内流增多，产生细胞水肿；K^+ 外流加快，造成细胞内缺钾。细胞内缺钾会影响合成代谢和酶的功能。

2. 线粒体的变化

轻度缺氧可增强线粒体的呼吸功能。严重缺氧除明显抑制线粒体功能和氧化过程外，还可使其产生肿胀、嵴断裂、崩解、外膜破裂、基质外溢等，使 ATP 产生进一步减少。

3. 溶酶体的变化

缺氧所致的酸中毒可提高磷脂酶的活性，使溶酶体膜的磷脂分解，膜通透性增高，出现溶酶体肿胀、破裂、溶酶体酶大量释放，引起细胞自溶。

第四节　影响机体对缺氧耐受性的因素

一、机体的代谢耗氧率

导致机体对缺氧耐受性降低的原因如下：一是基础代谢增高，如发热、甲状腺功能亢进等，导致耗氧量大，代谢率高；二是耗氧量增加，如出现寒冷、情绪激动和体力活动等情况时。当体温降低，中枢神经系统被抑制时，可通过降低代谢耗氧率来提高机体对缺氧的耐受性。低温麻醉就是根据这一原理而被广泛应用于心脏外科领域的。

二、机体的代偿能力

机体对缺氧的代偿性反应具有使组织细胞增加供氧量和提高用氧能力的重要抗损伤作用，它们存在着显著的个体差异。如老年人因肺、心功能降低，骨髓造血干细胞减少，外周血液红细胞数减少以及某些呼吸酶活性降低等，而对缺氧的耐受性降低。此外，机体对缺氧的代偿能力可通过加强体育锻炼来增强，这种状况与体育锻炼使心、肺功能增强和氧化酶活性提高有关。

第五节　缺氧的防治与护理原则

一、去除引起机体缺氧的原因

去除引起机体缺氧的原因，常见措施有：改善肺的通气和换气功能；对先天性心脏病患者，应及时进行手术治疗；对急性组织中毒性缺氧的患者，应及时解毒。

二、氧疗

由于吸氧可增加动脉血氧分压和改善组织的供氧状况，故氧疗适用于各型缺氧，但其疗效随缺氧的类型而异。乏氧性缺氧时，可通过吸氧来加以矫正，因此，氧疗的效果最好。

血液性缺氧、循环性缺氧和组织性缺氧，动脉血氧分压和动脉血氧饱和度正常，吸入高浓度氧或高压氧使血浆中溶解氧量增加能改善对组织的供氧。一氧化碳中毒者吸入纯氧，使血液的血氧分压升高,氧可与一氧化碳竞争与血红蛋白结合,从而加速碳氧血红蛋白(HbCO)的解离,促进一氧化碳的排出,故氧疗效果较好。组织性缺氧时,因组织利用氧障碍,氧疗可增加氧向组织弥散,也有一定治疗作用。

三、氧中毒

氧中毒(oxygen intoxication)是指因吸入气氧分压过高(大于0.5个大气压)或吸高浓度氧过久所致的一种临床综合征。它的发生主要取决于氧分压,根据临床表现的不同,氧中毒可分为以下两种类型。

1. 脑型氧中毒

脑型氧中毒是指以脑功能障碍为主,吸入2~3个大气压以上的氧所致的氧中毒,主要表现为面色苍白、出汗、恶心、眩晕、抽搐、晕厥等,严重者可昏迷、死亡。

2. 肺型氧中毒

肺型氧中毒是指以肺的损害为主,发生于吸入1个大气压左右的氧8 h以后,主要表现为胸骨后不适、烧灼或刺激感、胸痛、不能控制的咳嗽、呼吸困难、肺活量减小等。

氧中毒的发生机制尚不完全清楚,一般认为与活性氧的产生及其毒性作用有关。

能力检测

1. 名词解释:缺氧、发绀、乏氧性缺氧、循环性缺氧、血液性缺氧、组织性缺氧。
2. 缺氧可分为几种类型?各型血氧变化的特点是什么?
3. 简述碳氧血红蛋白血症的主要机制。
4. 缺氧时呼吸系统和循环系统是如何代偿的?
5. 缺氧时组织与细胞可出现何种变化?

(卢化爱)

参考文献

[1] 郎志峰.病理学[M].北京:人民卫生出版社,2006.

[2] 肖献忠.病理生理学[M].北京:高等教育出版社,2006.

[3] 吴立玲,武变瑛.病理生理学[M].北京:北京大学医学出版社,2008.

[4] 王志敏.病理学基础[M].北京:人民卫生出版社,2008.

[5] 杨美玲.病理学[M].西安:世界图书出版公司,2010.

第十二章
呼吸系统疾病

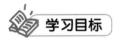 **学习目标**

　　掌握:慢性阻塞性肺疾病、各型肺炎、肺硅沉着症、慢性肺源性心脏病的病理变化;呼吸衰竭的机体代谢和功能变化。

　　熟悉:慢性阻塞性肺疾病、各型肺炎、肺硅沉着症、慢性肺源性心脏病、呼吸衰竭的临床病理联系;慢性阻塞性肺疾病、各型肺炎、肺硅沉着症、慢性肺源性心脏病、呼吸衰竭的防治与护理原则。

　　了解:慢性阻塞性肺疾病、各型肺炎、肺硅沉着症、慢性肺源性心脏病、呼吸衰竭的病因和发病机制。

　　呼吸系统包括鼻、咽、喉、气管、支气管和肺,是与外界相通的组织脏器,容易受外界环境中有害物质(如微生物、过敏原、粉尘和有害气体)的侵入而造成损伤。正常情况下,呼吸道除了纤毛-黏液排送系统外,腺体分泌的黏液中还含有溶菌酶、补体、干扰素和分泌型的免疫球蛋白 A(IgA)等免疫活性物质,它们与支气管黏膜和肺内巨噬细胞共同构成很强的自净和防御系统,在上述系统净化功能减弱、有害物质的损伤作用过强时,可导致呼吸系统各种疾病的发生。

第一节　慢性阻塞性肺疾病

　　慢性阻塞性肺疾病(chronic obstructive pulmonary disease,COPD)是一组慢性气道阻塞性疾病的统称,其共同特点为肺实质与小气道受到损害,导致慢性气道阻塞、呼气阻力增加和肺功能不全,主要包括慢性支气管炎、肺气肿、支气管扩张症和肺气肿等疾病。

知识链接

慢性阻塞性肺疾病

　　全世界慢性阻塞性肺疾病(COPD)的患病率和病死率呈上升趋势,发达国家COPD 患病率为 $5\%\sim15\%$,亚洲 11 个国家 COPD 患病率为 6.2% ,我国 40 岁以上人群的发病率为 8.2% ,男性发病率明显高于女性的,分别为 12.4% 和 5.1% ,农村发病率为 8.8% ,高于城市的 7.8% 。到 2007 年 COPD 的死亡率从第 12 位上升至第 5 位,成为我国城市居民的第十大死亡原因,农村居民的第一大死亡原因。引起 COPD 最常见的危险因素是吸烟,大量研究证实吸烟量与气流受限程度密切相关,所以戒烟是降低 COPD 的发生危险和阻止病情进展的最经济、有效的办法。

一、慢性支气管炎

慢性支气管炎(chronic bronchitis)是指发生于气管、支气管黏膜及周围组织的慢性非特异性疾病,是一种常见病、多发病,中老年人群中发病率达 15%～20%。临床特征为反复咳嗽、咳痰或伴有喘息症状,且症状每年至少持续 3 个月,持续两年以上者即可诊断为慢性支气管炎。发病的主要人群为中老年男性,易在寒冷季节发病,病情进一步恶化时可并发肺气肿和慢性肺源性心脏病。

(一)病因和发病机制

慢性支气管炎往往是多种因素长期综合作用引起的。

1. 呼吸道反复感染

能引起上呼吸道感染的病毒和细菌均可引起慢性支气管炎的发生和复发,它们是导致慢性支气管炎发病和加重的重要因素。

2. 理化因素

吸烟、寒冷、潮湿、空气污染等因素也是慢性支气管炎发作的主要因素。据统计,吸烟者比不吸烟者的患病率高 2～8 倍,吸烟时间愈久,日吸烟量愈大,患病率也愈高。香烟的烟雾中含有焦油、尼古丁和镉等有害物质,能损伤呼吸道黏膜,削弱呼吸道的自净和防御功能,香烟烟雾还能引起小气道痉挛,增加气道阻力。

3. 过敏因素

过敏体质与慢性支气管炎的发病有一定的关系,尤其是喘息型慢性支气管炎的患者往往有过敏史,以脱敏为主的综合治疗,可取得较好的治疗效果。

4. 其他因素

机体抵抗力降低、呼吸系统防御功能受损及神经内分泌功能失调与本病的发生、发展也密切相关。

(二)病理变化

病理变化(病变)常起始于较大的支气管,随着病情进展,病变逐步累及较小的支气管和细支气管,受到累及的细支气管越多,气道阻力越高,肺组织受损的程度也越严重。其主要病变如下。

1. 黏膜上皮受损

炎性渗出和黏液分泌增多,使黏膜上皮纤毛粘连、倒伏、减少甚至消失,纤毛柱状上皮细胞变性、坏死、脱落。上皮进行修复再生时,杯状细胞增多,并可发生鳞状上皮化生(图12-1),从而导致纤毛-黏液排送系统受损。

2. 腺体病变

气管和支气管的黏膜下腺体增生肥大,浆液腺上皮发生黏液腺化生,分泌的黏液过多,潴留在支气管腔内,易形成黏液栓,造成气道的完全性或不完全性阻塞。晚期分泌亢进的

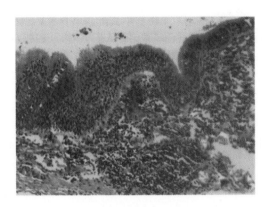

图 12-1　慢性支气管炎

注:纤毛柱状上皮修复再生时发生鳞状上皮化生,支气管壁可见大量慢性炎细胞浸润。

腺体逐渐萎缩消失,黏膜变薄,黏液分泌也明显减少。

3. 支气管管壁病变

支气管管壁充血,淋巴细胞、浆细胞浸润;管壁平滑肌束断裂、萎缩;软骨可发生变性、萎缩、钙化或骨化;对于喘息型患者,平滑肌束可增生、肥大,导致管腔变窄。

慢性支气管炎反复发作,累及的细支气管也不断增多。细支气管因管壁薄、管腔小,炎症不仅可引起管壁增厚、管腔狭窄甚至纤维性闭锁,而且炎症易向管壁周围组织及肺泡扩展,形成的细支气管炎及细支气管周围炎是引起慢性阻塞性肺气肿的病变基础。

(三)临床病理联系

支气管黏膜的反复性炎症和黏液腺分泌物增多是慢性支气管炎咳嗽、咳痰的病理基础,一般情况下痰液多呈白色、黏液泡沫状,不易咳出,继发感染时可有脓性痰。喘息型患者在症状加重或继发感染时,因支气管平滑肌受刺激发生痉挛而出现哮喘样发作,检查时两肺可闻及哮鸣音和干、湿啰音。有的患者因黏膜和腺体萎缩,分泌物减少,痰量减少甚至无痰。病变引起小气道狭窄或阻塞时,出现阻塞性通气障碍,增加的呼气阻力大于吸气阻力,使肺过度充气,残气量明显增多,最终并发肺气肿。

(四)防治与护理原则

慢性支气管炎患者的护理原则是避免和控制感染、促进排痰和解痉平喘。

(1)控制感染:在急性期,遵照医嘱,选择有效的抗菌药物治疗,并观察疗效。在急性感染控制后,及时停用抗菌药物,以免长期应用引起副作用。

(2)环境护理:注意家庭环境卫生和空气流通,保持室内适宜的温度和湿度,控制和消除各种有害气体和烟尘。在气候变化时以及寒冷季节里,注意及时添、减衣服,避免受凉感冒,预防流感。

(3)促使排痰:观察痰液颜色、性状、黏稠度、气味及量的改变,如痰量增加、呈脓性痰、偶有痰中带血时,应及时通知医生,控制感染。急性期患者应使用镇咳、祛痰药物。对年老体弱、无力咳痰的患者或痰量较多的患者,应以祛痰为主,不宜选用强烈镇咳药,以免抑制中枢神经加重呼吸道炎症,导致病情恶化。帮助危重患者定时变换体位,辅助叩背以利排痰;痰液较黏稠不易咳出时给予雾化吸入。

(4)解痉平喘:因支气管痉挛、支气管狭窄、黏液或渗出物阻塞气管引起喘息时,可选用解痉平喘类药物。

(5)健康教育:加强体育锻炼,增强体质,提高耐寒能力和机体抵抗力,加强戒烟的宣教工作。

二、肺气肿

肺气肿(pulmonary emphysema)是指末梢肺组织(呼吸性细支气管、肺泡管、肺泡囊和肺泡等)因含气量过多伴肺泡间隔破坏,肺组织弹性减弱,导致肺体积膨大、通气功能降低的一种病理状态,是支气管和肺部疾病最常见的并发症。

(一)病因和发病机制

1. 细支气管阻塞性通气障碍

肺气肿是支气管和肺部疾病常见的并发症,尤以慢性支气管炎最为多见。慢性炎症使细小支气管管壁结构遭到破坏,纤维化增生性反应引起管壁增厚,管腔狭窄;炎性渗出物及黏液形成黏液栓,使气道发生不完全阻塞;细支气管周围炎症又可以损伤其周围肺间质和相邻的肺泡间隔,使细支气管在呼气时失去支撑而闭陷,气体排出受阻后,肺泡内气体过多而处于高张状态,促进已发生弹性减弱或间隔断裂的肺泡扩张、融合。

2. 先天性 α_1-抗胰蛋白酶缺少症

发生小气道炎症时,中性粒细胞和巨噬细胞可释放大量弹性蛋白酶和生成大量氧自由基。氧自由基能氧化 α_1-抗胰蛋白酶活性中心的蛋氨酸,并使之失活。α_1-抗胰蛋白酶是弹性蛋白酶的抑制物,失活后使弹性蛋白酶数量增多、活性增强,能过多地降解肺组织中的弹性蛋白,破坏肺的组织结构。在 α_1-抗胰蛋白酶缺乏的家族,肺气肿的发病率比一般人的高15 倍,且发病年龄较早。

(二)病理变化

肺气肿有多种病理分类,通常按解剖组织学部位分类,可将肺气肿分为肺泡性肺气肿和间质性肺气肿两类。

1. 肺泡性肺气肿(alveolar emphysema)

肺泡性肺气肿病变发生在肺腺泡内,常伴有小气道阻塞性通气障碍。

肉眼观察:肺体积显著膨大,边缘钝圆,呈灰白色,肺组织柔软而弹性差,指压后的压痕不易消退。切面可见扩大的肺泡囊腔(图 12-2(a))。

镜下观察:末梢肺组织膨胀,肺泡间隔变窄、断裂并互相融合,形成大小不一的肺泡囊腔(图 12-2(b))。细小支气管出现慢性炎性病变,肺泡壁毛细血管床减少,肺小动脉内膜纤维化增生。

2. 间质性肺气肿(interstitial emphysema)

间质性肺气肿是由于肺内压急骤升高,肺泡壁或细支气管管壁破裂,空气进入肺间质,气体在肺膜下、肺小叶间隔内形成串珠状小气泡,气泡也可沿细支气管和血管周围的组织间隙扩展至肺门、纵隔,甚至可在颈部和上胸部皮下形成皮下气肿。

3. 其他类型肺气肿

①代偿性肺气肿(compensatory emphysema)是指萎陷的肺叶、肺切除后、肺实变病灶的周围,残余肺组织的肺泡代偿性过度充气、膨胀。②老年性肺气肿(senile emphysema)是

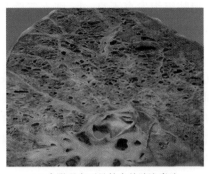 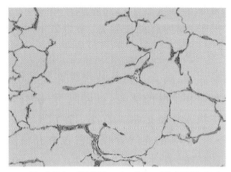

(a) 肉眼观察可见扩大的肺泡囊腔　　　　(b) 镜下观察可见肺泡互相融合，形成肺泡囊腔

图 12-2　肺气肿

指老年人肺组织常发生退行性改变，肺的弹性回缩力减弱，致使肺残气量增多，容积增大。

（三）临床病理联系

肺气肿常由于阻塞性通气障碍而出现呼气性呼吸困难、胸闷、气促、发绀等缺氧症状，因呼气困难，听诊时呼吸音减弱，呼气延长。长期过度吸气和呼气困难，肺容量增大，肋骨上抬，肋间隙增宽，横膈下降，胸廓前后径增大，形成"桶状胸"，X 线检查见两肺肺野透明度增加。病变后期，随着肺泡间隔毛细血管床减少，肺循环阻力增大，出现长期肺动脉高压，最终可导致慢性肺源性心脏病。

（四）防治与护理原则

（1）一般护理：保持空气新鲜，注意保暖，避免感冒，给予清淡营养饮食，鼓励患者戒烟，并适当进行体育运动，增强机体免疫力。

（2）半卧位：出现"桶状胸"的患者可有气短症状，宜给予半卧位，有利于呼吸。

（3）吸氧：呼气性呼吸困难、气促、胸闷、发绀和呼吸性酸中毒等阻塞性通气障碍导致低氧血症时，应遵医嘱给予持续低流量吸氧，注意观察氧疗效果。

（4）指导并鼓励患者有效地咳痰，避免痰液潴留。

（5）呼吸功能锻炼：指导患者进行腹式呼吸和缩唇呼吸。

（6）药物治疗：肺部感染时，遵医嘱给予抗生素、解痉平喘和祛痰药物治疗，并观察疗效。

三、支气管扩张症

支气管扩张症（bronchiectasis）是指以肺内小支气管管腔持久性扩张，伴管壁纤维性增厚为特征的慢性呼吸道疾病。临床表现为慢性咳嗽、咳大量脓痰或反复咯血等症状。自从抗生素类药物应用以来，本病的发病率已明显下降。

（一）病因和发病机制

支气管扩张症是由于呼吸道反复感染，引起支气管管壁的慢性化脓性炎症，损坏了支气管管壁的重要支撑结构（如平滑肌、胶原纤维、弹力纤维和软骨等），同时支气管周围肺组织的慢性炎症和纤维化对管壁牵拉和咳嗽时支气管内压增高等因素，促使支气管持久性扩张。

少数患者可因支气管管壁的平滑肌、软骨和弹力纤维发育不全，管壁结构薄弱和弹性较差而引起支气管扩张。如肺囊性纤维化,由于末梢肺组织发育不良,小、细支气管呈柱状和囊状扩张,腔内有黏液阻塞,常继发肺间质纤维化或肺感染。

(二) 病理变化

肉眼观察:病变常累及肺段级支气管以下和直径大于2 mm的中、小支气管,病变的支气管以左肺和下叶的居多,可局限于一侧肺叶或肺段,也可累及两侧肺。肺切面可见支气管呈圆柱状或囊状扩张。若小、细支气管发生扩张时,管腔扩大成小囊状,使肺呈蜂窝状(图12-3)。扩张的支气管腔内常含有黏液脓样或黄绿色脓性渗出物,常因继发腐败菌感染而带恶臭气味,有时有血性渗出物。扩张的支气管周围肺组织常发生程度不等的肺萎陷、纤维化或肺气肿。

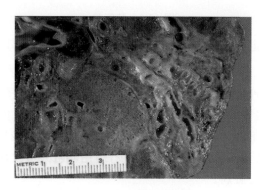

图 12-3　支气管扩张症

注:支气管呈圆柱状或囊状扩张。

镜下观察:支气管管壁呈慢性炎症改变,并有不同程度的组织结构破坏。支气管黏膜上皮有明显损伤和修复现象,常有鳞状上皮化生,支气管壁增厚,黏膜下血管扩张充血和炎细胞浸润。管壁的平滑肌、弹力纤维和软骨常因反复的炎症刺激而遭受破坏和纤维化。支气管周围淋巴组织和相邻的肺组织常发生纤维化。

(三) 临床病理联系

支气管扩张症患者常因反复的支气管慢性炎症刺激,分泌物增多,伴化脓性感染,导致咳嗽和咳大量脓痰。感染急性发作时,黄绿色脓痰明显增加。咯血是由于支气管管壁的血管遭受炎症破坏所致,严重的大咯血可因失血过多及血块阻塞窒息而危及生命。若支气管引流不畅,痰不易咳出,可感到胸闷不适。胸痛的症状与并发胸膜炎有关,甚至可并发肺脓肿、脓胸和脓气胸等。慢性重症支气管扩张症患者,肺功能严重障碍,稍活动即有气急、发绀,伴有杵状指(趾),晚期可并发肺动脉高压和肺源性心脏病。

(四) 防治与护理原则

(1) 一般护理:保持环境的清洁、安静、空气新鲜,急性患者应卧床休息。

(2) 控制感染:支气管扩张感染严重时,遵医嘱给予对支气管分泌物和肺组织穿透力强的抗生素,并注意用药效果。患者咳嗽、痰多且黏稠时可选用局部抗生素治疗。抗生素及糜蛋白酶可经超声雾化吸入,能达到消炎、稀释痰液的目的。

(3) 痰液的观察:支气管扩张症患者常伴发化脓性感染,导致咳嗽和咳大量脓痰。观察痰液的性状、量、气味和分层,及时采取痰标本送化验。痰液可分为三层:上层为泡沫,中层为混浊黏液,底层为坏死组织沉淀物。感染急性发作时,黄绿色脓痰明显增加。厌氧菌反复感染时,痰液有恶臭气味。

(4) 保持呼吸道通畅:因反复的支气管慢性炎症刺激,分泌物增多,应遵医嘱给予祛痰剂,同时辅助叩背排痰,特别注意指导患者进行正确的体位引流。

(5) 咯血护理:大咯血时,可采取患侧卧位,头偏向一侧,尽量把血咯出,必要时可用吸痰管吸引。咯血不畅出现窒息症状时,备好抢救器械,配合做好气管插管和气管切开的配合工作。

四、支气管哮喘

支气管哮喘(bronchial asthma)简称哮喘,是一种由呼吸道过敏引起的以支气管可逆性发作性痉挛为特征的慢性阻塞性炎性疾病。患者大多具有特异性变态反应体质。临床表现为反复发作的伴有哮鸣音的呼气性呼吸困难、咳嗽和胸闷等症状。

(一) 病因和发病机制

本病的病因较复杂,诱发支气管哮喘的过敏原主要经呼吸道吸入,但也可通过食物或其他途径进入人体。呼吸道感染和精神因素也可诱发哮喘发作。一般在过敏原激发后 15～20 min 哮喘发作者称为速发性反应,主要与 T 淋巴细胞和肥大细胞相关。若在过敏原激发后 4～24 h 哮喘发作者称为迟发性反应,与嗜酸性粒细胞和嗜碱性粒细胞相关。

知识链接

过 敏 原

过敏原是支气管哮喘发病的环境因素,其中最常见、最重要的是尘螨,其次为真菌;季节性室外过敏原为花粉和草粉等;职业性的过敏原有谷物粉、动物毛皮、木材、活性染料等;药物和食物添加剂也可作为哮喘的诱发因素。患者可以做相应的过敏原测试,通过皮肤点刺试验和体外特异性 IgE 检测,可明确患者的过敏症状,指导患者尽量避免接触过敏原及进行特异性免疫治疗。特异性免疫治疗是唯一可改变这种疾病自然病程的病因治疗方法。相应的过敏原被制成过敏原提取液,并配制成各种不同浓度的制剂,经过注射或通过其他途径与患者反复接触,剂量由小到大,浓度由低到高,从而提高机体对过敏原的耐受性。当机体再次接触过敏原后,不再出现过敏反应或症状明显减轻。

(二) 病理变化

肉眼观察:肺轻度膨胀,支气管管腔内含有黏稠的黏液栓,偶尔可有支气管扩张,支气管黏膜水肿。

镜下观察:支气管黏膜水肿,上皮层中杯状细胞增多,黏膜的基底膜显著增厚并发生玻璃样变性,黏液腺和管壁平滑肌细胞肥大和增生,在固有膜层、黏膜下层及肥厚的肌层内有嗜酸性粒细胞、单核细胞及淋巴细胞、浆细胞浸润。在支气管管壁和黏液栓中往往可见嗜酸性粒细胞的崩解产物夏科-雷登(Charcot-Leyden)结晶。

（三）临床病理联系

哮喘发作时,由于细支气管痉挛和黏液栓阻塞,引起呼气性呼吸困难并伴有哮鸣音。症状可自行或经治疗缓解。反复的哮喘发作可导致胸廓变形及弥漫性肺气肿,有时可发生自发性气胸。

（四）防治与护理原则

（1）去除诱发病因:患者所处环境应清洁、舒适,温度和湿度适宜,保持空气流畅,避免花草、尘螨等诱因的接触,并从心理上减轻患者的紧张情绪。

（2）饮食护理:给予患者营养丰富、高维生素、清淡流质或半流质饮食,让患者多食用水果、蔬菜,避免鱼、虾、蛋等可能诱发哮喘的食物。

（3）卧床休息:患者哮喘发作,呼吸困难呈端坐呼吸时,应给予患者适宜的靠背架或过床桌,请患者伏桌而卧,以帮助患者呼吸保持舒适。

（4）补液:鼓励患者饮水,稀释痰液,防止便秘。重症静脉补液时,注意补液速度。

（5）控制急性发作:保持呼吸道通畅,哮喘发作时,遵医嘱采取解痉、抗炎、去除气道黏液栓等综合治疗,并观察疗效和药物副作用。例如,茶碱类药物治疗浓度和中毒浓度接近,所以补液速度不宜过快,补液过程中观察恶心、呕吐、头痛、烦躁等不良反应,及时向医生汇报治疗后患者的情况,避免心律失常、血压降低、抽搐甚至死亡等恶性中毒症状的出现。

（6）促进排痰:遵医嘱给予祛痰药物、超声雾化、更换体位及叩背排痰等措施。

（7）氧疗:一般使用双鼻吸氧管低流量、持续、湿化吸氧,一般流量为 3～5 L/min。

第二节　肺　　炎

肺炎(pneumonia)是指肺的急性渗出性炎症,是呼吸系统的常见疾病。按照病因分类有细菌性、病毒性、支原体性、真菌性、寄生虫性肺炎。按照病变范围和累及部位分类,可分为发生于肺间质的间质性肺炎、以肺小叶为病变单位的小叶性肺炎和累及一个或多个肺大叶的大叶性肺炎。按照病变性质分类,可分为浆液性肺炎、纤维素性肺炎、化脓性肺炎、出血性肺炎、干酪性肺炎及肉芽肿性肺炎等不同类型。临床上常综合上述分类进行诊断。

一、大叶性肺炎

大叶性肺炎(lobar pneumonia)主要是由肺炎球菌引起的,以肺泡腔内弥漫性纤维蛋白渗出为主的炎症,病变通常累及肺大叶的全部或大部,故称大叶性肺炎。病变从肺泡开始,迅速扩散至一个肺段乃至整个大叶,故称大叶性肺炎,临床表现为起病急骤、寒战、高热、胸痛、咳嗽、咳铁锈色痰和呼吸困难,并伴有白细胞显著增高等,病程为 1 周左右。患者多为青壮年,好发于冬、春季节。

（一）病因和发病机制

大叶性肺炎 90％ 以上的患者由肺炎球菌引起,此外,肺炎杆菌、金黄色葡萄球菌、溶血性链球菌和流感嗜血杆菌也可引起。肺炎球菌寄生于口腔及鼻咽部,当受寒、醉酒、感冒、麻醉和疲劳等导致呼吸道的防御功能削弱,机体抵抗力降低时,易发生肺部的细菌感染。细菌可沿气管及支气管分支侵入肺泡,大量繁殖而引起炎症反应。细菌和炎症也可沿肺泡或呼吸性细支气管迅速向邻近肺组织蔓延,从而波及一个肺段或整个肺大叶,引起大叶性肺炎。

（二）病理变化和临床病理联系

大叶性肺炎的病理变化主要表现为肺泡腔内大量纤维蛋白的渗出，病变以左肺下叶多见。典型的发展过程可分为以下四期。

1. 充血水肿期

此期为发病最初第1～2天内的变化。

肉眼观察：病变肺叶肿大，重量增加，呈暗红色，切面有浆液流出，渗出液中可检出肺炎球菌。

镜下观察：肺泡壁毛细血管扩张、充血，肺泡腔内含有大量浆液性渗出物、少量红细胞、中性粒细胞和巨噬细胞。此期细菌能在渗出物中大量繁殖生长，并在肺内迅速播散，累及相邻的肺泡，使病变范围迅速扩大，波及整个肺段或肺大叶，并直达胸膜。

患者主要有毒血症的临床表现，出现寒战、高热、外周血白细胞计数增高，患者咳嗽、咳痰，痰中能检测出大量致病菌。肺部X线检查可见片状分布的模糊阴影。

2. 红色肝样变期

此期一般为发病后第3～4天的变化。

肉眼观察：病变肺叶肿大，呈暗红色，质地变实，切面呈灰红色，似肝脏，故称红色肝样变期（图12-4(a)）。切面呈颗粒状，这是肺泡腔内的纤维蛋白凸起于切面所致，病变处的胸膜有纤维蛋白的渗出物覆盖。

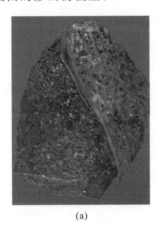
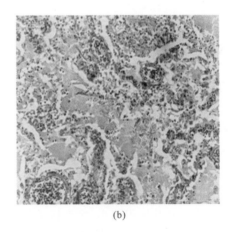

(a)   (b)

图12-4 大叶性肺炎（红色肝样变期）

镜下观察：肺泡壁毛细血管显著扩张、充血，肺泡腔内充满着红细胞、纤维蛋白、少量的中性粒细胞和巨噬细胞等渗出物（图12-4(b)），其中的纤维蛋白成丝状或网状相连，并常穿过肺泡间孔与相邻肺泡中的纤维蛋白网相接，在肺泡腔内的渗出物中仍能检出大量致病菌。

临床上，全身中毒症状及呼吸道症状仍可持续，如果病变范围较广，肺泡内渗出物过多，流经病变区的静脉血未能氧合就和回流至左心的动脉血掺杂，使肺泡通气和换气功能均出现下降，造成动脉血氧分压下降，可出现发绀等明显的缺氧症状。肺泡腔内的红细胞被巨噬细胞吞噬，崩解后形成的含铁血黄素混入痰中，可使痰液呈铁锈色。病变累及胸膜时，引起纤维素性胸膜炎，患者常感到胸痛，并随呼吸或咳嗽而加重。肺泡腔内渗出物较多,导致患侧呼吸运动减弱,触诊时语颤增强,叩诊为浊音,可听到支气管呼吸音等体征。肺部 X 线检查可见大片致密阴影。

3. 灰色肝样变期

发病后第 5～6 天进入此期。

肉眼观察:病变肺叶仍肿大,但充血消退,故由红色逐渐变为灰白色,质地实变,似肝脏,切面呈颗粒状,故称为灰色肝样变期(图 12-5(a))。

镜下观察:肺泡腔内见大量渗出物,主要为纤维蛋白,相邻肺泡腔的纤维蛋白经肺泡间孔相互连接。纤维蛋白网内有大量中性粒细胞,肺泡壁毛细血管受到压迫,变狭窄、闭塞,导致病变肺组织呈贫血状态(图 12-5(b))。

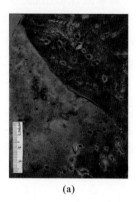
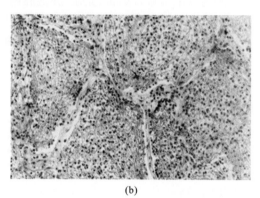

(a)   (b)

图 12-5   大叶性肺炎(灰色肝样变期)

此期肺泡腔内虽仍无充气,但因肺泡壁毛细血管也受压,血液流经病变部位少,故氧合不足的静脉血掺杂进入动脉血的情况反而减轻,缺氧状况有所改善。随着中性粒细胞渗出增多,患者的痰液也从铁锈色转变为黏液脓性痰,渗出物中致病菌也被中性粒细胞吞噬,痰中不易查到致病菌。由于此期患者体内针对病原微生物的抗体形成,故临床症状开始减轻,但体征和肺部 X 线检查结果仍与红色肝样变期的相同。

4. 溶解消散期

约在发病后第 7 天进入此期。此期中机体抗菌防御功能加强,病原微生物被吞噬消灭。

肉眼观察:病变肺叶体积缩小,实变区消失,质地变软,色转正常。切面可见实变病灶消失,胸膜渗出物被吸收或轻度粘连。

镜下观察:肺泡腔内中性粒细胞变性坏死,释放出大量蛋白溶解酶,使渗出物中的纤维蛋白被溶解。患者咳嗽、咳痰症状有所加重,有助于溶解物由气道咳出,故痰液往往呈混浊状。肺泡重新充气,肺组织结构和功能恢复正常。肺内炎症完全消散、功能恢复需 1～3 周。临床上表现为体温下降,肺部 X 线检查可见病变区阴影密度逐渐降低,以至消失。

大叶性肺炎的上述各期病理变化的发展是一个连续过程(表 12-1),彼此间并无绝对界限,同一肺叶的不同部位可呈现不同阶段的病变,其典型经过只能在未经及时治疗的病例中见到。目前,由于临床上常在肺炎早期应用抗生素,使大叶性肺炎的病程缩短,上述四期病理变化可不典型。

表 12-1　大叶性肺炎四期病理变化过程的特点

分　　期	充血水肿期	红色肝样变期	灰色肝样变期	溶解消散期
发生时间	发病后第 1～2 天	发病后第 3～4 天	发病后第 5～6 天	发病后第 7 天
肉眼观察	病变肺叶肿大，呈暗红色	病变肺叶肿大，呈暗红色，质地实变，切面呈颗粒状	病变肺叶肿大，呈灰白色，质地实变，似肝脏，切面呈颗粒状	病变肺叶质地变软，色转正常
镜下观察	肺泡壁毛细血管扩张、充血，肺泡腔内含有大量浆液性渗出物	肺泡壁毛细血管显著扩张、充血，肺泡腔内充满着红细胞和纤维蛋白等	肺泡壁毛细血管受压变狭窄，肺泡腔纤维蛋白网内有大量中性粒细胞	中性粒细胞变性坏死，纤维蛋白被溶解
临床表现	寒战、高热、外周血白细胞计数增高	铁锈色痰、发绀	黏液脓性痰，缺氧状况改善	体温恢复正常，症状消失
痰液检查	阳性	阳性	阴性	阴性
肺部 X 线检查	片状分布的模糊阴影	大片致密阴影	大片致密阴影	阴影密度逐渐降低，以至消失

（三）结局及并发症

绝大多数患者经及时治疗，可以痊愈，只有少数患者因机体抵抗力弱或细菌毒力强，可发生以下并发症。

1. 感染性休克

由肺炎球菌或金黄色葡萄球菌的严重感染引起的中毒症状，出现微循环衰竭时可发生休克，称为休克型或中毒型肺炎，是大叶性肺炎的严重并发症，常见于重症大叶性肺炎的早期，死亡率较高。

2. 败血症或脓毒败血症

严重感染时，大量细菌侵入血流，并在血中繁殖产生毒素导致败血症或脓毒败血症，同时也可引起急性细菌性心内膜炎、脑膜炎、关节炎等。

3. 肺脓肿及脓胸

肺脓肿及脓胸多见于金黄色葡萄球菌感染引起的肺炎。病变肺组织内中性粒细胞浸润明显，并发生坏死、液化而形成肺脓肿。肺脓肿累及胸膜，破入胸膜腔，大量脓液渗出形成脓胸。

4. 肺肉质变

灰色肝样变期，肺泡腔内渗出的中性粒细胞过少，释放的蛋白溶解酶不足，难以全部溶解肺泡内的纤维蛋白等渗出物，渗出物逐渐由肉芽组织机化。肉眼可见病变部位肺组织呈褐色肉质样改变，故称为肺肉质变（pulmonary carnification）。

二、小叶性肺炎

小叶性肺炎（lobular pneumonia）主要是由化脓菌感染引起的，以肺小叶为病变单位的急性化脓性炎症。因其病变常以细支气管为中心,故又称之为支气管肺炎(bronchopneumonia)。小叶性肺炎主要发生于小儿和年老体弱者,冬、春季节多见,临床表现为发热、咳嗽、咳痰和呼吸困难等症状。

（一）病因和发病机制

小叶性肺炎常由多种细菌引起,常见的致病菌是肺炎球菌、葡萄球菌、链球菌或几种细菌的混合感染。小叶性肺炎的发病常与那些致病力较弱的菌群有关,这些细菌通常是口腔或上呼吸道内致病力较弱的常驻菌,往往在传染病、营养不良、恶病质、昏迷、麻醉和手术后等诱因下,当机体抵抗力下降,呼吸系统防御功能受损时,经呼吸道吸入支气管至肺泡组织而致病,先引起支气管炎,进而引起小叶性肺炎。

（二）病理变化

小叶性肺炎的病变特征为肺组织内散在的一些以细支气管为中心的化脓性病灶。

肉眼观察:在两肺各叶的表面和切面上均散在灰黄色实变病灶,尤以两肺下叶和背侧的病灶较多。病灶相当于肺小叶范围,大小不等,形状不规则,病灶中央可见细支气管断面。严重者两肺下叶的病灶互相融合,形成融合性小叶性肺炎。

镜下观察:病灶中央的细支气管及周围肺泡腔内有大量脓性渗出物,包括中性粒细胞、红细胞和脱落的肺泡上皮细胞(图 12-6)。病灶周围肺组织充血,可有浆液渗出。严重时,病灶相互融合,呈片状分布。此时,病灶周围常可伴有不同程度的代偿性肺气肿和肺不张。

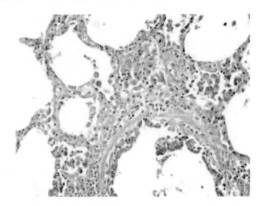

图 12-6　小叶性肺炎

（三）临床病理联系及结局

小叶性肺炎的临床表现取决于不同的病因、肺组织的损伤程度和范围。临床上患者可有咳嗽、咳痰(多为黏液脓性痰)。肺部 X 线检查可见两肺下部有较密集的斑点状或分散的小片状模糊阴影,严重者病灶互相融合呈大片状阴影。

小叶性肺炎经及时、有效的治疗,多数可痊愈,但小儿、老人或因其他疾病继发的小叶性肺炎患者预后较差,可出现以下并发症。

1. 呼吸衰竭

若病变较广泛,通气和换气功能受到影响,可引起患者发绀及呼吸困难,出现呼吸衰竭。

2. 心力衰竭

缺氧使肺小动脉痉挛、肺循环阻力增加,同时毒血症导致心肌细胞的变性,导致心力衰竭的出现。

3. 肺脓肿或脓胸

与大叶性肺炎情况相同。

4. 支气管扩张

严重的小叶性肺炎,病程长,支气管结构明显破坏,可导致支气管扩张。

知识链接

患者,女,4 岁,发热、咳嗽、咳痰一周,近 2 天病情加重。体格检查:体温 39.5℃,脉搏 160 次/分,呼吸 25 次/分;患者呼吸急促、面色苍白、口唇发绀、精神萎靡、鼻翼扇动,双肺有散在湿啰音,心音钝、心律齐。实验室检查:白细胞计数(WBC)为 21×10^9/L,中性粒细胞(N)为 80%,淋巴细胞(L)为 17%。X 线检查:左、右肺下叶可见灶状阴影。临床诊断:小叶性肺炎。入院予以抗感染治疗,病情逐渐加重,经抢救无效,死亡。

病理检查:双肺下叶或背侧散在实变区,切面可见散在的直径为 1 cm 大小、形状不规则的脓肿,镜下显示细支气管及其周围肺泡腔内充满中性粒细胞。

(1)病理检查支持临床诊断吗?其依据是什么?

(2)请解释临床表现发生的病理学基础。

三、间质性肺炎

间质性肺炎(interstitial pneumonia)是指发生在肺间质的急性渗出性炎症,以支气管、细支气管、小叶间隔及肺泡壁等间质发生血管充血、水肿、淋巴细胞和单核细胞浸润为主要病理特征,而肺泡腔内渗出反应不明显。间质性肺炎可分为病毒性肺炎和支原体肺炎。

（一）病毒性肺炎

病毒性肺炎(viral pneumonia)常指由上呼吸道病毒感染向下蔓延至间质的肺炎。本病多发生于冬、春季节,多见于儿童,成人少见。临床表现为起病较急,有发热、剧烈咳嗽、气促、发绀等症状。

1. 病因和发病机制

引起肺炎的病毒常见的是流感病毒、腺病毒、呼吸道合胞病毒、麻疹病毒和巨细胞病毒等。除流感病毒外,其余病毒多见于患儿。

2. 病理变化

肉眼观察:病变常不明显,肺组织因充血、水肿体积轻度增大。病变常位于一侧肺叶,以下肺多见,病灶呈红黄色片状。

镜下观察:主要表现为支气管和细支气管管壁及其周围肺泡间隔的充血、水肿、淋巴细胞和单核细胞浸润,使肺泡间隔明显增宽。肺泡腔内可无渗出物或仅有少量浆液。病情严重者除上述间质的炎症外,支气管、细支气管上皮的灶性坏死较常见。肺泡腔内也可出现由浆液、少量纤维蛋白、红细胞及巨噬细胞所组成的炎性渗出物,渗出物浓缩并凝结成一层红染的膜样物质贴附于肺泡内表面,形成透明膜。支气管上皮和肺泡上皮的细胞质或细胞核内可检见病毒包涵体。病毒包涵体常呈圆形或椭圆形,约为红细胞大小,呈嗜酸性染色,其周围常有一圈清晰的透明晕(图 12-7)。镜检见病毒包涵体是病理组织学诊断病毒性肺炎的重要依据。

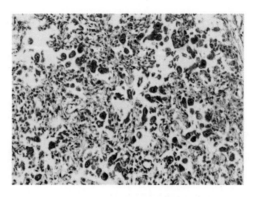

图 12-7　病毒性肺炎

知识链接

严重急性呼吸综合征

严重急性呼吸综合征(SARS),曾被称为"非典型性肺炎",是以呼吸道传播为主的急性传染病,病原体是新型的冠状病毒,其肺部的病理变化较突出。肉眼观察:双肺呈斑块状实变,严重者双肺完全实变;表面呈暗红色,切面可见肺出血灶和出血性梗死。镜下观察:弥漫性肺泡损伤,肺组织充血、出血和水肿,肺泡腔内充满大量脱落的增生肺泡上皮细胞及渗出的单核细胞、淋巴细胞和浆细胞,肺泡腔内可见透明膜和渗出物机化,部分肺泡上皮细胞的细胞质内可见典型的病毒包涵体;肺小血管呈血管炎,有纤维素样坏死和血栓形成。其临床表现为发热、头痛、肌肉关节酸痛、干咳少痰,严重者可出现呼吸窘迫。

3. 临床病理联系

患者因病毒感染可出现发热等全身中毒症状。由于肺泡内渗出物较少,患者主要表现为剧烈干咳。肺部 X 线检查可见肺纹理增多和小片状阴影。当透明膜形成影响换气功能时,患者出现呼吸困难和发绀的临床表现。混合性病毒感染或继发细菌感染可造成心肺功能不全。

(二)支原体肺炎

支原体肺炎(mycoplasmal pneumonia)是指由肺炎支原体引起的急性间质性肺炎。支原体肺炎起病缓慢,咳嗽剧烈而持久,病程长,预后好。本病多见于儿童和青少年(5～15岁),秋、冬季节发病率高。

1. 病因和发病机制

肺炎支原体经飞沫传染,首先引起上呼吸道感染,然后沿气管、支气管分支下行,引起肺间质炎症。

2. 病理变化

肉眼观察:肺部病变常累及一叶肺组织,尤以下叶多见。病灶呈暗红色,节段性或局限性分布。气管或支气管内有黏液性渗出物。切面可有少量红色泡沫状液体溢出,气管或支气管腔内也可见黏液性渗出物,胸膜常无累及。

镜下观察:病变区肺泡壁充血、水肿,有较多淋巴细胞和单核细胞浸润,肺泡壁明显增宽(图 12-8)。肺泡腔内无渗出物或仅有少量混有单核细胞的浆液性渗出物。支气管、细支气管壁及血管周围间质可有充血、水肿及炎细胞浸润。

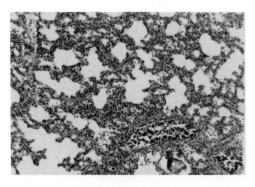

图 12-8 支原体肺炎

3. 临床病理联系

临床表现以剧烈干咳为特征。肺部 X 线检查可见肺部呈节段性分布的纹理增强及网状或斑片状阴影。白细胞计数有轻度升高,淋巴细胞和单核细胞增多,痰、鼻腔分泌物、咽拭均能培养出肺炎支原体。支原体肺炎预后良好,自然病程约为 2 周。

各类型肺炎比较见表 12-2。

表 12-2 各类型肺炎比较

比 较 项 目	大叶性肺炎	小叶性肺炎	间质性肺炎
病因	肺炎球菌	多病菌混合感染和其他疾病并发症	病毒和肺炎支原体
病变性质	肺大叶急性纤维素性炎症	肺小叶急性化脓性炎症	肺间质急性渗出性炎症
好发人群	青壮年者	小儿和年老体弱者	儿童
大体形态	左肺下叶多见,肺实变,肺大叶呈暗红色或灰白色	双肺下叶或背侧多见,灰黄色散在病灶	病变常位于一侧肺,主要为支气管壁病变
镜下形态	肺泡腔内大量纤维蛋白渗出	以细支气管为中心的中性粒细胞渗出	肺泡壁充血、水肿及有慢性炎细胞浸润
临床特点	突然寒战、高热、胸痛、铁锈色痰	发热、咳嗽、黏液脓性痰	发热、乏力、刺激性咳嗽
肺部 X 线检查	肺下叶大片密度均匀的阴影	分散的小片状和较密集的斑点状阴影	肺纹理增多和小片状阴影

续表

比较项目	大叶性肺炎	小叶性肺炎	间质性肺炎
结局和并发症	大多痊愈,少数并发肺肉质变和感染性休克	多数痊愈,少数并发心力衰竭和呼吸衰竭而致死亡	支原体性肺炎预后良好,病毒性肺炎易并发心力衰竭、呼吸衰竭和呼吸窘迫综合征

四、肺炎的防治与护理原则

(1) 一般护理:急性期时应卧床休息,并保持室内一定的湿度、温度和通风。呼吸困难、发绀、胸痛患者应采取半卧位。

(2) 发热护理:观察体温热型,高热寒战期注意保暖;高热期头部、腋下和腹股沟处用冰袋降温或采用药物退烧;退热期注意液体补充,遵医嘱补液时不宜太快,以防肺水肿。

(3) 改善呼吸:给氧前应注意清除呼吸道分泌物,保证呼吸道通畅,有效给氧,给予氧疗时采用 $2\sim4$ L/min 流量。

(4) 促进排痰:鼓励患者多饮水,或采用蒸汽和超声雾化治疗,也可遵医嘱予以祛痰药物稀释痰液,配合拍背促进痰液排出。观察痰液性状,及时汇报异常情况,指导患者准确留取痰液培养标本的方法。

(5) 遵医嘱给予抗生素治疗,并观察疗效。

(6) 鼓励患者说出胸痛的部位和性质,疼痛时指导患者使用放松技术;可采取患侧卧位,在放松状态下固定患侧胸部;双手举起,置于床垫上,以助胸部扩张。胸痛明显者可予以小剂量止痛针。

(7) 密切观察生命体征、神志和尿量,预防休克中毒性肺炎。休克中毒性肺炎的抢救和护理:患者应平卧,头部抬高 $15°$;保温、给氧;迅速建立两条静脉通道,保证液体及药物的输入,可根据中心静脉压调整输液速度;严密观察生命体征、神志和尿量,协助医生进行抗休克和抗感染治疗。

(8) 健康教育:宣传锻炼耐寒的重要性;指导患者进食高蛋白、高热量、高维生素、易消化的流质和半流质饮食;每日饮水量为 $1500\sim2000$ mL;指导患者用药、复诊;鼓励患者戒烟和注射疫苗。

第三节　肺硅沉着症

肺硅沉着症(silicosis)简称硅肺,是指因长期吸入大量含游离二氧化硅(SiO_2)的粉尘微粒,沉着于肺部所引起的一种常见的职业病。长期从事开矿、采石、坑道作业以及在石英粉厂、玻璃厂、耐火材料厂、陶瓷厂等从事生产作业的工人易患本病。其病变以硅结节形成和广泛肺纤维化为特征。硅肺的病程进展缓慢,即使在脱离和硅尘接触的工作后,肺部病变仍继续发展。患者多在接触硅尘 $10\sim15$ 年后才发病。重症或晚期病例常因呼吸功能严重受损而出现呼吸衰竭和并发肺源性心脏病、肺结核病或肺气肿。

一、病因和发病机制

（一）硅尘的性状

空气中含有的硅尘微粒愈小，分散度愈高，其沉降速度也愈慢，被吸入的机会就愈多，一般硅尘微粒大于 5 μm 者，绝大多数被上呼吸道黏膜所阻挡或由气道的黏液纤毛系统清除体外，小于 5 μm 的硅尘可被直接吸入到肺，沉积在肺泡管分支处，1～2 μm 的硅尘致病性最强。

（二）呼吸道的防御功能

呼吸道的黏膜可阻挡和排除硅尘微粒而减少发病，对于进入肺泡内的硅尘微粒由肺泡巨噬细胞吞噬后，可以继续移动到细支气管处，被黏液纤毛系统从气道排出体外；部分染尘巨噬细胞也可穿过肺泡上皮进到肺间质，再穿过淋巴管壁，随淋巴回流到肺门淋巴结，引起淋巴结的硅尘性病变。极少数吞噬硅尘的巨噬细胞也可进入毛细血管，随血流到身体其他部位。

当吸入的硅尘数量超过肺的清除能力，或肺的清除能力减弱，如吸烟、慢性支气管炎和肺间质纤维化等都可损伤肺的清除能力，造成硅尘在肺内的沉积。

目前认可的硅尘的致病机制为机械刺激学说和免疫学说。机械刺激学说认为硅尘微粒在肺内形成硅结节，使肺组织损伤引起肺纤维化。免疫学说根据硅结节内发现的玻璃样物质内含有大量的丙种球蛋白，认为硅肺属于免疫反应性疾病。

二、病理变化

硅肺的基本病变是肺与肺门淋巴结内硅结节（silicotic nodule）的形成和间质弥漫性肺纤维化。

肉眼观察：硅结节边界清楚，直径为 2～5 mm，呈圆形或椭圆形，呈灰色，质硬，触之有砂样感。

镜下观察：病变早期由吞噬硅尘的巨噬细胞聚集组成，形成细胞性结节；继而成纤维细胞增生，使之发生纤维化，形成纤维性结节，结节内增生的纤维组织常呈同心圆式排列；当胶原沉积较多时，则发生同心圆状或旋涡状排列的玻璃样变性，形成玻璃样结节（图 12-9），结节中央往往可见内膜增厚的血管。肺内还有不同程度的弥漫性间质纤维化，可能与肺间质内散在性分布的吞噬硅尘的巨噬细胞有关。随着病变的发展，硅结节与纤维化的肺组织

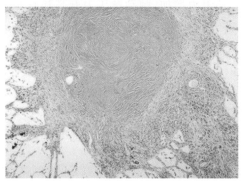

图 12-9 硅结节（玻璃样结节）

融合成团块状。在团块的中央,常因缺血、缺氧发生坏死、液化,形成硅肺性空洞。此外,胸膜也因纤维组织弥漫增生而广泛增厚。

根据肺内硅结节的数量、直径大小、分布范围和肺纤维化的程度,可将硅肺分为以下三期。

Ⅰ期硅肺:硅结节主要局限在肺的淋巴系统。肺门淋巴结肿大,内有硅结节和纤维化改变,肺组织中硅结节数量较少,直径为 1~3 mm,主要分布在两肺中、下叶近肺门处。X 线检查显示肺门阴影增大,密度增加,肺内和胸膜上可有少量硅结节形成。

Ⅱ期硅肺:硅结节数量增多、体积增大,伴有较明显的肺纤维化。结节性病变可散布于全肺,但仍密集在中、下肺叶近肺门区,总的病变范围不超过全肺的 1/3。X 线检查显示肺内有较多直径不超过 1 cm 的小阴影。此时,肺的重量、体积和硬度均有增加,胸膜也增厚。

Ⅲ期硅肺(重症硅肺):硅结节密集与肺纤维化融合成块。硅结节之间的肺组织常有明显的灶周肺气肿或肺不张。X 线检查显示有大的团块阴影出现,其长径不小于 2 cm,宽径不小于 1 cm,肺门淋巴结肿大、密度高,呈蛋壳样钙化。此期肺的重量和硬度明显增加。解剖取出的新鲜肺标本可竖立不倒,切开时阻力较大,并有砂粒感。浮沉试验可见全肺入水下沉。团块状结节的中央可有硅肺空洞形成。

三、并发症

(一)肺结核病

硅肺患者常伴有肺结核病,称为硅肺结核病(silicotuberculosis)。越是晚期、重症的硅肺,肺结核的并发率越高。硅肺患者肺组织对结核杆菌的防御能力降低。发生硅肺结核病时,硅肺病变和结核病变可分开存在,也可混合存在。硅肺结核病的病变比单纯硅肺和单纯肺结核病变发展更快,累及范围更广,更易形成空洞。当较大的血管被侵蚀时,可导致患者大量咯血而死亡。

(二)肺感染

由于硅肺患者抵抗力低,又有慢性阻塞性肺病,小气道引流不畅,易继发细菌或病毒感染致死。

(三)慢性肺源性心脏病

晚期硅肺患者有 60%~75% 并发慢性肺源性心脏病。由于肺间质弥漫性纤维化,肺毛细血管床减少,导致肺循环阻力增加,肺动脉压力升高和右心室肥大。患者可因呼吸衰竭和右心衰竭而死亡。

四、防治与护理原则

(1)饮食:给予患者容易消化的低盐或无盐饮食。

(2)合并肺心病出现胸闷、气短,呼吸困难,活动后可出现心悸、发绀症状。在护理中要注意安排患者休息,限制活动,避免过劳。出现心力衰竭时患者应绝对卧床休息,呼吸困难者取半坐位或坐位。

(3)保持患者居室的适宜温度,整洁及空气新鲜,注意保暖,避免患者因感冒引发上呼吸道发炎、肺内感染等症状的出现。

(4)对长期卧床患者要预防压疮。

（5）准确记录液体出入量，密切观察患者体温、脉搏、呼吸、血压的变化，有变化时及时报告医生。

第四节　慢性肺源性心脏病

慢性肺源性心脏病（chronic corpulmonale）（简称慢性肺心病）是指因慢性肺疾病、肺血管及胸廓的病变引起肺循环阻力增加、肺动脉压力升高和右心室肥厚、心腔扩大甚至发生右心衰竭的心脏病，简称慢性肺心病。本病在我国较为常见，患病年龄多在 40 岁以上，随着年龄增长而发病率增高。

一、病因和发病机制

（一）肺疾病

肺疾病是引起肺心病的主要原因，其中以慢性阻塞性肺疾病（COPD）中慢性支气管炎并发阻塞性肺气肿最为多见，占 80%～90%，其次为支气管哮喘、支气管扩张症、肺硅沉着症、慢性纤维空洞型肺结核、弥漫性肺间质纤维化等，这些疾病引起阻塞性通气障碍，破坏呼吸膜，减少气体交换面积，导致换气功能障碍，使肺泡气氧分压降低，二氧化碳分压增高，导致低氧血症，引起肺小动脉反射性痉挛，使肺循环阻力增加和肺动脉高压，导致右心肥大、扩张。

（二）胸廓运动障碍性疾病

胸廓运动障碍性疾病较少见。例如，胸膜纤维化、脊柱和胸廓畸形及胸廓成形术后等疾病，不仅可引起限制性通气障碍，还可压迫较大的肺血管和造成肺血管的扭曲，导致肺循环阻力增加及肺动脉高压。

（三）肺血管疾病

肺血管疾病很少见，是由原发性肺动脉高压症、广泛或反复发作的多发性肺小动脉栓塞及肺小动脉炎等直接引起肺动脉高压，从而引起右心肥大、扩张。

二、病理变化

（一）肺部病变

除原有的慢性支气管炎、肺气肿、肺间质纤维化等病变外，慢性肺心病时肺内主要的病变是肺小动脉的变化，表现为肌型小动脉中膜肥厚、内膜下出现纵行肌束、无肌型细动脉肌化，还可发生肺小动脉炎、肺小动脉弹力纤维和胶原纤维增生以及肺小动脉血栓形成和机化，此外，肺泡壁毛细血管数量显著减少。

（二）心脏病变

肉眼观察见右心室壁肥厚，心腔扩张，心尖钝圆，心脏重量增加，肺动脉圆锥显著膨隆，肥厚的右心室内乳头肌和肉柱显著增粗，室上嵴增厚，通常以肺动脉瓣下 2 cm 处右心室肌壁（肺动脉圆锥前壁）厚度超过 5 mm（正常为 3～4 mm）作为病理诊断肺心病的形态标准。镜下观察，可见心肌细胞肥大、增宽，细胞核增大且着色深，也可见缺氧所致的肌纤维萎缩、肌浆溶解、横纹消失以及间质水肿和胶原纤维增生等现象。

三、临床病理联系

慢性肺心病发展缓慢,临床表现除有原有肺疾病的症状和体征外,主要是逐渐出现的呼吸功能不全和右心衰竭的症状和体征。常表现为呼吸困难、发绀、心悸、气急、肝肿大、全身淤血和下肢水肿。发生肺性脑病者还可伴有头痛及精神症状,如烦躁不安、抽搐、嗜睡甚至昏迷。这主要是由于缺氧和二氧化碳潴留诱发的脑缺氧、水肿、呼吸性酸中毒所致。本病若能早期发现和治疗、注意保暖并增强体质、戒烟、避开污染的空气、提高免疫力、预防诱发因素等,可延缓肺动脉高压和慢性肺心病的发生和发展,而控制病因是预防慢性肺心病发生的根本措施。

知识链接

患者,男,68 岁,咳嗽、喘息 10 年,心悸近 5 年。

体格检查:颈静脉怒张,双肺呼吸音粗糙,有喘鸣音,双肩胛下可闻及小水疱音,肝肋下二指,下肢水肿。

问题:

(1) 根据病史和体格检查,患者的症状最可能是由于什么原因引起?

(2) 还需做哪些检查进一步确诊?

四、防治与护理原则

(1) 一般护理:急性期时患者应绝对卧床休息,呼吸困难者取半卧位;协助患者的生活需要,鼓励患者咳嗽、给予拍背,促进痰液排出,改善肺泡通气;神志不清需机械吸痰者,需注意无菌操作,动作轻柔。

(2) 氧疗:根据患者呼吸功能状况给予合理用氧,一般给予低浓度、低流量的氧,持续给氧,一般氧浓度为 25%～30%,氧流量为 1～2 L/min,并观察用氧疗效。

(3) 药物使用:遵医嘱正确使用抗生素、利尿剂、强心剂和血管扩张剂。利尿时间应以白天为宜,避免夜间多尿影响睡眠。

(4) 饮食护理:给予患者高蛋白、高维生素、易消化、清淡饮食,少食多餐。

(5) 鼓励患者采用腹式呼吸和缩唇呼气,加强呼吸肌肌力和耐力;用冷水洗脸和洗鼻,提高机体耐受力。

(6) 遵医嘱使用呼吸兴奋剂时,注意药物疗效和不良反应;切勿随意使用安眠药和镇静剂,以免诱发或加重肺性脑病。

第五节　呼吸功能不全

呼吸是机体摄取氧并排出二氧化碳的气体交换,完善的呼吸功能包括相互联系的三个环节,即外呼吸、气体运输和内呼吸。

各种原因导致肺功能储备降低,静息时血气指标和呼吸保持正常,但在体力活动、发热、感染等诱因的作用下,使呼吸负荷加重,出现呼吸困难、动脉血氧分压降低等病理变化,称为呼吸功能不全(respiratory insufficiency)。

呼吸衰竭(respiratory failure)是指由于外呼吸功能严重障碍,导致在海平面、静息状态下,出现动脉血氧分压(PaO_2)降低,伴有或不伴有动脉血二氧化碳分压($PaCO_2$)增高的病理过程。

根据呼吸衰竭时是否伴有动脉血二氧化碳分压升高,可将呼吸衰竭分为两种类型: Ⅰ型呼吸衰竭和Ⅱ型呼吸衰竭。Ⅰ型呼吸衰竭为低氧血症,表现为 PaO_2 低于 8 kPa(60 mmHg),多由换气功能障碍引起,故又称为换气障碍型呼吸衰竭;Ⅱ型呼吸衰竭为低氧血症伴高碳酸血症,表现为 PaO_2 低于 8 kPa(60 mmHg)和 $PaCO_2$ 高于 6.67 kPa(50 mmHg),多由通气功能障碍引起,故又称为通气障碍型呼吸衰竭。

一、原因和发病机制

呼吸衰竭是由于外呼吸功能障碍所致,外呼吸功能在于完成血液与外界空气之间的气体交换。外呼吸包括两个过程:一是肺通气,即肺泡内气体与外界空气进行交换的过程;二是肺换气,即肺泡腔内的气体与流经肺泡壁毛细血管网的血液进行气体交换的过程。任何原因只要能引起肺通气功能障碍和(或)肺换气功能障碍都可导致呼吸衰竭,引起低氧血症和(或)高碳酸血症。

(一) 肺通气功能障碍

正常成年人在静息时每分钟有效通气量约为 4 L/min。如果到达各级气管未参与气体交换的无效腔通气量增加、呼吸活动减弱、肺通气阻力增大,均可造成肺泡通气量不足。

1. 限制性通气不足(restrictive hypoventilation)

限制性通气不足是指吸气时肺泡的扩张受限引起的肺泡通气不足。常见原因如下。

(1) 呼吸中枢受损和抑制:呼吸中枢受损主要见于脑外伤、脑血管意外、脑炎、脑水肿等;呼吸中枢抑制主要由于镇静、镇痛、安眠、麻醉药等过量使用。两者均可导致中枢性肺泡通气功能障碍,通气量不足。

(2) 呼吸肌收缩力减弱或麻痹:常见于多发性神经炎、脊髓灰质炎、有机磷中毒、重症肌无力等支配呼吸肌的神经或呼吸肌的病变等。慢性阻塞性肺疾病、休克、高钾血症也会导致呼吸肌的动力减弱,使肺泡通气量不足。

(3) 胸廓和肺顺应性降低:顺应性是指在外力作用下,弹性组织的可扩张性。肥胖、严重胸廓畸形、胸膜增厚或胸腔积液可使胸廓扩张受限,顺应性降低;肺叶切除、肺纤维化、肺泡表面活性物质减少等可降低肺的顺应性,导致限制性通气不足。

2. 阻塞性通气不足(obstructive hypoventilation)

阻塞性通气不足是指由于呼吸道狭窄或阻塞所致的通气障碍。影响气道阻力的因素有气道内径、长度和形态、气流速度和流动形式,其中最主要的原因是气道内径的缩小。根据阻塞的部位不同,可以分为中央性气道阻塞和外周性气道阻塞。

(1) 中央性气道阻塞:气管分叉处以上的气道阻塞,常见于上呼吸道感染、异物、过敏等情况。阻塞若位于胸外,如喉头气管部位的炎症、水肿、异物和声带麻痹等情况,吸气时由于气道内压力小于大气压,导致有病灶的气道狭窄加重;呼气时则因气道内压力大于大气压而使气道口径略大,阻塞减轻,故患者出现明显的吸气性呼吸困难(图 12-10)。阻塞若位于胸内,如气道内出现异物,则吸气时胸膜腔内压降低,对气管往外牵拉作用加大,使气道口径变大,呼气时胸膜腔内压减小,气道受压使其口径缩小,阻塞加重,所以患者往往出现明显的呼气性呼吸困难(图 12-11)。

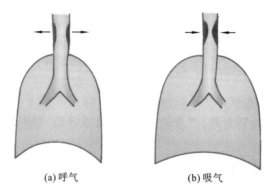

(a) 呼气   (b) 吸气

图 12-10 中央性气道阻塞引起吸气性呼吸困难

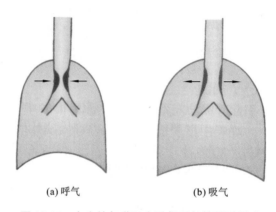

(a) 呼气   (b) 吸气

图 12-11 中央性气道阻塞引起呼气性呼吸困难

(2) 外周性气道阻塞:多发生于内径小于 2 mm 的细小支气道的阻塞,又称小气道阻塞。吸气时胸膜腔内压降低,小气道可保持开放状态,用力呼气时胸膜腔内压增高,小气道可受压变狭窄,甚至关闭,患者主要表现为呼气性呼吸困难,常见于慢性支气管炎、支气管哮喘、慢性阻塞性肺气肿等疾病。

总之,不论是中央性气道阻塞还是周围性气道阻塞,只要阻塞部位在胸廓内,都会出现呼气性呼吸困难。如急性异物阻塞,若表现为吸气性呼吸困难,则判断为阻塞仍在胸外,若转为呼气性呼吸困难,则表明异物已下移进入胸廓内。

总之,肺通气功能障碍不论是限制性的还是阻塞性的,均可导致肺泡通气量减少,氧吸入和二氧化碳排出均发生障碍,所以通气障碍性呼吸衰竭造成的血气指标的改变表现为 PaO_2 下降,同时伴有 $PaCO_2$ 升高,属于 II 型呼吸衰竭。

(二) 肺换气功能障碍

肺换气功能障碍是指肺泡气与肺泡壁毛细血管血液进行气体交换的过程,包括气体弥散功能障碍和肺泡通气量与血流量比例失调。

1. 气体弥散障碍

气体弥散障碍是指肺泡内气体与血中气体进行气体交换的过程发生的障碍。气体弥散量的多少主要取决于呼吸膜的面积、厚度和弥散的时间。

（1）呼吸膜的面积减少：正常人约有 3 亿个肺泡，总面积约为 80 m^2。安静情况下参与换气的面积只需 40 m^2，活动或运动时所需呼吸膜面积增大。由此可见呼吸膜面积的储备量是比较大的，只有呼吸膜面积减少一半以上时，才会发生换气功能障碍。呼吸膜面积减少引起的呼吸衰竭可见于肺癌患者肺大部分切除后，以及大面积肺实变和肺不张的患者。

（2）呼吸膜的厚度增加：呼吸膜是由肺泡上皮、毛细血管内皮及两者共有的基底膜构成的，总厚度不到 1 μm。在肺水肿、间质性肺炎、肺泡透明膜形成、肺纤维化等情况时，呼吸膜的厚度增加，弥散速度减慢。

（3）弥散时间过短：正常人在静息状态下，流经肺泡壁毛细血管的血液与肺泡-毛细血管膜接触的时间约为 0.75 s，而完成气体交换 O_2 所需要的时间为 $0.25\sim0.3$ s，CO_2 只需 0.1 s，所以即使呼吸膜的面积减少和厚度增加的患者，虽然弥散速度减慢，在静息状态下仍可以在 0.75 s 内完成气体弥散。只有在体力负荷增加，心输出量增加和肺血流加快的情况下，血流与肺泡接触时间过短，才会因气体交换不充分而发生低氧血症。由于 CO_2 的弥散速度比 O_2 的快 20 倍，所以单纯的弥散障碍引起的血气指标只有 PaO_2 下降，而不伴有 $PaCO_2$ 升高，属于 I 型呼吸衰竭。

2. 肺泡通气量与血流量比例失调

血液流经肺泡时能否获得足够的氧气并充分地排出 CO_2，使静脉血（血氧分压 40 mmHg，二氧化碳分压 46 mmHg）变为真正的动脉血（血氧分压 100 mmHg，二氧化碳分压 40 mmHg），还取决于肺泡通气量与流经肺的血流量的比例。正常成人在静息状态下，肺泡通气量（V）约为 4 L/min，肺血流量（Q）约为 5 L/min，肺泡通气量与血流量的比例约为 0.8，能实现最有效的换气。各种原因使该比例失调，可引起气体交换障碍，发生呼吸衰竭。肺泡通气量与血流量比例失调是肺部疾患引起呼吸衰竭最常见、最重要的机制。肺泡通气量与血流量正常情况及比例失调的常见类型和原因如图 12-12 所示。

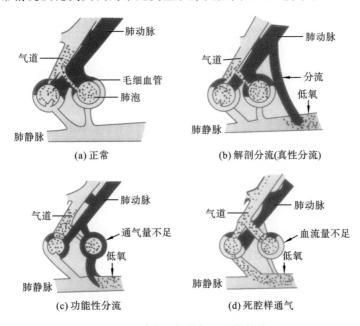

图 12-12 肺泡通气量与血流量的关系

（1）部分肺泡通气量不足：部分肺泡失去通气功能或通气不足，而血流量并未相应减少,甚至还可因炎性充血使血流量增加(如大叶性肺炎红色肝样变期),导致肺泡通气量和血流量比例明显下降,流经此处未经氧合或氧合不全的静脉血汇入动脉血,使体循环 PaO_2 下降,这种病变称为功能性分流(functional shunt)或静脉血掺杂(venous admixture)。肺实变、慢性支气管炎、支气管哮喘、阻塞性肺气肿时,功能性分流的血流量可增加到肺血流量的 $30\%\sim50\%$,从而严重影响换气功能。

(2)部分肺泡血流量不足:部分肺泡通气良好而血流量减少,使肺泡通气量与血流量比例增大,进入这些肺泡的气体并没有全部参与气体交换,相当于增大了无效腔,故称为死腔样通气(dead space like ventilation),常见于肺动脉栓塞、弥散性血管内凝血、肺动脉炎、肺小血管痉挛等情况。正常人的生理死腔样通气量约占潮气量的 30%,疾病时可高达 $60\%\sim70\%$,从而导致呼吸衰竭。

(3)解剖分流增加:正常情况下,人体一部分肺动脉内的静脉血不经过肺泡直接通过支气管静脉和极少的肺动-静脉吻合支直接流入肺静脉,称为解剖分流(anatomic shunt)或右-左分流。解剖分流的血流量占心输出量的 $2\%\sim3\%$。但支气管扩张症时,支气管血管扩张和动-静脉吻合支开放,静脉血经肺动脉或支气管静脉注入肺静脉明显增多,从而导致呼吸衰竭。另外,也可以由于肺不张、肺实变和肺气肿,导致部分肺泡完全闭塞或被渗出物完全填充,使病变部位的肺泡完全无通气但仍有血流,流进这些肺泡的血液完全以静脉血状态掺入动脉血,故称为肺泡分流或肺泡毛细血管分流(alveolar capillary shunt)。以上两种情况同属于一部分肺血流完全未参与气体交换,以静脉血状态进入动脉系统,由此引起的低氧血症即使吸入 100% 的氧气也不会明显改善,因此两者合称为真性分流(true shunt)或真性静脉血掺杂。

肺泡通气量与血流量比例失调时,血气指标中 PaO_2 下降。若代偿性通气强,$PaCO_2$ 也可下降,可发生 I 型呼吸衰竭;若肺组织受损面积较大,代偿不足,导致 $PaCO_2$ 升高,可发生 II 型呼吸衰竭。

二、机体的代谢和功能变化

呼吸衰竭引起的低氧血症和高碳酸血症可影响全身各系统的代谢和功能,机体首先出现的是代偿反应,改善组织细胞的供氧,调节酸碱平衡和改善组织器官的代谢、功能。失代偿后机体会出现全身各组织脏器的功能衰竭。

(一)酸碱平衡紊乱

呼吸衰竭时,由于外呼吸功能障碍可引起呼吸性酸中毒、代谢性酸中毒、呼吸性碱中毒,还可并发代谢性碱中毒。其中以呼吸性酸中毒最为常见。

1. 呼吸性酸中毒

II 型呼吸衰竭的患者,由于肺通气功能障碍,使体内二氧化碳潴留,引起呼吸性酸中毒。

2. 代谢性酸中毒

不论是 I 型呼吸衰竭还是 II 型呼吸衰竭都可发生代谢性酸中毒。这主要是由于缺氧时,无氧酵解代偿性增强,乳酸产生增多的缘故。

3. 呼吸性碱中毒

呼吸性碱中毒见于 I 型呼吸衰竭的患者。因缺氧可出现代偿性通气过度,使二氧化碳排出过多。

（二）呼吸系统的变化

当 PaO_2 低于 60 mmHg 时，可以刺激颈动脉体和主动脉体化学感受器，同时 $PaCO_2$ 升高对延髓中枢化学感受器的作用，均可导致呼吸加深、加快，增加肺泡通气量。当 PaO_2 低于 40 mmHg 或 $PaCO_2$ 高于 80 mmHg 时，则可抑制呼吸中枢，使呼吸运动减弱。

呼吸衰竭患者呼吸运动的改变与原发疾病密切相关，如中枢性呼吸衰竭时，由于兴奋性过低，引起呼吸暂停，血中 CO_2 逐渐增多，当 $PaCO_2$ 升高到一定程度后又可刺激呼吸中枢，使其兴奋而出现呼吸运动。CO_2 排出增多再次导致 $PaCO_2$ 降低，呼吸兴奋性减弱，呼吸又可出现暂停。如此周而复始形成周期性呼吸运动，包括潮式呼吸（图 12-13）、间歇呼吸、抽泣样呼吸、叹气样呼吸等呼吸节律异常。如慢性阻塞性肺疾病时，气道阻力增大，为此通气所需的压力差增大，气流速度慢，呼吸运动变深。肺顺应性下降所致的限制性通气障碍疾病时，呼吸变得浅而快。

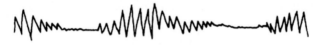

图 12-13　潮式呼吸

（三）循环系统的变化

轻度的缺氧和二氧化碳潴留可引起心血管系统的代偿反应，使心率加快、心肌收缩力增强，外周血管收缩，血液重新分配，从而保证了心、脑的血液供应。严重的缺氧和二氧化碳潴留直接抑制心血管中枢，心脏活动和血管扩张受到限制，造成心力衰竭，导致心收缩力减弱和血压下降的严重后果。呼吸衰竭引起的心力衰竭多为右心心力衰竭，主要原因是肺通气功能不良时，为了维持肺泡通气量与血流量比例的正常，肺小动脉发生收缩，导致肺动脉高压，增加右心室收缩的后负荷，发展成为肺源性心脏病。

（四）中枢神经系统的变化

中枢神经系统对缺氧最敏感，当 $PaO_2 < 8$ kPa 时，引起大脑皮层功能变化，表现为智力下降、烦躁不安、头痛、嗜睡等。迅速而严重的二氧化碳潴留，可引起二氧化碳麻醉，患者出现扑翼样震颤、呼吸抑制等脑功能严重障碍的表现。由呼吸衰竭所引起的脑功能障碍常称为肺性脑病（pulmonary encephalopathy）。当 $PaO_2 < 2.67$ kPa 时，几分钟时间即可造成神经细胞死亡。

（五）肾功能的变化

呼吸衰竭时肾功能会出现障碍，轻者尿中出现红细胞、白细胞、白蛋白等，严重时发生急性肾功能衰竭，出现少尿、氮质血症、高钾血症及代谢性酸中毒等血液生化指标紊乱。但肾结构往往并无明显异常，属于功能性肾衰。其发生原因主要是缺氧反射性引起交感-肾上腺髓质系统活动增强，使肾血管强烈收缩，肾血流量严重减少。

三、防治与护理原则

（一）去除诱因

如慢性阻塞性肺病若有上呼吸道感染可诱发呼吸衰竭，应去除诱因，积极治疗。

（二）改善肺通气

对于急性呼吸衰竭的患者,应首先建立通畅的气道以便吸氧,保证足够的肺泡通气是十分重要的。因呼吸道分泌物可堵塞气道,应鼓励患者排痰,转换患者体位并叩背协助排痰;为了使黏稠的痰液稀释容易咳出,减少气道阻塞和支气管痉挛,可用超声雾化吸入;咳嗽反射弱者,可用吸痰机吸痰;如果上述方法用后呼吸道分泌物仍很多,必要时采用气管插管或气管切开接人工呼吸机辅助呼吸(即人工气道)。

（三）吸氧

呼吸衰竭的患者都有不同程度的缺氧和低氧血症,必须给予合理的氧疗,纠正缺氧,排出二氧化碳,改善组织器官的代谢功能。一般采用鼻导管吸氧:Ⅰ型呼吸衰竭有低氧血症,无高碳酸血症,可给予40%~50%浓度、4~6 L/min流量的氧进行氧疗;Ⅱ型呼吸衰竭既有低氧血症,又有高碳酸血症,可给予24%~28%浓度、1~2 L/min流量的氧进行氧疗。慢性呼吸衰竭时,由于呼吸中枢对二氧化碳的刺激已不敏感,所以机体主要依靠缺氧刺激主动脉体和颈动脉体化学感受器,通过反射维持呼吸,如吸入高浓度氧,缺氧解除,会发生呼吸暂停或变浅,使肺泡通气减低,呼吸抑制,导致通气量减少。

应用呼吸机的患者,对各种通气形式的改变,应常规为患者做血气分析。随时记录呼吸支持方式、血气分析结果,并及时处理报警指示出现的问题。

（四）严密观察呼吸、血压及意识变化

观察呼吸频率、幅度、节律、代偿功能差时血压可下降,可导致肺性脑病。意识变化是肺性脑病的先兆,所以应观察皮肤温度、球结膜充血水肿、烦躁、头疼、多语、失眠、动作异常、定向改变、嗜睡、昏迷等症状。

（五）全身支持治疗

由于机体内蛋白质消耗较多,血清蛋白降低,易发生水肿,营养不足,机体抵抗力差,应鼓励患者进食,必要时插胃管鼻饲,静脉补充营养,如采用多种氨基酸、乳化脂肪、高渗葡萄糖、输血等。只有保证有足够的热量和营养,才能促进病情好转和患者尽早康复。

能力检测

1. 名词解释:慢性支气管炎、肺气肿、支气管扩张症、肺心病、大叶性肺炎、肺肉质变、小叶性肺炎、呼吸衰竭、二氧化碳麻醉、限制性通气障碍、阻塞性通气障碍、气体弥散障碍、静脉血掺杂、死腔样通气、真性分流。

2. 肺叶切除和阻塞性肺气肿患者发生呼吸衰竭后动脉血气分析为何不同?请叙述各自的发病机制。

3. 病例讨论

（1）病案一:

患者,男,清洁工,51岁。

主诉:近三个月来下肢水肿,气喘加重。

现病史:30岁开始患有慢性咳嗽,每年冬季比较厉害,多痰,一般呈泡沫状白色黏稠状,有时呈黄色脓性痰。近5年来发病伴有气喘、呼气特别费力,入院前3个月下肢水肿,咳嗽、气喘加重,近1个月来腹胀、气喘、夜间不能平卧。

体格检查:口唇明显发绀,背部和下肢均有凹陷性水肿,气喘,呼吸延长。颈静脉怒张,胸廓呈桶状,叩诊两肺呈过清音。听诊:闻及广泛湿性啰音及喘鸣音,腹部有明显膨隆,有腹腔积液,入院治疗后缺氧症状仍逐渐加重,抢救无效死亡。

病理检查:两肺体积增大,色苍白,边缘圆钝,切面呈蜂窝状,镜下显示肺泡扩张,肺泡壁变薄,毛细血管受压闭塞。各级气管内均有脓性分泌物,管壁有炎性水肿。右心室壁明显增厚,心腔扩大,左心正常,镜下显示肺动脉内膜纤维性增厚。其他脏器有慢性淤血,腹腔内有黄色澄清液体 2000 mL。

问题:

① 患者存在哪几种疾病? 临床诊断的依据是什么? 它们的因果关系怎么分析?

② 导致呼吸衰竭的发病机制是什么? 分析患者死因。

(2) 病案二:

患者,男,20 岁。淋雨受凉后出现高热、咳嗽、胸痛、咳铁锈色痰、气急、口唇发绀。血常规检查见白细胞计数为 $19 \times 10^9/L$,胸部 X 线检查显示左肺下叶大片密度均匀的阴影,入院治疗予以抗生素、祛痰剂等治疗,3 天后症状消失,复查正常后出院。

问题:

① 根据病史请做出临床诊断,并说明诊断依据。

② 请应用病理知识解释临床表现。

(何钟磊)

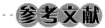

参考文献

[1] 任玉波.病理学[M].2 版.北京:科技出版社,2008.

[2] 唐忠辉,邓建楠.形态学实验教程[M].厦门:厦门大学出版社,2007.

[3] 郭慕依.组织病理学彩色图谱[M].上海:上海医科大学出版社,2001.

[4] 吴伟康.病理学[M].2 版.北京:人民卫生出版社,2010.

[5] 步宏.病理学与病理生理学[M].2 版.北京:人民卫生出版社,2006.

[6] 王斌,陈命家.病理学与病理生理学[M].6 版.北京:人民卫生出版社,2010.

第十三章
心血管系统疾病

📖 **学习目标**

掌握：动脉粥样硬化、高血压病、风湿病的基本病理变化；心力衰竭发生的基本机制。

熟悉：冠状动脉粥样硬化性心脏病、慢性心瓣膜病的概念；冠状动脉粥样硬化性心脏病、慢性心瓣膜病的病因及病理变化；心力衰竭临床表现的病理生理基础；心力衰竭的防治与护理原则。

了解：动脉粥样硬化、高血压病、风湿病的病因和发病机制；心力衰竭发生的原因与诱因。

心血管系统疾病是对人类健康构成极大威胁的一类疾病。在我国，心血管系统疾病患者在总死亡率中仅次于恶性肿瘤，居死亡原因的第二位。而在世界范围内，各类疾病的发病率和死亡率中心血管疾病占第一位。本章主要介绍动脉粥样硬化、高血压病、风湿病和心力衰竭。

第一节　动脉粥样硬化

动脉粥样硬化（atherosclerosis，AS）是一种与脂质代谢障碍有关的全身性疾病，主要累及大、中动脉，其病变特点是血脂沉积于动脉内膜下形成粥样斑块，导致动脉壁增厚、变硬，管腔狭窄。

动脉粥样硬化与动脉硬化不同。动脉硬化泛指动脉壁增厚、变硬、失去弹性的一类疾病，包括动脉粥样硬化、细动脉硬化和动脉中膜钙化。

近年来我国动脉粥样硬化发病率逐年上升，多见于中、老年人，40～49 岁发展最快。发病率北方高于南方，男性高于女性，发达国家高于落后国家。

一、病因和发病机制

目前认为引起动脉粥样硬化的主要危险因素包括以下几个方面。

（一）高脂血症

高脂血症的主要表现是血浆中总胆固醇和甘油三酯（TG）的含量异常升高，是动脉粥样硬化最主要的危险因素。血脂是以脂蛋白的形式存在的。脂蛋白按密度分为乳糜微粒（CM）、极低密度脂蛋白（VLDL）、低密度脂蛋白（LDL）、高密度脂蛋白（HDL），其中乳糜微粒、低密度脂蛋白和极低密度脂蛋白促进动脉粥样硬化发生，高密度脂蛋白具有抗动脉粥样硬化的作用。

造成高脂血症的原因：①摄入过多，见于过多进食含动物性脂肪的人群；②体内合成增加，见于喜食甜食及体力活动过少的人群；③某些能够引起继发性高脂血症的疾病，见于糖尿病、甲状腺功能减退症、肾病综合征、雌激素减少等。

（二）高血压

高血压患者与同年龄、同性别的无高血压者相比，动脉粥样硬化发病较早、病变较重。研究证明，高血压时血流对血管壁的机械性压力和冲击作用较强，引起血管内皮的损伤和功能障碍，使内膜对脂质的通透性增加；与高血压发病有关的肾素、儿茶酚胺和血管紧张素等也可改变动脉壁代谢，导致血管内皮损伤，从而造成脂蛋白渗入内膜增多、血小板和单核细胞黏附、中膜平滑肌细胞（smooth muscle cell，SMC）迁入内膜等变化，促进 AS 的发生和发展。

（三）吸烟

吸烟能使血中一氧化碳浓度增高，碳氧血红蛋白增多，造成血管内皮细胞的缺氧性损伤。

（四）糖尿病和高胰岛素血症

糖尿病和高胰岛素血症是与继发性高脂血症有关的疾病。糖尿病患者血中甘油三酯和极低密度脂蛋白水平明显升高，高密度脂蛋白水平较低，与动脉粥样硬化和冠心病关系极为密切。

（五）遗传因素

冠心病的家族聚集现象提示遗传因素是本病的危险因素。遗传性高脂蛋白性疾病可导致动脉粥样硬化的发生，家族性高胆固醇血症患者动脉粥样硬化的发生率观察组明显高于对照组。

（六）其他因素

1. 年龄 大量资料表明 AS 的检出率和病变程度的严重性均随年龄的增长而增高，并与动脉壁的年龄性变化有关。

2. 性别 女性在绝经期前高密度脂蛋白水平高于男性，低密度脂蛋白水平低于男性，绝经期后，两性间的这种差异消失，这可能与雌激素的影响有关。

3. 体重 超重或肥胖。

4. 感染 有报道某些病毒可能与 AS 发生有关。

二、基本病理变化

动脉粥样硬化主要累及全身的大、中动脉，其病变演变过程分为以下四期。

（一）脂纹

脂纹（fatty streak）是动脉粥样硬化的早期病变，常见于青年人，最早见于儿童期。

肉眼观察：病变处动脉内膜表面出现黄色帽针头大小的斑点或宽 1～2 mm 长短不一

的条纹,不隆起或微隆起于内膜(图 13-1(a))。

镜下观察:病灶处的内膜下有大量泡沫细胞、基质及少量炎细胞浸润。泡沫细胞体积大,呈圆形或椭圆形,细胞质内含有大量小空泡(图 13-1(b))。

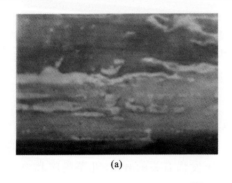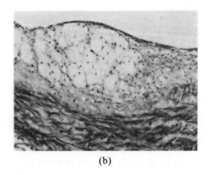

(a)　　　　　　　　　　　　(b)

图 13-1　脂纹

(二) 纤维斑块

纤维斑块(fibrous plaque)是由脂纹发展而来的。

肉眼观察:内膜有散在不规则隆起的斑块,初为浅黄色或灰黄色斑块,突出于内膜表面,随着纤维组织不断增多及玻璃样变性,逐渐变为瓷白色(图 13-2)。

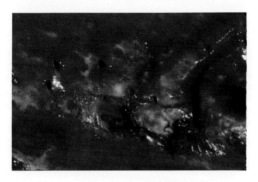

图 13-2　纤维斑块

镜下观察:斑块表面是一层纤维帽,由大量胶原纤维、平滑肌细胞、弹力纤维等构成,在纤维帽之下可见数量不等的泡沫细胞、平滑肌细胞、细胞外基质和炎细胞。

(三) 粥样斑块

粥样斑块(atheromatous plaque)也称粥瘤(atheroma),是由纤维斑块的深层细胞坏死后发展而来的。

肉眼观察:动脉内膜面可见灰黄色斑块,既向内膜表面隆起,又向深部压迫中膜(图 13-3(a))。切面是表面为白色的纤维帽,深部为黄色粥糜样物。

镜下观察:纤维帽之下含有大量坏死物、胆固醇结晶(HE 染色呈针状空隙)和钙盐沉积,斑块底部和边缘为肉芽组织、少量泡沫细胞和浸润的淋巴细胞,动脉壁中膜平滑肌萎缩,中膜变薄(图 13-3(b))。

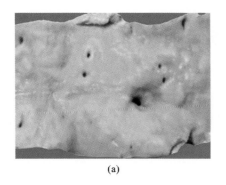 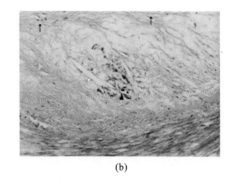

(a)　　　　　　　　　　　　　　(b)

图 13-3　粥样斑块

（四）继发性病变

1. 血栓形成

斑块破裂形成溃疡后，由于胶原纤维暴露，引起血小板黏附、积聚形成血栓，引起动脉管腔阻塞，进而引起器官缺血及梗死。

2. 斑块内出血

斑块内新生的毛细血管破裂出血，或纤维帽破裂，血液流入斑块内，形成斑块内血肿，使斑块扩大隆起，导致管腔狭窄甚至完全闭塞，相应组织或器官急性供血障碍，致使该动脉供血器官发生梗死。

3. 斑块破裂

斑块表面的纤维帽破裂，粥样物经破裂口进入血流成为栓子，可引起栓塞。

4. 钙化

在纤维帽和粥样坏死灶内可见钙盐沉积，导致管壁变硬、变脆，易破裂。

5. 动脉瘤形成

严重的粥样斑块可引起中膜平滑肌不同程度的萎缩变薄，管壁弹性减弱，在血管内压力的作用下，动脉壁局限性扩张，形成动脉瘤，动脉瘤破裂可引起大出血。

三、主动脉粥样硬化

主动脉粥样硬化病变好发于主动脉的后壁及其分支开口处，以腹主动脉的病变最为严重，其次为胸主动脉、主动脉弓和升主动脉。由于主动脉管腔大，虽有严重粥样硬化，并不引起明显的症状。但病变严重者，因中膜萎缩及弹力板断裂使管腔变得薄弱，受血压作用易形成动脉瘤。动脉瘤破裂可造成致命大出血。

四、防治与护理原则

（1）合理膳食：进食清淡、易消化、低脂、低盐饮食；忌烟、酒，少食多餐，严禁暴饮暴食，控制体重。

（2）适当的运动可提高高密度脂蛋白含量、减轻体重和降低血压。

（3）合理安排工作和生活：生活要有规律，保持乐观、愉快的心情，避免过度劳累和情绪激动，注意劳逸结合，保证充分睡眠。

第二节　冠状动脉粥样硬化性心脏病

冠状动脉粥样硬化性心脏病(coronary heart disease,CHD),简称冠心病,是指由冠状动脉狭窄、供血不足导致心肌缺血所引起的心脏病,故又称为缺血性心脏病。冠心病的发病基础是冠状动脉粥样硬化,好发于左冠状动脉前降支,其次为右主干、左主干或左旋支、后降支。

冠心病依其临床表现不同可分为以下类型。

一、心绞痛

心绞痛(angina pectoris,AP)是指起病急剧的由心肌暂时性缺血和缺氧所造成的一种常见的临床综合征。心绞痛可因心肌耗氧量暂时增加,或冠状动脉痉挛而导致心肌供氧不足而引起。临床表现为阵发性心前区疼痛或压迫感,可放射至心前区或左上肢,每次发作一般持续3～5 min,发作可数日一次,也可一日数次;用硝酸酯制剂或稍休息后症状可缓解。

发生机制:心肌缺血、缺氧而造成的代谢不全的酸性产物或多肽类物质的堆积,刺激心脏局部的神经末梢,传至大脑,产生痛觉。所以,心绞痛是心肌缺血、缺氧所引起的反射性症状。

二、心肌梗死

心肌梗死(myocardial infarction,MI)是指局部心肌严重而持久的缺血、缺氧所致的心肌细胞坏死。临床上有剧烈而较持久的胸骨后疼痛,用硝酸酯制剂或休息后症状不能完全缓解,可并发心律失常、休克或心力衰竭。

(一)心肌梗死的原因

心肌梗死的原因主要是冠状动脉粥样硬化管腔狭窄,在此基础上引起心肌坏死。

(二)心肌梗死的类型

心肌梗死按其范围和深度分为以下两型。

1. 心内膜下心肌梗死(薄层梗死)

此类心肌梗死少见,可累及心室壁的心腔侧1/3的心肌,常呈多发性、小灶状坏死。

2. 透壁性心肌梗死

此类心肌梗死累及心室壁的全层,临床上最常见(如梗死未累及全层,而深达室壁1/3以上,称为厚层梗死)。此型多发生在左冠状动脉前降支的供血区,其中以左心室前壁、心尖部及室间隔前2/3为主,约占全部心肌梗死的50%。

(三)心肌梗死的病理变化

心肌梗死属于贫血性梗死。梗死灶外形不规则,呈地图状,周边围以充血、出血带。其形态学变化是一个动态演变过程。一般梗死在6 h后,梗死灶呈苍白色,8～9 h后呈土黄色。在光镜下,心肌纤维早期发生凝固性坏死,细胞核碎裂、消失,细胞质均质红染或呈不规则粗颗粒状,间质水肿,有不同程度的中性粒细胞浸润。4天后,梗死灶外围出现充血出血带。7～14 天,边缘区开始出现肉芽组织,呈红色。3 周后肉芽组织开始机化,逐渐形成瘢痕组织。

(四) 心肌梗死的并发症

1. 心律失常

常见的早期并发症,当梗死累及传导系统时,可引起心律失常。

2. 心力衰竭

心力衰竭是心肌梗死患者最常见的死亡原因,占心肌梗死死亡原因的 60%。

3. 心脏破裂

心脏破裂是透壁性心肌梗死的严重并发症,发生于梗死后的 2 周内。好发部位是左心室下 1/3 处、室间隔和左心室乳头肌。

4. 室壁瘤

室壁瘤是梗死心肌或瘢痕组织在左心室内压力作用下形成的局限性向外的膨隆,多发生于左心室前壁近心尖处,可引起心功能不全或继发性血栓形成。

5. 附壁血栓形成

由于梗死处心内膜粗糙,或因室壁瘤处涡流形成,局部可形成附壁血栓,多见于左心室。

6. 心源性休克

心肌梗死面积大于 40% 时,心肌收缩力极度减弱,心排出量显著下降,即可发生心源性休克。

三、慢性缺血性心脏病

慢性缺血性心脏病是由于中、重度的冠状动脉粥样硬化性狭窄引起的心肌纤维持续性和(或)反复加重的缺血、缺氧所产生的结果。

肉眼观察:心脏体积增大,重量增加,所有心腔扩张,以左心室最为明显,心室壁厚度一般可正常。

镜下观察:可见广泛性、多灶性心肌纤维化,伴邻近心肌纤维萎缩。

四、冠状动脉性猝死

冠状动脉性猝死是心源性猝死中最常见的一种,多见于 40～50 岁成年人,男性患者比女性患者多 3.9 倍。猝死是指自然发生的、出乎意料的突然死亡。冠状动脉性猝死可发生于某种诱因后,如饮酒、劳累、吸烟及运动后,患者突然昏倒,四肢抽搐,小便失禁,或突然发生呼吸困难,口吐白沫,迅速昏迷。患者可立即死亡或在数小时后死亡,有的则在夜间睡眠中死亡。

第三节 高血压病

高血压(high blood pressure,HBP)是指以体循环动脉血压持续升高,是一种可导致心、脑、肾和血管改变的最常见的临床综合征,成年人收缩压≥140 mmHg(18.4 kPa)和(或)舒张压≥90 mmHg(12.0 kPa)则被定义为高血压。高血压可分为原发性高血压

(primary hypertension)(又称特发性高血压)和继发性高血压(secondary hypertension)(又称症状性高血压)。高血压病(hypertensive disease)即指原发性高血压,占高血压总数的90%～95%,多见于中老年人,是以全身细小动脉硬化为病变特征的全身性疾病。继发性高血压占5%～10%,较少见,是指继发于某些疾病时出现的血压升高,如慢性肾小球肾炎、肾动脉狭窄、肾上腺嗜铬细胞瘤等。

根据我国流行病学调查,近十年来我国人群中心血管系统疾病,特别是高血压病、冠心病、脑卒中的发病危险因素在增多。本节主要叙述原发性高血压,即高血压病。

一、病因和发病机制

高血压病的病因和发病机制很复杂,近年来的研究虽有较大进展,但尚未完全阐明。目前认为可能与以下因素有关。

(一)遗传因素

高血压病具有明显的家族聚集性。双亲有高血压病病史的高血压病患病率比无高血压病家族史者高2～3倍,而单亲有高血压病病史的患病率比无高血压病家族史者高1.5倍。

(二)饮食因素

据统计,日均摄盐量高的人群,高血压病的患病率与日均摄盐低的人群相比明显升高。可以说,摄盐量与血压呈正相关,但并非所有人都对钠敏感。WHO建议每人摄盐量应控制在5 g以下,可起到预防高血压作用。

(三)社会心理因素

长期高度精神紧张、焦虑、不良心理状态等,可使大脑皮质功能失调,失去对皮层下血管舒缩中枢的调控能力,当血管舒缩中枢产生持久的以收缩为主的兴奋时,可引起全身细、小动脉痉挛而增加外周血管阻力,使血压升高。

(四)其他因素

肥胖、吸烟、饮酒、年龄增长和缺乏体力活动等,也是血压升高的重要因素。

知识链接

如何预防高血压病?

(1)减轻体重:控制能量的摄入,使体重指数(BMI)保持在20～24。

(2)限盐与合理膳食:每日食盐不超过6 g,少食各种咸菜及其他腌制食品,脂肪占总热量的30%以下,多食绿色蔬菜、鲜奶及豆制品类食物,增加钾、钙的摄入。

(3)限制饮酒:饮酒与高血压病患病率呈线性相关,同时饮酒可降低治疗高血压病药物的药效,因而高血压病患者应戒酒。

(4)适度运动:根据个体情况及气候等因素选择合适的运动种类和运动量。

(5)保持心情愉快:生活中应注意减轻心理压力,保持心理平衡。

二、类型和病理变化

原发性高血压可分为良性高血压和恶性高血压两类。

（一）良性高血压

良性高血压(benign hypertension)又称缓进型高血压(chronic hypertension)，约占原发性高血压的95%，病程长，进程缓慢，可达十余年或数十年。按病变的发展可分为以下三期。

1. 功能紊乱期

功能紊乱期是高血压的早期阶段。基本病变为全身细小动脉间歇性痉挛收缩，但无器质性病变。临床表现为血压升高，但常有波动，可伴有头晕、头痛，经过适当休息和治疗，血压可恢复正常。

2. 动脉病变期

（1）细动脉硬化：高血压病最主要的病变特征，表现为细动脉玻璃样变性。以肾的入球动脉和视网膜动脉的玻璃样变性最具有诊断意义，其发生主要原因是细动脉长期痉挛，使内皮细胞及基底膜受损，内膜通透性增强，血浆蛋白渗入到内皮下；同时，平滑肌细胞分泌细胞外基质增多。由渗入的血浆蛋白和增多的基质相互融合、凝固而成的均质、红染、无结构的玻璃样物质，致管壁增厚、管腔狭窄甚至闭塞。

（2）小动脉硬化：主要累及肾小叶间动脉、弓状动脉及脑动脉等。在光镜下，小动脉内膜胶原纤维及弹性纤维增生，内弹力膜分裂；中膜平滑肌细胞增生、肥大，并伴有不同程度的胶原纤维和弹力纤维增生；血管壁增厚，管腔狭窄。

（3）大动脉硬化：见于主动脉及其主要分支。

临床表现为血压进一步升高，持续于较高水平上，失去波动性，常需药物才能降低血压。

3. 内脏病变期

（1）心：主要表现为左心室肥大。

肉眼观察：心脏重量增加，常达400 g以上，左心室壁增厚，可达1.5~2.0 cm，乳头肌和肉柱增粗变圆，但心腔不扩张，称为向心性心肌肥大。

镜下观察：心肌细胞变粗、变长，心肌细胞核肥大，呈圆形或椭圆形，核深染。晚期，肥大的心肌因供血不足致收缩力降低，逐渐出现心腔扩张，称为离心性心肌肥大。严重时，患者可发生心力衰竭。

（2）肾：肾细小动脉硬化可引起原发性颗粒性固缩肾（图13-4）。

肉眼观察：双侧肾脏对称性体积缩小，重量减弱，质地变硬，表面呈均匀弥漫的细颗粒状，凹凸不平。

镜下观察：肾小球入球小动脉因玻璃样变性而致管腔狭窄甚至闭塞，肾小球因缺血发生萎缩、纤维化和玻璃样变性，肾小管消失，间质纤维结缔组织增生和淋巴细胞浸润，健存的肾小球代偿性肥大及肾小管代偿性扩张，形成肾表面的细小颗粒状隆起。

（3）脑：高血压时，由于脑的细、小动脉痉挛和硬化，脑可发生一系列病变，主要有以下三种病变表现。

①脑水肿：主要是由脑的细、小动脉痉挛和硬化，脑组织缺血、缺氧，毛细血管通透性增

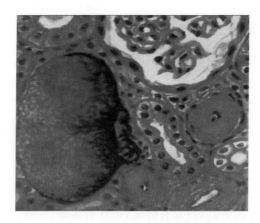

图 13-4　原发性颗粒性固缩肾

加所致。临床上,患者常出现头晕、头痛、呕吐、眼花、视力障碍等表现,又称为高血压脑病。

②脑软化:脑的细、小动脉硬化和痉挛,使供血区的脑组织因缺血而发生坏死,坏死组织液化并形成筛网状的多发性小软化灶。后期,软化灶内的坏死组织被吸收,由胶原组织修复。

③脑出血:高血压病最严重的并发症。出血的原因主要是脑血管的细、小动脉硬化使血管壁变脆,当血压突然升高时引起破裂出血。脑出血常发生于基底节、内囊,其次为大脑白质、脑桥和小脑。常见的出血血管是豆纹动脉。脑出血常因出血部位、出血量大小的不同导致临床症状也不同。内囊出血常引起对侧肢体偏瘫和感觉消失;左侧脑出血常引起失语,桥脑出血可引起同侧面神经麻痹及对侧上、下肢瘫痪。

(4)视网膜病变:视网膜中央动脉发生细动脉硬化。眼底检查可见血管迂曲,反光增强,动、静脉交叉处出现压痕。严重者出现视乳头水肿,视网膜出血,视力减退。

(二)恶性高血压

恶性高血压(malignant hypertension)又称为急进型高血压(accelerated hypertension),多见于青少年,起病急、发展快。特征性的病变是增生性小动脉硬化和坏死性细动脉炎,主要累及肾。

临床上血压显著升高,常超过 30.7/17.3 kPa(230/130 mmHg),病变进展迅速,可发生高血压脑病,或较早就出现肾功能衰竭。

第四节　风　湿　病

风湿病(rheumatism)是一种与 A 组乙型溶血性链球菌感染有关的变态反应性疾病,主要侵犯全身结缔组织,以形成风湿小体为其病理特征。最常累及心脏、关节、皮肤、皮下组织及血管等,以心脏病变最为严重。风湿病的急性期称为风湿热,临床上除有心脏和关节症状外,常伴有发热、皮疹、皮下结节等。血液检查:抗"O"抗体升高、血沉加快等。

风湿病多始发于 5～14 岁的儿童,以 6～9 岁的儿童最多见,常反复发作。本病秋、冬季多发,好发于寒冷、潮湿地区,急性期过后可造成心脏损害,形成风湿性心瓣膜病。

一、病因和发病机制

(一)病因

风湿病的病因尚未完全明确,目前普遍认为与 A 组乙型溶血性链球菌有关,其主要依据为:①发病前 2~3 周,风湿病患者常有咽喉炎、扁桃体炎等咽喉部 A 组乙型溶血性链球菌感染史;②发病时,95%的患者血清抗链球菌抗体滴度明显升高;③用抗生素及时治疗链球菌感染可明显地减少风湿病的发生和复发。

本病并非由 A 组乙型溶血性链球菌感染直接引起,因为在患者的血液或病灶中均未检出链球菌。

(二)发病机制

风湿病的发病机制仍不十分清楚,目前多倾向于抗原抗体交叉免疫反应学说,即链球菌细胞壁的 C 抗原引起的抗体可与结缔组织(如心瓣膜、关节等部位的结缔组织)发生交叉免疫反应;链球菌细胞壁的 M 抗原引起的抗体与心肌、血管平滑肌发生交叉免疫反应,造成肌肉组织损伤。

二、病理变化

(一)基本病变

根据病变发展过程,风湿病可分为以下三期。

1. 变质渗出期

变质渗出期是风湿病的早期改变。病变部位结缔组织发生黏液样变性和纤维素样坏死,并有少量浆液和炎细胞(淋巴细胞、中性粒细胞和单核细胞)浸润。此期持续 1 个月左右。

2. 增生期

增生期也称为肉芽肿期,此期病变特点是形成风湿性肉芽肿,即风湿小体,又称阿少夫小体(Aschoff body),对本病具有诊断意义。风湿小体多见于心肌间质小血管周围(图 13-5),略呈梭形,其中央为纤维素样坏死灶,周围为聚积成团的风湿细胞(Aschoff cell),伴

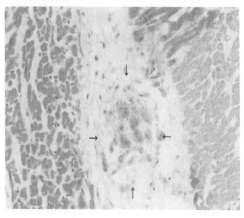

图 13-5 风湿性心肌炎(风湿小体)

注:心肌间质血管旁可见聚集的风湿细胞组成的风湿小体,略呈梭形,
其中央为纤维素样坏死灶,周围为聚积成团的风湿细胞。

有淋巴细胞、浆细胞等炎细胞浸润。风湿细胞主要由增生的巨噬细胞吞噬纤维素样坏死物质演变而来,其体积大,呈圆形或多边形,细胞质丰富、呈嗜碱性,核大、呈圆形或椭圆形,核膜清楚,染色质集中于核中央,横切面呈枭眼状,纵切面呈毛虫样。此期持续 2~3 个月。

3. 纤维化期(愈合期)

风湿小体中央的纤维素样坏死物被溶解、吸收,风湿细胞转变为成纤维细胞,风湿小体纤维化,形成梭形小瘢痕。此期持续 2~3 个月。

(二)器官病变

1. 风湿性心脏病

风湿性心脏病(rheumatic heart disease,RHD)可累及心脏各层,若病变累及心脏全层组织,称为风湿性全心炎。

(1)风湿性心内膜炎(rheumatic endocarditis):主要侵犯心瓣膜,以二尖瓣最常见,其次为二尖瓣和主动脉瓣同时受累。肉眼观察:在急性期,受累瓣膜肿胀、增厚,瓣膜闭锁缘上可见单行排列的疣状赘生物,其大小如粟粒样大(1~2 mm),呈灰白色半透明状,与瓣膜紧密粘连,不易脱落。镜下观察:赘生物主要是由血小板和纤维素构成的白色血栓,基底部可见黏液样变性、纤维素样坏死、浆液渗出及少量炎细胞浸润等。病变后期,赘生物被机化形成瘢痕。瘢痕收缩导致瓣膜变硬、卷曲、缩短变形、瓣叶之间互相粘连,腱索增粗、缩短,最后形成瓣膜关闭不全或狭窄等慢性风湿性心瓣膜病。

(2)风湿性心肌炎(rheumatic myocarditis):以心肌间质内小血管附近出现风湿小体为特征。风湿小体呈灶性分布,以左心房、室间隔、左心室后壁及左心耳等处多见。后期风湿小体纤维化,形成梭形瘢痕。儿童常表现为弥漫性间质性心肌炎,心肌间质明显水肿,有较多淋巴细胞、嗜酸性粒细胞、中性粒细胞浸润,心肌细胞水肿及脂肪变性。

风湿性心肌炎常可影响心肌收缩力,而出现临床症状。严重者可出现心力衰竭,如病变累及传导系统,可发生传导阻滞。

(3)风湿性心外膜炎(rheumatic pericarditis):又称风湿性心包炎,病变主要累及心包脏层,表现为浆液性或浆液纤维素性炎。心包腔内常有大量浆液渗出,造成心包积液。临床叩诊示心界扩大,X 线检查示心脏呈烧瓶状,听诊示心音遥远。当有大量纤维素渗出时,渗出的纤维素常附着于心外膜表面,因心脏搏动而呈绒毛状,称为绒毛心。炎症消退后,渗出的浆液可完全溶解、吸收,一般不留后遗症。仅少数由于机化,使心外膜脏层和壁层互相粘连,形成缩窄性心包炎。

2. 心脏外的风湿病变

(1)风湿性关节炎:75%的患者可出现风湿性关节炎。一般累及膝、踝、肩、腕、肘等大关节,反复发作,此起彼伏,故常称为游走性关节炎。局部表现为红、肿、热、痛、功能障碍。镜下主要见浆液性炎细胞浸润,关节周围结缔组织可有少量风湿小体,多数可痊愈,无后遗症。

(2)环形红斑:常见于儿童,出现于躯干和四肢皮肤,为淡红色环状红晕,1~2 天消退,镜下见真皮浅层充血、水肿,血管周围炎细胞浸润等非特异性病变。

(3)皮下结节:多位于四肢大关节伸侧面皮下,直径 0.5~2.0 cm,呈圆形或椭圆形,质硬,活动,无压痛。镜下见结节中心为大片纤维素样坏死,周围为增生的风湿细胞和成纤维细胞,呈栅栏状排列,数周后结节纤维化形成瘢痕。

（4）风湿性动脉炎：以小动脉受累较为常见，急性期见血管壁纤维素样坏死、淋巴细胞、单核细胞浸润，可有风湿小体形成，后期见血管壁纤维化而增厚，管腔狭窄，闭塞。

（5）风湿性脑病：主要累及大脑皮质、基底节、丘脑及小脑皮质，多见于 5～12 岁的儿童，女孩较多。其主要病变为风湿性脑动脉炎和皮质下脑炎。当锥体外系受累时，患儿出现面肌和肢体的不自主运动，称为小舞蹈症。

三、防治与护理原则

（1）休息与体位：急性期患者应卧床休息，帮助患者采取舒适的体位，尽可能保持关节功能位置。

（2）局部理疗：采用热敷、水疗法、磁疗法、超短波疗法、红外线疗法等治疗方法。

（3）遵医嘱用药：告诉患者按医嘱服用的重要性和有关药物的不良反应。

第五节　慢性心瓣膜病

慢性心瓣膜病（chronic valvular vitium of the heart）是指心瓣膜受到各种致病因素损伤后或先天性发育异常造成的器质性病变，表现为瓣膜口狭窄和（或）关闭不全，最后常导致心功能不全，引起全身血液循环障碍。慢性心瓣膜病的发生主要与风湿性心内膜炎和感染性心内膜炎有关，其次是主动脉粥样硬化和主动脉梅毒累及主动脉瓣等。病变可累及一个瓣膜，也可累及两个以上瓣膜或先后受累，称为联合瓣膜病。

瓣膜口狭窄（valvular stenosis）是指瓣膜口在开放时不能充分张开，导致血流通过障碍。瓣膜关闭不全（valvular insufficiency）是指心瓣膜关闭时不能完全闭合，使一部分血流反流。

一、二尖瓣狭窄

二尖瓣狭窄（mitral stenosis）是指二尖瓣瓣膜增厚，瓣膜口缩小，瓣膜口不能充分开放，导致血流通过障碍。二尖瓣狭窄大多数由风湿性心内膜炎反复发作引起，少数可由感染性心内膜炎引起。

（一）病变特点

当瓣膜口狭窄时，瓣膜变形，轻者瓣叶间粘连，瓣膜形如隔膜，重者除瓣叶间粘连外，腱索及乳头肌也粘连，瓣膜极度增厚、缩小，瓣膜口形如鱼口状。

（二）血流动力学变化

二尖瓣狭窄时，在左心室舒张期，左心房血液流入左心室受阻，导致左心房淤血、压力升高，使左心房逐渐发生代偿性扩张，当左心房代偿失调，造成左心房淤血，压力不断增高，引起肺淤血和肺水肿；由于长期肺动脉压升高，导致右心室代偿性肥大。以后，右心室发生心肌劳损，出现肌原性扩张，继而右心房淤血。当右心室高度扩张时，右心室瓣膜环随之扩大，出现三尖瓣相对性关闭不全。在左心室收缩期，右心室部分血液反流入右心房，加重了右心房负担，导致右心功能不全，引起体循环淤血。

（三）临床病理联系

二尖瓣狭窄，听诊时在心尖区可闻及舒张期隆隆样杂音。X 线检查显示左心房增大，左心室无变化或轻度缩小,呈梨形心。慢性肺淤血可致肺间质性水肿和含铁血黄素沉积,患者出现咯粉红色泡沫血痰、呼吸困难、发绀及面颊潮红(二尖瓣面容)。右心衰竭时,体循环淤血,出现颈静脉怒张、肝淤血肿大、下肢水肿及浆膜腔积液等右心衰竭的表现。

二、二尖瓣关闭不全

二尖瓣关闭不全(mitral insuffciency)是由二尖瓣瓣膜增厚、变硬、缩短、卷曲引起的,可与二尖瓣狭窄同时存在。二尖瓣关闭不全大多数是由风湿性心内膜炎引起的,其次是由亚急性细菌性心内膜炎、急性感染性心内膜炎感染引起的。

(一)病变特点

瓣膜机化变厚、变硬、弹性减弱或消失、卷曲、缩短,腱索融合变粗、变短,使瓣膜闭合不全。

(二)血流动力学变化

二尖瓣关闭不全时,在心收缩期,左心室部分血液通过关闭不全的二尖瓣口反流到左心房内,这时左心房不仅容纳肺静脉回心的血液,还要容纳左心室反流的血液,左心房因负荷过重而发生代偿性肥大;在心舒张期,大量的血液涌入左心室,加大了左心室的负担,导致左心室负荷过重而发生代偿性肥大。当代偿失调时则依次出现肺淤血、肺动脉高压、右心室和右心房肥大、右心衰竭、体循环淤血。

(三)临床病理联系

二尖瓣关闭不全,听诊时在心尖区可闻及收缩期吹风样杂音。X线检查显示左心室肥大,心脏呈球形。其他血液循环变化与二尖瓣狭窄相同。

三、主动脉瓣狭窄

主动脉瓣狭窄(aortic stenosis)主要是风湿性主动脉瓣膜炎的后果,常与风湿性二尖瓣病变合并发生。少数由于先天性发育异常或动脉粥样硬化引起主动脉瓣钙化所致。

(一)病变特点

主动脉瓣粘连、增厚、变硬、钙化,瓣膜僵硬,导致狭窄。

(二)血流动力学变化

由于主动脉瓣狭窄,左心室收缩期血液排出受阻,引起左心室内血量增多,而发生代偿性肥大,左心室壁增厚,但心腔不扩张(向心性肥大);后期左心室失代偿而出现肌源性扩张。本病可依次出现左心衰竭、肺淤血、肺动脉高压及右心衰竭和体循环淤血。

(三)临床病理联系

主动脉瓣狭窄,听诊可闻及吹风样收缩期杂音;X线检查显示心脏呈靴形;严重狭窄者,心输出量极度减少,血压降低,内脏特别是冠状动脉供血不足,可发生晕厥甚至猝死。

四、主动脉瓣关闭不全

主动脉瓣关闭不全(aortic insufficiency)主要由主动脉瓣疾病引起,可以是风湿性主动脉瓣炎,也可以是感染性心内膜炎及主动脉粥样硬化和梅毒性主动脉炎等累及主动脉瓣膜引起。

（一）病变特点

主动脉瓣增厚、变硬、缩短，瓣膜缺损或穿孔。

（二）血流动力学变化

由于主动脉瓣关闭不全，在左心室舒张期主动脉内血液反流入左心室，加上来自左心房的血液，使左心室内血容量增加，负荷加重而发生代偿性肥大。以后发生肌源性扩张，依次出现左心衰竭、肺淤血、肺动脉高压、右心肥大、右心衰竭和体循环淤血。

（三）临床病理联系

主动脉瓣关闭不全，听诊时在主动脉瓣区可闻及舒张期叹气样杂音。由于舒张期主动脉部分血液反流，舒张压下降，故脉压增大。患者可出现水冲脉音、血管枪击音及毛细血管搏动现象。由于舒张压降低，冠状动脉供血不足，有时可出现心绞痛。

五、防治与护理原则

（1）减轻心脏负担：按心功能程度适当安排活动和休息，避免剧烈活动和过度劳累，保持情绪稳定。

（2）饮食以高热量、高蛋白、高维生素、易消化食物为主。

（3）密切观察风湿活动及并发症（栓塞、肺部感染、心律失常）。

（4）进行心理护理，增强康复信心。

第六节　心功能不全

心功能不全（cardiac insufficiency）是指各种原因引起心脏结构和功能的改变，使心室泵血量和或充盈功能低下，以至于不能满足组织代谢需要的病理生理过程，在临床上表现为呼吸困难、水肿及静脉压升高等静脉淤血和心排出量减少的综合征。心功能不全包括心脏泵血功能受损后由完全代偿直至失代偿的全过程。在心功能不全的失代偿阶段，伴有临床症状的心功能不全为心力衰竭（heart failure）。在各种致病因素作用下，心脏的舒缩功能发生障碍，使心输出量绝对或相对减少，即心泵功能减弱，不能满足机体组织代谢需要的病生理过程或综合征，称为心力衰竭。当心力衰竭呈慢性经过时，往往伴有血容量和组织间液的增多，并出现水肿，称为充血性心力衰竭（congestive heart failure）。心力衰竭与心功能不全在本质上是相同的，只是在程度上有所区别，在临床实践中两者往往通用。

一、原因、诱因与分类

（一）原因

引起心力衰竭的病因很多，从病理生理的角度可把心力衰竭的病因分为以下两类。

1. 原发性心肌损害

①心肌病变：心肌炎、心肌病和心肌梗死等；②心肌代谢障碍性疾病：心肌缺血、缺氧、维生素 B_1 缺乏等。

2. 心脏负荷过重

心脏负荷可分为前负荷和后负荷两种。前负荷（preload）又称为容量负荷，是指心脏在收缩之前所承受的负荷,相当于心室舒张末期容量;后负荷(afterload)又称为压力负荷,是指心室射血时所克服的阻力。心室长期工作负荷过重,心肌发生适应性改变,以承受增高的工作负荷,维持相对正常的心输出量,但这种长期的适应性代偿最终会导致心肌舒缩功能降低。①压力负荷过度(后负荷):见于高血压,主动脉瓣狭窄、肺动脉狭窄及肺动脉高压等。②容量负荷过度(前负荷):见于室间隔缺损、瓣膜关闭不全等。

(二) 诱因

(1) 感染:各种感染是心力衰竭最常见的诱因,特别是呼吸道感染。

(2) 心律失常:心律失常尤其是快速型心律失常,可诱发和加重心力衰竭。

(3) 水、电解质代谢和酸碱平衡紊乱:见于酸中毒、静脉输入液体过多或过快、高钾血症和低钾血症等。

(4) 妊娠和分娩:妊娠和分娩可诱发心力衰竭,尤其是对于心力储备降低的妇女。

(5) 其他:劳累、激动、天气变化、洋地黄中毒、甲亢或贫血等。

(三) 分类

1. 根据心脏的受损部位分类

(1) 左心衰竭:见于高血压病、冠心病、风湿性心脏病、主动脉瓣狭窄及二尖瓣关闭不全等。

(2) 右心衰竭:见于肺动脉高压、三尖瓣和肺动脉瓣病变等。

(3) 全心衰竭:见于风湿性心肌炎、严重贫血和长期左心衰竭导致右心室后负荷加重时等。

2. 按心肌收缩与舒张功能障碍分类

(1) 收缩性心力衰竭:因心肌收缩功能障碍而引起的心力衰竭,常见于冠心病和心肌病等。

(2) 舒张性心力衰竭:因心肌舒张功能受损而导致心输出量降低,常见于二尖瓣或三尖瓣狭窄、肥厚型心肌病及缩窄性心包炎等。

3. 根据心力衰竭时心输出量的高低分类

(1) 低输出量性心力衰竭:此类心力衰竭的心输出量低于正常值,常见于冠心病、高血压病、心肌病及心瓣膜病等。

(2) 高输出量性心力衰竭:主要见于严重贫血、妊娠、甲状腺功能亢进症、动-静脉瘘及维生素 B_1 缺乏症(脚气病)等。此类心力衰竭的心输出量明显高于正常值,处于高动力循环状态。

此外,根据心力衰竭发生速度,可分为急性心力衰竭和慢性心力衰竭。临床上也常按心力衰竭的严重程度进行分类。

二、机体的代偿功能

心肌受损或心脏负荷加重时,体内出现各种代偿功能,使心血管系统的功能维持于相对正常状态。

(一) 神经-体液调节机制激活

1. 交感神经系统激活

心功能不全时,心输出量减少可以激活交感神经,使血浆中儿茶酚胺浓度明显升高,使心率增快,心输出量增加;而且通过对外周血管的调节在血流动力学稳态中起着极为重要的支持作用。例如:腹腔内脏等阻力血管收缩有助于维持动脉血压,保证重要器官的血流灌注。

2. 肾素-血管紧张素-醛固酮系统激活

心输出量减少可激活肾素-血管紧张素-醛固酮系统。使心肌收缩力增强,周围血管收缩,维持血压,调节血液的再分配,保证心、脑等重要脏器的血液供应,同时促进醛固酮分泌,使水、钠潴留,增加总体液量及心脏前负荷,对心力衰竭起到代偿作用。

(二)心脏本身的代偿反应

心脏本身的代偿反应包括心率加快、心脏紧张源性扩张、心肌收缩性增强和心肌肥大。

1. 心率加快

心率加快是一种快速代偿反应,贯穿于心功能不全发生和发展的全过程。心力衰竭使心输出量或血压下降,反射性引起交感神经兴奋,使心率加快,但是心率加快的代偿作用也有一定的局限性,当心率过快时(如超过 150～160 次/分),心肌耗氧增加,心脏舒张期缩短,致使心脏充盈不足,冠脉血流量减少,心输出量反而降低,从而可加重心力衰竭。

2. 心脏紧张源性扩张

心脏紧张源性扩张是指伴有心肌收缩性增强的心腔扩张。这是心脏对容量负荷加重时的一种重要的代偿方式。如果肌节过度拉长,使心腔明显扩大,心肌收缩性减弱,称为肌源性扩张,肌源性扩张则失去了代偿意义。

3. 心肌收缩性增强

心肌收缩性是指不依赖于心脏前负荷与后负荷变化的心肌本身的收缩特性,其主要受神经-体液因素的调节。心功能受损时,由于交感-肾上腺髓质系统兴奋,儿茶酚胺增加,激活 β-肾上腺素受体,导致心肌细胞 Ca^{2+} 浓度升高而发挥正性变力作用。

4. 心肌肥大

心肌肥大是指心肌细胞体积增大,重量增加,分为向心性心肌肥大和离心性心肌肥大两种类型。①向心性心肌肥大:心脏在长期过度的压力负荷作用下,在收缩期室壁张力持续增加,心肌肌节呈并联性增生,心肌纤维增粗,其特征是心室壁显著增厚而心腔容积正常减小,常见于高血压性心脏病。②离心性心肌肥大:心脏在长期过度的容量负荷作用下,在舒张期室壁张力持续增加,心肌肌节呈串联性增生,心肌纤维增长,心腔容积增大,离心性心肌肥大的特征是心腔容积显著增大与室壁轻度增厚并存,常见于二尖瓣或主动脉瓣关闭不全。

(三)心脏外的代偿反应

1. 血容量增加

慢性心功能不全时,血容量增加是其主要代偿方式之一,它是由肾小球滤过率降低和肾小管重吸收增加引发的钠、水潴留所致。

2. 血流重新分布

心输出量不足时,交感-肾上腺髓质系统兴奋,使外周血管选择性收缩,引起全身血流重新分布,主要表现为皮肤、肾与内脏器官的血流量减少,其中肾脏血流减少最显著,而心、脑血流量不变或相对增加,这有利于保障心、脑等重要器官的供血。

3. 红细胞增多

心功能不全时,体循环淤血和血流速度减慢可引起循环性缺氧,缺氧刺激肾小球旁器合成、分泌促红细胞生成素,促进骨髓造血功能,使红细胞和血红蛋白含量增加,以提高血液携氧的能力,改善机体缺氧。

4. 组织利用氧的能力增加

心功能不全时,细胞中线粒体的数量增多,使组织利用氧的能力增强。

三、发病机制

心力衰竭发病的基本机制是心肌舒缩功能障碍。

(一)心肌收缩性减弱

心肌收缩性减弱的基本机制包括心肌结构破坏、心肌能量代谢障碍和心肌兴奋-收缩耦联障碍。

1. 心肌结构破坏

心肌结构正常与否直接决定心肌收缩性的强弱。严重的心肌缺血、缺氧、心肌炎、感染、中毒以及心肌病等,可造成心肌纤维变性、坏死、纤维化,使心肌收缩蛋白大量被破坏,引起心肌的收缩性减弱而发生心力衰竭。

2. 心肌能量代谢障碍

心肌的收缩是主动耗能过程,Ca^{2+}的转运和肌丝滑行等都需要能量。因此,心肌能量代谢的任何环节发生障碍时,均可导致心肌收缩性减弱。

(1)能量生成障碍:心肌能量生成不足或有氧过程发生障碍,可导致心肌收缩力减弱。如冠状动脉粥样硬化、休克、重度贫血及维生素 B_1 缺乏等,均可因供血或供氧减少,导致心肌能量生成不足。

(2)能量利用障碍:常见于心脏长期负荷过重而引起的心肌过度肥大。

3. 心肌兴奋-收缩耦联障碍

心肌兴奋是电活动,而收缩为机械活动,将两者耦联在一起的是 Ca^{2+},因此,任何影响 Ca^{2+} 转运、分布、结合的因素均可引发心肌兴奋-收缩耦联障碍。

(1)肌浆网 Ca^{2+} 处理障碍:在心力衰竭和肥大的心肌中,肌浆网 Ca^{2+}-ATP 酶的活性降低,致使在心肌复极化时,肌浆网摄取和储存的 Ca^{2+} 量均减少,故心肌兴奋时,肌浆网向细胞质中释放的 Ca^{2+} 减少。

(2)Ca^{2+} 内流障碍:细胞外 Ca^{2+} 内流不但可以直接提高细胞内 Ca^{2+} 浓度,还可诱发肌浆网释放 Ca^{2+}。Ca^{2+} 内流障碍主要见于严重心肌肥大和酸中毒等。

(3)肌钙蛋白与 Ca^{2+} 结合障碍:Ca^{2+} 与肌钙蛋白结合是心肌兴奋-收缩耦联的关键,凡是影响 Ca^{2+} 与肌钙蛋白结合的因素,都可导致心肌兴奋-收缩耦联障碍。如心力衰竭时机体缺氧,引起组织酸中毒,酸中毒又可引起血钾增高,可使细胞外液的 H^+ 和 K^+ 浓度升高,从而影响 Ca^{2+} 的转运。

(二)心肌舒张功能障碍

(1)Ca^{2+} 复位延缓:心力衰竭时,由于 Ca^{2+}-ATP 酶活性下降,使心肌细胞细胞质中 Ca^{2+} 在收缩后不能迅速下降到与肌钙蛋白脱离的水平,从而引起心肌不能充分舒张,导致心室舒张迟缓。

（2）肌球-肌动蛋白复合体解离障碍：正常的心肌舒张过程需要肌球-肌动蛋白复合体解离，这是一个主动耗能的过程，必须在 ATP 参与下，肌球-肌动蛋白复合体解离，心肌才能舒张，因此，任何原因造成的心肌能量缺乏，均可导致心肌舒张功能障碍而引发心力衰竭。

（3）心室舒张势能减少：心室舒张势能来自心室的收缩，因此，凡能使心肌收缩性减弱的病因，都可通过减少心室舒张势能而影响心室的舒张。

（4）心室顺应性降低：心室顺应性是指心室在单位压力变化下所产生的容积改变。心肌肥大引起的心室增厚、心肌炎、纤维化及心包填塞等均可使心室顺应性降低导致心室扩张功能障碍。

（三）心脏各部分舒缩活动不协调

正常心脏各部分如左心-右心之间、心房-心室之间及心室本身各区域的舒缩活动处于高度协调是维持心功能稳定的重要因素。各种类型的心律失常可破坏心脏各部分舒缩活动的协调性，引起心泵功能紊乱，致使心输出量下降而发生心力衰竭。

四、机体的代谢和功能变化

（一）心血管系统的变化

1. 心功能的变化

心功能降低是心力衰竭时最根本的变化。心功能各项指标都有明显的变化，如心输出量减少、心脏指数降低、射血分数降低及心力储备降低等。

2. 动脉血压的变化

急性心肌梗死等原因引起急性心力衰竭时，由于心输出量原发性急剧减少，动脉血压可降低，严重者可引起心源性休克。发生慢性心力衰竭时，动脉血压维持在基本正常水平，这样有利于保证心、脑等重要器官的血液供应。

3. 淤血和静脉压升高

左心衰竭可引起肺淤血和肺静脉压升高，导致肺水肿，临床表现为呼吸困难、两肺湿啰音、咳粉红色泡沫痰甚至咯血等；右心衰竭可引起体循环静脉淤血和静脉压升高，临床表现为颈静脉怒张、肝颈静脉反流征阳性以及肺循环时间延长等，甚者发生心性水肿。

（二）呼吸功能的变化

呼吸功能的主要变化常见于左心衰竭时引起肺淤血和肺水肿。临床表现为呼吸困难，其发生机制是：①肺通气和换气功能障碍，动脉血氧分压降低，反射性兴奋呼吸中枢，使呼吸加深、加快；②肺顺应性降低，因肺淤血、水肿，使肺组织顺应性降低，肺泡扩张受限，使患者感到呼吸费力；③肺毛细血管压增高和间质水肿，反射性引起呼吸中枢兴奋；④支气管黏膜充血、肿胀而使管腔狭窄，气道阻力增加，患者感到呼吸费力。

临床上呼吸困难可表现为以下三种不同的形式。

1. 劳力性呼吸困难

轻度心力衰竭患者，仅在体力活动时出现呼吸困难，休息后消失，称为劳力性呼吸困难。其发生机制是：①体力活动时，回心血量增多，心脏负荷增加，加重肺淤血；②心率加快,使心脏舒张期缩短,由肺回流到左心室的血量减少,加重肺淤血;③体力活动时,机体需氧量增加,但因心力衰竭时机体缺氧,CO_2潴留,刺激呼吸中枢,使呼吸加深、加快,出现呼吸困难。

2. 端坐呼吸

重症心力衰竭患者在安静时也感到呼吸困难,甚至不能取平卧位,故必须采取端坐位或半卧位以减轻呼吸困难的程度,称为端坐呼吸。其发生机制是:①取端坐位时,受重力作用,机体下肢血液回流减少,减轻肺淤血和水肿;②膈肌下降,使胸腔容积变大,改善肺活量,减轻缺氧;③下肢水肿液吸收减少,使血容量降低,减轻肺淤血。

3. 夜间阵发性呼吸困难

左心衰竭时,患者常在入睡后突然感到气闷而被惊醒,并立即坐起喘气和咳嗽,称为夜间阵发性呼吸困难。其发生机制是:①取平卧位时下肢静脉回流增多,而且下肢水肿液回流入血增多,加重肺淤血、水肿;②入睡后迷走神经兴奋性升高,使支气管收缩,气道阻力增大;③熟睡时神经反射敏感性降低,只有当肺淤血比较严重时,动脉血氧分压降到一定水平后,才能刺激呼吸中枢,引起突然发作的呼吸困难。

另外,肺水肿是急性左心衰竭最严重的表现,患者出现发绀、呼吸困难、端坐呼吸、咳嗽、咳粉红色泡沫样痰等症状和体征时,必须立即抢救。

(三) 其他器官的功能变化

1. 肝脏的变化

右心衰竭时,由于体循环淤血,使肝脏淤血、肿大,局部有压痛,颈静脉怒张和肝颈静脉反流征阳性。长期的右心衰竭还可造成心源性肝硬化。

2. 胃肠功能改变

胃肠淤血导致消化功能障碍,表现为消化不良、食欲不振以及胃肠道刺激症状(如恶心、呕吐、腹泻)等。

3. 肾功能的变化

心力衰竭时,肾血流量减少,致使肾小球滤过率下降、肾小管重吸收增加,钠、水潴留,临床表现为少尿、氮质血症等。

4. 水、电解质和酸碱平衡紊乱

心力衰竭时,可出现钠、水潴留和心性水肿。另外,在忌盐、进食少和应用利尿剂等情况下,还常发生低钠血症、低钾血症、低镁血症和代谢性酸中毒。

五、防治与护理原则

(1)休息:休息是减轻心脏负荷的重要方法,休息的方式和时间需根据心功能的情况安排。

(2)饮食护理:患者应进食低热量、低盐、高维生素、清淡的饮食。避免刺激性食物;宜少量多餐。

(3)患者应注意稳定情绪,保持精神愉快,避免紧张、激动,以免使病情加重,平时注意劳逸结合。保持大便通畅。

(4)合理用药,要严格按医嘱服药;严格掌握静脉输液指征。

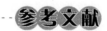

1. 名词解释：冠心病、心绞痛、心肌梗死、心肌硬化、高血压病、向心性心肌肥大、离心性心肌肥大、高血压脑病、风湿病、风湿小体、心瓣膜病、心力衰竭、高输出量性心力衰竭、劳力性呼吸困难、端坐呼吸、夜间阵发性呼吸困难、心脏紧张源性扩张、肌源性扩张。

2. 简述动脉粥样硬化的基本病理变化。

3. 简述原发性高血压各型病变的特点。

4. 简述风湿病的基本病变。

5. 简述心肌梗死的好发部位和类型。

6. 简述心功能不全时心脏本身的代偿反应。

7. 试述心肌兴奋-收缩耦联障碍的机制。

（卢化爱）

参考文献

［1］郎志峰.病理学［M］.北京：人民卫生出版社，2006.

［2］肖献忠.病理生理学［M］.北京：高等教育出版社，2006.

［3］宫恩聪，吴立玲.病理学［M］.北京：北京大学医学出版社，2007.

［4］姚蕴伍.社区护理学［M］.浙江：浙江大学出版社，2008.

［5］吴立玲，武变瑛.病理生理学［M］.北京：北京大学医学出版社，2008.

［6］王志敏.病理学基础［M］.北京：人民卫生出版社，2008.

［7］杨美玲.病理学［M］.西安：世界图书出版公司，2010.

第十四章

消化系统疾病

消化系统包括消化管和消化腺。消化管是由口腔、食管、胃、肠及肛门组成的连续的管道系统。消化腺包括涎腺、肝、胰及消化管的黏膜腺体等。消化系统承担着消化、吸收、排泄、解毒以及内分泌等功能。消化系统是人体各系统中易发生疾病的部位，胃炎、消化性溃疡、病毒性肝炎、肝硬化、肝性脑病等都是临床上常见的疾病。消化系统疾病既可局限于本系统，也可累及全身其他系统。本章主要阐述消化系统的一些常见病和多发病。

知识链接

胃　　镜

1869 年，德国医生 Kussmaul 发明了胃镜，其后胃镜经历了硬式胃镜、可曲胃镜、纤维胃镜和电子胃镜等发展阶段，目前电子胃镜已在临床上得到广泛应用。电子胃镜的基本原理是前端微型电子耦合元件组成图像传感器，将在胃腔内摄录的图像通过电缆传递至图像处理中心，最后显示在电视屏幕荧光屏上。由于电子胃镜具有视野广、清晰度高、色彩真实、纤细可曲、易于活检、患者痛苦小和可进行镜下治疗等优点，因此已成为上消化道疾病诊断和治疗中不可缺少的工具。

第一节 慢 性 胃 炎

慢性胃炎(chronic gastritis)是指胃黏膜的慢性非特异性炎症性疾病,发病率高。在胃镜检查中,80%～90%的病例为慢性胃炎患者。

一、病因和发病机制

慢性胃炎的病因和发病机制目前尚未完全明确,大致可分为以下四类。

(1) 幽门螺杆菌(helicobacter pylori,Hp)感染。Hp 感染与消化性溃疡、胃恶性肿瘤的发生相关。

(2) 急性胃炎反复发作,与长期不良的饮食或生活习惯如喜食热烫或刺激性食物、酗酒、吸烟等有关。

(3) 十二指肠液反流对胃黏膜屏障的破坏。

(4) 自身免疫性损伤。

二、类型及病理变化

根据病理变化的不同,将慢性胃炎分为以下三类。

(一) 慢性浅表性胃炎

慢性浅表性胃炎(chronic superficial gastritis)又称慢性单纯性胃炎,是胃黏膜最常见的病变之一,以胃窦病变为主。胃镜检查:病变呈多灶或弥漫性胃黏膜充血、水肿,表面有灰白色或灰黄色分泌物,伴点状出血和糜烂。镜下观察:炎性病变限于黏膜浅层(黏膜上1/3 部分),表现为水肿、点状坏死和表浅上皮坏死脱落,主要为淋巴细胞和浆细胞浸润,胃腺体无异常。

结局:慢性浅表性胃炎大多数可完全康复,少数可转化为慢性萎缩性胃炎。

(二) 慢性萎缩性胃炎

慢性萎缩性胃炎(chronic atrophic gastritis)常以胃黏膜萎缩变薄、黏膜腺体减少或消失并伴有肠上皮化生,固有层内大量淋巴细胞、浆细胞浸润为特征。临床上可有胃内游离盐酸减少或缺乏、消化不良、上腹不适或钝痛、贫血等症状。慢性萎缩性胃炎分为 A 型和 B型(表 14-1),我国以 B 型多见。

表 14-1 A 型和 B 型慢性萎缩性胃炎的比较

比 较 项 目	A 型	B 型
病因	不明	幽门螺杆菌
发病机制	自身免疫	细菌侵袭力等
病变好发部位	胃体部和胃底部	胃窦部
血中自身抗体	抗内因子抗体(＋) 抗壁细胞抗体(＋)	抗内因子抗体(－) 抗壁细胞抗体(－)
恶性贫血	有	无
与癌变关系	无	密切

病理变化:萎缩胃黏膜薄而平滑,皱襞变浅,甚至消失,黏膜表面呈细颗粒状。胃镜检查:胃黏膜呈灰色或灰绿色,黏膜层变薄,皱襞变浅,甚至消失;黏膜下血管清晰可见,胃黏膜表面呈细颗粒状,偶有出血及糜烂。镜下观察:腺上皮萎缩,腺体变小并有囊性扩张,腺体数目减少;黏膜固有层内有不同程度的淋巴细胞和浆细胞浸润,可形成淋巴滤泡;肠上皮化生和假幽门腺化生,有的可出现细胞异型性增生,即在胃窦病变灶内幽门腺消失,出现杯状细胞、吸收细胞和潘氏细胞,使形态结构与小肠黏膜相似,称为肠上皮化生(图14-1);在胃体部或胃底部腺体的壁细胞和主细胞消失,被类似幽门腺的黏液分泌细胞所取代,称为幽门腺或假幽门腺化生。目前,认为肠上皮化生的胃黏膜易发生癌变。

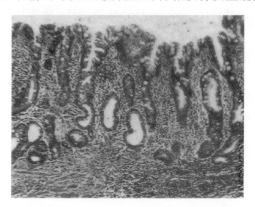

图 14-1　慢性萎缩性胃炎伴肠上皮化生

知识链接

肠上皮化生

肠上皮化生中有杯状细胞和吸收细胞者称为完全化生,只有杯状细胞者称为不完全化生。在不完全化生中又可根据其黏液组化反应的情况进行分型,其中氧乙酰化唾液酸阳性者为大肠型不完全化生,阴性者为小肠型不完全化生。目前,多数研究者发现大肠型不完全化生与肠型胃癌的发生关系较密切。

(三) 慢性肥厚性胃炎

慢性肥厚性胃炎(chronic hypertrophic gastritis)又称巨大肥厚性胃炎(giant hypertrophicgastritis),目前它的病因尚不明确。病变常发生在胃底及胃体部。胃镜检查:黏膜皱襞增粗、肥大,呈脑回状;黏膜皱襞上可见横裂,有多数疣状隆起的小结;黏膜皱襞顶端常有糜烂。镜下观察:黏膜增厚,腺体增生,腺管延长,黏膜表面黏液分泌细胞数量增多,分泌增加,黏膜固有层炎细胞浸润不显著。临床上多数患者可因胃酸分泌增多、黏液形成增多而使其有明显上腹部烧灼感或疼痛及反酸等表现,而致消化不良,还可因大量蛋白质从胃液中丢失而导致低蛋白血症。

大多数慢性胃炎可治愈,其中有肠上皮化生和异型性增生的萎缩性胃炎有可能发生癌变。

第二节　消化性溃疡

消化性溃疡也称溃疡病(peptic ulcer disease),是以胃或十二指肠黏膜形成慢性溃疡为特征的一种常见病,好发于 20～50 岁年龄组的人群。本病多反复发作而呈慢性经过,由于其发生与胃液的自我消化作用有关,故称为消化性溃疡。临床上,十二指肠溃疡较多见,约占 70%;胃溃疡约占 25%;两者并存时称为复合性溃疡,约占 5%。本病在临床上呈现慢性经过,易反复发作,主要表现为周期性上腹部疼痛、反酸、嗳气等症状。

一、病因和发病机制

消化性溃疡的病因与发病机制复杂,目前尚未完全清楚,可能与以下因素有关。

(一)胃液的自我消化作用

研究证明,消化性溃疡的发病是胃或十二指肠局部黏膜组织被胃液中的胃酸和胃蛋白酶消化的结果。临床上,迷走神经兴奋性增高的人,壁细胞数量增多,胃酸分泌增加,易发生十二指肠溃疡;胃酸缺乏的患者(如恶性贫血)极少发生溃疡病;空肠及回肠内为碱性环境,不发生消化性溃疡,但胃空肠吻合术后,吻合口的空肠黏膜即可因胃液的消化作用形成溃疡。因此,胃液的自我消化作用是溃疡形成的重要和直接的因素,但胃液对胃壁的自我消化作用,只有在黏膜防御能力减弱的情况下才能得以发挥。

(二)黏膜的抗消化能力降低

高水平胃酸可以单独或与幽门螺杆菌(Hp)共同作用引起消化性溃疡,但许多胃溃疡患者胃酸水平正常,约 50% 的十二指肠溃疡患者无高水平胃酸,另外,许多人有高水平胃酸而无溃疡。这些均提示胃、十二指肠黏膜防御屏障功能的破坏是胃或十二指肠黏膜组织被胃酸与胃蛋白酶消化而形成溃疡的重要原因。

正常胃和十二指肠黏膜通过胃黏膜分泌的黏液(黏液屏障)和黏膜上皮细胞的脂蛋白(黏膜屏障)保护黏膜不被胃液所消化。胃黏膜分泌的黏液形成黏液膜覆盖于黏膜表面,可以避免和减少胃酸、胃蛋白酶与胃黏膜的直接接触。吸烟、长期喝浓咖啡或浓茶、服用阿司匹林等,均可导致胃黏液分泌不足或黏膜上皮受损,削弱胃黏膜的屏障功能,使其抗消化能力降低,同时,胃液中的氢离子逆向弥散入胃黏膜,损伤黏膜中的毛细血管,促使黏膜中的肥大细胞释放组胺,引起局部血液循环障碍,使黏膜组织受到损伤。

(三)幽门螺杆菌的感染

大量研究表明,幽门螺杆菌在消化性溃疡的发病机制中具有重要的作用。60%～100% 的消化性溃疡患者伴有胃内幽门螺杆菌感染。实验证明,幽门螺杆菌可释放一种细菌型血小板激活因子,促进表面毛细血管内血栓形成而导致血管阻塞、黏膜缺血等,从而破坏胃、十二指肠黏膜防御屏障;幽门螺杆菌还可产生能破坏黏膜表面上皮细胞脂质膜的磷酸酯酶,以及有生物活性的白细胞三烯和二十烷等,有利于胃酸直接接触上皮并进入黏膜内;幽门螺杆菌还能促进胃黏膜 G 细胞增生,导致胃泌素分泌增加;幽门螺杆菌还具有趋化中性粒细胞的作用,后者释放髓过氧化物酶而产生次氯酸,并在氨存在时合成一氯化氨、次氯酸,均能破坏黏膜上皮细胞,诱发消化性溃疡。

（四）其他因素

神经内分泌功能失调、精神因素刺激可引起大脑皮质功能失调,导致自主神经功能紊乱,迷走神经功能亢进,促使胃酸分泌增多,这与十二指肠溃疡发生有关;而迷走神经兴奋性降低,胃蠕动减弱,胃泌素分泌增加,进而促使胃酸分泌增加,可促进胃溃疡形成。此外,遗传因素、环境因素、胆汁反流、胃排空延迟等原因造成的黏液分泌减少、黏膜完整性受损或血液供应不足,均可使黏膜抗消化能力减弱,促进消化性溃疡的发生。

二、病理变化

（一）胃溃疡

肉眼观察:胃溃疡多位于胃小弯近幽门侧,尤其多见于胃窦部;溃疡常为一个,呈圆形或卵圆形,直径多在 2 cm 以内;溃疡边缘整齐,如刀切状,底部平坦,无坏死组织,溃疡边缘黏膜皱襞呈放射状向溃疡集中(图 14-2)。通常溃疡穿越黏膜下层,深达肌层,甚至浆膜层。良性溃疡要注意与溃疡型胃癌等引起的恶性溃疡相区别(表 14-2)。

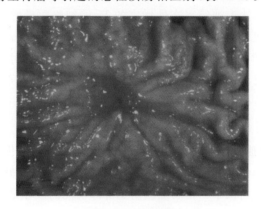

图 14-2　胃溃疡

注:在胃小弯幽门处有一溃疡,边缘整齐,黏膜皱襞呈放射状集中,溃疡较深。

表 14-2　良性溃疡与恶性溃疡的区别

特　　征	良　性　溃　疡	恶　性　溃　疡
外形	圆形或椭圆形	不规则形,皿状或火山口状
大小	直径一般小于 2 cm	直径一般大于 2 cm
深度	较深	较浅
边缘	整齐,不隆起	不整齐,隆起
底部	较平坦	凹凸不平,有出血坏死
周围黏膜	黏膜皱襞向溃疡集中	黏膜皱襞中断,呈结节状肥厚

镜下观察:溃疡底部由胃腔表层向胃壁深层可分为以下四层(图 14-3)。①渗出层:由表面的少量纤维素和炎细胞等构成。②坏死层:由红染无结构的坏死组织构成。③肉芽组织层:主要由毛细血管、成纤维细胞组成的新生肉芽组织构成。④瘢痕组织层:由纤维细胞和胶原纤维构成,血管明显减少。瘢痕底部小动脉因炎症刺激常有增殖性动脉内膜炎,使小动脉管壁增厚,管腔狭窄或有血栓形成,因而可造成局部血液供应不足,阻碍组织再生,

使溃疡不易愈合。但这种变化却可防止溃疡血管破裂、出血。溃疡底部的神经节细胞及神经纤维常发生变性、断裂及小球状增生,这种变化可能是疼痛产生的原因之一。

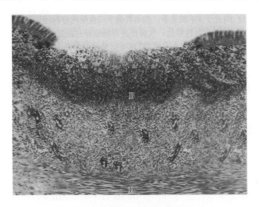

图 14-3　慢性胃溃疡

注:A——渗出层;B——坏死层;C——肉芽组织层;D——瘢痕组织层。

(二)十二指肠溃疡

十二指肠溃疡多发生在十二指肠球部的前壁或后壁,与胃溃疡病变相似,但十二指肠溃疡一般比胃溃疡小、浅,直径常在 1 cm 以内,易愈合。

三、结局及并发症

(一)愈合

溃疡渗出物及坏死组织逐渐被吸收、排出,已被破坏的肌层不能再生,由底部的肉芽组织增生形成瘢痕组织而修复,同时周围的黏膜上皮再生并覆盖溃疡面而使溃疡愈合。

(二)并发症

1. 出血

出血是消化性溃疡最常见的并发症,占 10%～35%,因溃疡底部毛细血管破裂,溃疡面有少量出血,此时患者大便潜血试验常呈阳性。若溃疡底部大血管破裂,患者则出现呕血(呕吐物常呈咖啡渣样)及柏油样大便,严重者可出现失血性休克。

2. 穿孔

穿孔的发生率约为 5%,十二指肠溃疡因肠壁较薄更易发生穿孔。急性穿孔时,由于胃肠内容物漏入腹腔,可引起弥漫性腹膜炎。若溃疡累及浆膜层,与邻近器官(肝、胰、脾、结肠等)粘连并发生穿孔时,常引起局限性腹膜炎。

> **知识链接**
>
> **急性弥漫性腹膜炎**
>
> 消化性溃疡穿孔后可引起各种不同的后果,最严重的是急性穿孔。此时,大量胃肠内容物漏入腹腔,刺激腹腔,可导致弥漫性腹膜炎的发生。临床上患者表现为突然发生的持续性剧烈腹痛,以原发病灶处最显著,常迅速发展,并波及全腹,在深呼吸、咳嗽和变换体位时疼痛可加重。腹部检查可发现典型的腹膜炎三联征——腹壁肌紧张、

腹部压痛和反跳痛,还可出现移动性浊音阳性,肝浊音界下降或消失,肠鸣音减弱或消失,X 线检查可见右膈下有游离气体。因此,医护人员对腹痛无缓解并伴恶心、呕吐,或腹痛伴腹膜刺激征,肝浊音界下降或消失者,应高度警惕消化性溃疡穿孔的可能。

3. 幽门梗阻

约 3% 消化性溃疡的患者因幽门狭窄而发生梗阻。部分患者由于长时间的溃疡形成大量瘢痕,瘢痕发生收缩而导致器质性梗阻,也可因溃疡周围组织水肿或幽门括约肌痉挛,引起功能性梗阻。由于幽门狭窄,胃内容物通过困难,易继发胃扩张,患者可出现逆蠕动、反复呕吐等临床表现,严重者可发生碱中毒。

4. 癌变

癌变率常小于 1%,癌变多发生于胃溃疡患者,十二指肠溃疡几乎不发生癌变。由于溃疡边缘的黏膜上皮或腺体不断受到胃酸、胃蛋白酶的侵蚀、破坏而反复再生、增生,最终发展为胃癌。

四、防治与护理原则

(1) 对患者宣传溃疡病知识,指导患者掌握溃疡病发病的规律性,重视精神与饮食的调整,患者要精神愉快,避免精神抑郁或过度紧张。

(2) 工作宜劳逸结合,防止过度劳累,生活要有规律。

(3) 饮食切忌暴饮暴食,或饥饱不匀,一般可少食多餐,以清淡、易消化的食物为宜,避免辛辣、肥甘饮食及烈性白酒的刺激。对腹痛持续不已者,应在一定时间内进流质或半流质饮食。

(4) 戒除吸烟等不良习惯。

(5) 慎用对胃肠黏膜有刺激作用的化学药物。

(6) 腹痛持续不已、疼痛较剧烈者,应卧床休息,疼痛缓解后才可下床活动。出现大量黑便或吐血、便血者,应及时住院治疗,以防不测。

第三节　病毒性肝炎

病毒性肝炎(viral hepatitis)是指由一组肝炎病毒引起的以肝实质变性、坏死为主要病变的一种常见传染病。其传染性强,发病率高,是严重影响人类健康的重大传染病。目前已证实引起病毒性肝炎的肝炎病毒有甲型病毒性肝炎病毒(HAV)、乙型病毒性肝炎病毒(HBV)、丙型病毒性肝炎病毒(HCV)、丁型病毒性肝炎病毒(HDV)、戊型病毒性肝炎病毒(HEV)及庚型病毒性肝炎病毒(HGV)六种。我国乙型病毒性肝炎最多见,其次是丙型病毒性肝炎和甲型病毒性肝炎。各种年龄及不同性别均可罹患本病。

病毒性肝炎可出现乏力、食欲减退、恶心、肝大和肝功能损害,部分患者可有黄疸和发热。急性肝炎患者多在 6 个月内恢复,但乙型病毒性肝炎和丙型病毒性肝炎易转为慢性,其中少数可发展为肝硬化,甚至原发性肝细胞癌。

一、病因和发病机制

（一）病因与传播途径

目前共发现六种肝炎病毒，各种肝炎病毒的特点见表 14-3。

表 14-3　各型肝炎病毒的特点

病毒类型	病毒性质	传 播 途 径	潜伏期/周	转 成 慢性肝炎	重 型 肝 炎	肝　　癌
HAV	单链 RNA	消化道	2～6	无	5%～10%	无
HBV	DNA	血液、垂直性接触	4～26	5%～10%	>1%	有
HCV	单链 RNA	血液、密切接触	2～26	>70%	极少	有
HDV	缺陷性 RNA	血液、密切接触	4～7	共同感染 低 于 5%	共同感染 3%～4%；重叠感染 80%	与 HBV 相似
HEV	单链 RNA	消化道	2～8	无	合 并 妊娠 20%	—
HGV	单链 RNA	输血、注射	—	无	—	无

注：共同感染是指 HDV 与 HBV 同时感染；重叠感染是指在慢性 HBV 感染的基础上感染 HDV。

（二）发病机制

病毒性肝炎的发病机制比较复杂，至今尚未完全阐明。病毒性肝炎的发生取决于多种因素，尤其是与机体的免疫状态有密切关系。

研究表明，HAV 和 HCV 可直接破坏肝细胞而导致发病，HCV 还可通过细胞免疫机制而导致肝细胞损伤。但 HBV 并不直接作用于肝细胞，而是通过细胞免疫反应导致肝细胞损伤，病毒在肝细胞中复制后释放入血，其中一部分与肝细胞膜结合，使肝细胞表面的抗原性发生改变。存在于肝细胞表面的 HBV 抗原在和相应抗体结合后可形成免疫复合物，可通过激活补体系统参与破坏肝细胞。

由于感染的病毒数量、毒力以及机体免疫反应不同，引起的肝细胞的损害程度也就不一样，故有不同的临床病理类型，常见的有：①若免疫功能正常，感染病毒数量较少，毒力较弱，则导致急性（普通型）肝炎；②若免疫功能过强，感染病毒数量多，毒力强，则表现为重型肝炎；③若免疫功能不足，感染病毒数量少，毒力弱，则表现为慢性肝炎；④若免疫功能耐受或缺陷，病毒与宿主共存，受感染的肝细胞不被破坏，则形成无症状的病毒携带者。

二、基本病理变化

各型病毒性肝炎的病变基本相同，都以肝细胞的变性、坏死为主，同时伴有不同程度的炎细胞浸润、肝细胞再生和间质纤维组织增生。

（一）肝细胞变性、坏死

1. 肝细胞变性

（1）细胞水肿：最常见的病变。镜下观察：肝细胞明显肿大，细胞质半透明，疏松呈网状，称为细胞质疏松化。进一步发展，肝细胞体积更加肿大，细胞质几乎完全透明，称为气球样变。

（2）嗜酸性变：一般常累及单个或数个肝细胞，病变肝细胞散在于肝小叶内。镜下观察：病变肝细胞由于细胞质水分脱失、浓缩，使肝细胞体积变小，细胞质嗜酸性增强且红染，细胞核染色也较深。

2. 肝细胞坏死

（1）嗜酸性坏死：由嗜酸性变发展而来，细胞质进一步浓缩，细胞核也浓缩、消失，最终形成深红色浓染的圆形小体，称为嗜酸性小体。肝细胞坏死为单个肝细胞的死亡，属细胞凋亡。

（2）溶解性坏死：由严重的细胞水肿发展而来。病毒性肝炎的类型不同，坏死的范围和分布也不相同，溶解性坏死可分为如下类型。①点状坏死（spotty necrosis）：单个或数个肝细胞的坏死，常见于急性普通型肝炎。②碎片状坏死（piecemeal necrosis）：肝小叶周边部肝细胞的灶性坏死和崩解，常见于慢性肝炎。③桥接坏死（bridging necrosis）：中央静脉与汇管区之间、两个汇管区之间或两个中央静脉之间出现的互相连接的坏死带，常见于中度与重度慢性肝炎。④亚大片坏死及大片坏死：亚大片坏死是指波及肝小叶较大范围的坏死或全部的融合性溶解、坏死，常见于亚急性重症肝炎；大片坏死是指波及几乎整个肝小叶的大片状融合性溶解、坏死，由于坏死范围广，正常肝组织结构塌陷而很难辨认，常见汇管区集中现象及大量炎细胞浸润，见于急性重症肝炎。

（二）炎细胞浸润

肝小叶内或汇管区可见以淋巴细胞和单核细胞为主的炎细胞呈散在性或灶状浸润，坏死灶内可见中性粒细胞。

（三）增生

1. 肝细胞再生和小胆管增生

坏死的肝细胞常出现再生。再生的肝细胞体积较大，细胞质略呈嗜碱性，细胞核大且深染，有时可见双核。再生的肝细胞可沿原有的网状支架排列，但坏死严重时，原小叶内的网状支架塌陷，再生的肝细胞则呈团块状排列，称为结节状再生。在汇管区或大片坏死灶内，可见小胆管增生。

2. 间质反应性增生

间质反应性增生包括：①Kupffer 细胞增生、肥大，突出于窦壁并可脱入窦腔内变为游走的吞噬细胞，参与炎细胞浸润；②间叶细胞和成纤维细胞增生，参与损伤的修复。此外，间叶细胞在肝炎早期可增生、分化为组织细胞，参与炎症反应。

三、临床病理类型

（一）普通型病毒性肝炎

普通型病毒性肝炎分为以下两种类型。

1. 急性普通型病毒性肝炎

急性普通型病毒性肝炎最常见。临床上根据患者是否出现黄疸，又分为黄疸型及无黄疸型两种。我国以无黄疸型肝炎居多，且主要为乙型病毒性肝炎，少部分为丙型病毒性肝炎。黄疸型肝炎病变略重，病程较短，多见于甲型病毒性肝炎和戊型病毒性肝炎。黄疸型肝炎与无黄疸型肝炎的病理变化基本相同。

（1）病理变化 肉眼观察：肝脏大，质较软，表面光滑。镜下观察：肝细胞发生广泛变性，以细胞水肿为主，表现为肝细胞细胞质疏松、淡染和气球样变（图14-4）。肝细胞体积增大，排列紊乱拥挤，导致肝窦受压变窄，肝细胞内可见胆汁淤积现象。肝细胞坏死轻微，肝小叶内可见点状坏死与嗜酸性小体。肝小叶内与汇管区可见轻度炎细胞浸润。

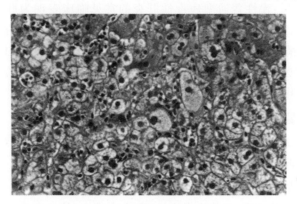

图 14-4 急性普通型病毒性肝炎

（2）临床病理联系 患者可出现发热、乏力、食欲减退、厌油、呕吐等症状。弥漫性肝细胞肿大，使肝脏体积变大，包膜紧张，可引起肝区疼痛。肝细胞坏死，可引起肝功能异常。当肝细胞内酶释放入血，血清谷丙转氨酶（ALT）升高时，病变严重者可出现黄疸。

（3）结局 多数患者在 6 个月内可治愈。甲型病毒性肝炎预后好，但乙型病毒性肝炎、丙型病毒性肝炎往往恢复较慢，其中 5%～10% 的乙型病毒性肝炎和 70% 的丙型病毒性肝炎可转变为慢性普通型病毒性肝炎。

2. 慢性普通型病毒性肝炎

病毒性肝炎病程持续半年以上即称为慢性普通型病毒性肝炎。造成肝炎慢性化的因素有感染病毒的类型、治疗不当、营养不良、免疫因素、伴有其他传染病、长期饮酒或服用肝毒性药物等。

（1）病理变化：根据肝细胞坏死、炎症、纤维化程度，将慢性普通型病毒性肝炎分为轻度、中度和重度三类（表14-4）。

表 14-4 三类慢性普通型病毒性肝炎的比较

病 变 特 点	轻度慢性普通型 病毒性肝炎	中度慢性普通型 病毒性肝炎	重度慢性普通型 病毒性肝炎
肝细胞坏死	点状坏死，偶见轻度碎片状坏死	中度碎片状坏死，桥接坏死	重度碎片状坏死，有明显桥接坏死
炎细胞浸润	有	明显	明显

病 变 特 点	轻度慢性普通型 病毒性肝炎	中度慢性普通型 病毒性肝炎	重度慢性普通型 病毒性肝炎
纤维化程度	轻度	中度，纤维间隔形成	重度，纤维间隔分割肝小叶
肝小叶结构	保存	大部分保存	破坏

毛玻璃样肝细胞：经 HE 染色后在光镜下观察，在 HBsAg 携带者和慢性普通型病毒性肝炎患者的部分肝细胞细胞质内可见充满嗜酸性的细颗粒物质，细胞质不透明，似毛玻璃样，故此类细胞称为毛玻璃样肝细胞。免疫组织化学和免疫荧光检查 HBsAg 反应呈阳性。

（2）临床病理联系：慢性普通型病毒性肝炎的常见临床表现为肝大及肝区疼痛，重者还可伴有脾大。实验室检查结果是诊断的重要依据，如患者血清谷丙转氨酶、胆红素可有不同程度升高，凝血酶原活性下降，白蛋白含量降低或白蛋白与球蛋白比值下降甚至倒置。

（3）结局：轻度慢性普通型病毒性肝炎可以痊愈或病变相对静止。重度慢性普通型病毒性肝炎晚期，肝小叶结构紊乱，形成假小叶，逐渐转变为肝硬化。

（二）重型病毒性肝炎

重型病毒性肝炎较少见，是最严重的一型病毒性肝炎。根据发病缓急及病变程度的不同，可将其分为急性重型病毒性肝炎和亚急性重型病毒性肝炎两种。

1．急性重型病毒性肝炎

本病起病急骤，病程短暂，多数患者在 10 天左右死亡，故又称为暴发型肝炎。

（1）病理变化　肉眼观察：肝体积明显缩小，重量减至 600～800 g（正常成人为 1300～1500 g），尤以左叶明显，包膜皱缩，质地柔软，切面呈黄色（淤胆）或红褐色（出血）（图 14-5(a)），因此又称为急性黄色肝萎缩或急性红色肝萎缩。镜下观察：肝细胞坏死广泛而严重，超过肝实质的 2/3，肝索解离，肝细胞溶解，出现弥漫性大片坏死（图 14-5(b)）。肝细胞坏死多从肝小叶中央开始，并迅速向四周扩展，仅肝小叶周边部残留少许变性的肝细胞。溶解坏死的肝细胞很快被清除，仅残留网状支架。肝小叶内及汇管区有大量炎细胞浸润，以淋巴细胞、巨噬细胞为主。数日后网状支架塌陷，残留的肝细胞无明显再生现象。

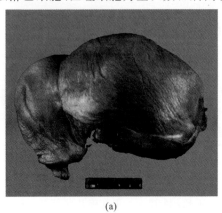
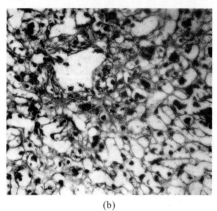

(a)   (b)

图 14-5　急性重型病毒性肝炎

注：(a)肝脏体积显著缩小，重量明显减轻，包膜皱缩，质地柔软；

(b)肝细胞出现弥漫性大片坏死、消失，残存的肝细胞呈岛屿状或散在分布。

(2)临床病理联系 大量肝细胞溶解、坏死,可导致以下病变。①胆红素大量入血,引起严重的肝细胞性黄疸;②凝血因子合成障碍,导致明显的出血倾向,如皮肤或黏膜出现淤点、淤斑;③肝功能衰竭,肝脏对各种代谢产物的解毒功能出现障碍,导致肝性脑病。此外,由于胆红素代谢障碍及血液循环障碍等,还可诱发肾功能衰竭,此时称为肝肾综合征(hepatorenal syndrome)。

(3)结局 急性重型病毒性肝炎预后极差,大多数在短期内死亡,主要死亡原因为肝功能衰竭、肝性脑病,其次为弥散性血管内凝血(DIC)、消化道大出血、肾功能衰竭等,少数迁延而转为亚急性重型病毒性肝炎。

2. 亚急性重型病毒性肝炎

本病大多数由急性重型病毒性肝炎迁延而来,起病较缓慢,呈亚急性经过,少数由急性普通型病毒性肝炎恶化发展而来,病程较长(数周至数月)。

(1)病理变化 ①肉眼观察:肝体积有不同程度的缩小,重量减轻,软硬程度不一,表面包膜皱缩不平,部分区域呈大小不一的结节状,切面见坏死区呈红褐色或土黄色,再生的结节因胆汁淤积而呈现黄绿色。②镜下观察:肝细胞新旧不等地发生成片坏死,既有肝细胞的大片坏死,又有结节状肝细胞再生;坏死区网状纤维支架塌陷和胶原化,纤维组织增生明显,残存的肝细胞再生时不能沿原有支架排列,而呈结节状;肝小叶内、外可见大量的炎细胞浸润,主要为淋巴细胞、单核细胞,肝小叶周边有小胆管增生,有胆汁淤积和胆栓形成。

(2)临床病理联系 由于肝实质有较大范围的坏死,临床上常有较重的肝功能不全的表现。

(3)结局 如治疗得当且及时,病变可停止发展并有可能治愈;多数病变常继续发展而转变为坏死后性肝硬化;病情严重者可死于肝功能衰竭。

四、防治与护理原则

一般采取综合疗法,绝大多数病毒性肝炎患者都可恢复健康。防治与护理原则以适当休息、合理营养为主,适当辅以药物,避免饮酒、过度劳累,不使用对肝脏有损害的药物,以防止肝脏发生永久性、弥漫性病变,促进肝脏组织的再生以及肝功能的恢复。

(1)按传染病一般护理常规治疗,肝性脑病者按昏迷常规及压疮护理常规治疗。

(2)消化道隔离:用过的注射器、针头及冲洗液必须经高压蒸汽灭菌,或者煮沸消毒 30 min,食具、便器和大小便均需按规定消毒。

(3)休息:患者在急性病毒性肝炎的早期,应住院或就地隔离治疗;慢性病毒性肝炎复发恶化时应卧床休息,病情好转后注意动静结合,逐渐增加活动量,但要避免过度劳累。对于 HBsAg 携带者要随访。重型病毒性肝炎患者应绝对卧床休息,保持情绪稳定,医护人员进行监护。

(4)营养:给予患者易消化、易吸收、营养充分的饮食,鼓励患者多吃水果,有肝性脑病前驱症状或已昏迷者,给予低蛋白饮食。

(5)注意观察大便颜色的变化;注意是否出现并发症,如有出血、意识障碍、精神改变或昏迷等,应尽早发现,及时报告医生。

(6)指导患者及其家属掌握有关疾病传播的知识,生活要有规律,忌暴饮暴食,忌烟、酒,忌乱吃补药,忌乱投医、滥用药。

第四节　肝　硬　化

肝硬化(liver cirrhosis)是指由于肝细胞弥漫性变性、坏死、纤维组织增生和肝细胞结节状再生,这三种病变反复交错进行而导致肝脏变形、变硬的一种慢性肝脏疾病。由于这三种病变反复交错进行,导致肝脏变形、变硬,故称为肝硬化,临床上较常见,好发年龄为20~50岁,无明显性别差异。肝硬化病程较长,晚期患者临床表现为不同程度的门静脉高压和肝功能障碍,对人体危害较大。

肝硬化一般依据病因或结节的大小进行分类。国际上依据形态分类,将肝硬化分为大结节型、小结节型、大小结节混合型及不全分割型四型。我国常结合病因、病变特点及临床表现进行综合分类,将肝硬化分为门脉性、坏死后性、胆汁性、淤血性、寄生虫性等类型,其中门脉性肝硬化最为常见,其次是坏死后性肝硬化。

一、门脉性肝硬化

门脉性肝硬化(portal cirrhosis)是最常见的肝硬化类型,相当于国际形态学分类中的小结节型肝硬化。

(一)病因和发病机制

门脉性肝硬化的病因尚未完全明确。研究表明,很多因素均可引起肝细胞的损害,最终发展为肝硬化,主要影响因素如下。

1. 病毒性肝炎

病毒性肝炎为我国肝硬化发病最主要的原因,尤其以乙型病毒性肝炎和丙型病毒性肝炎发展为肝硬化者更为多见。临床上,肝硬化组织内 HBsAg 阳性率高达76.7%。由此引起的肝硬化又称为肝炎后肝硬化。

2. 慢性乙醇中毒

在欧美等国家,长期酗酒是引起肝硬化的主要因素。乙醇在体内代谢过程中产生的乙醛可直接损伤肝细胞,使肝细胞发生脂肪变性,逐渐进展为肝硬化。

3. 营养缺乏

动物实验研究发现,食物中长期缺乏蛋氨酸或胆碱类物质时肝脏合成磷脂发生障碍,可经过脂肪肝逐渐发展为肝硬化。

4. 有毒物质的损伤作用

许多化学物质和一些药物可以损伤肝细胞,如砷、四氯化碳、黄磷、二乙基亚硝胺、辛可芬等可致肝细胞损伤,长期作用可引起肝硬化。

上述各种因素如长期作用,可导致肝细胞弥漫性变性与坏死、纤维组织继发性增生、肝细胞结节状再生。增生的胶原纤维有两种来源:①肝细胞坏死后,肝小叶内原有的网状支架塌陷、聚积、胶原化,形成无细胞性硬化或由贮脂细胞转变为成纤维细胞,进而产生胶原纤维;②汇管区的成纤维细胞增生并产生胶原纤维。广泛增生的胶原纤维和结节状再生的肝细胞破坏了肝组织的正常结构,并使肝内血液循环被改建而形成肝硬化。

（二）病理变化

1. 肉眼观察

早期病变不典型，肝脏体积正常或略增大，重量增加，质地正常或稍硬。晚期肝脏体积明显缩小，重量减轻，质地变硬。表面呈颗粒状，呈弥漫性分布，大小近似，直径多小于 1 cm。切面呈小结节状，结节呈圆形或卵圆形岛屿状，大小与表面的颗粒一致，周围包绕有灰白色的纤维组织条索或间隔（图 14-6(a)）。

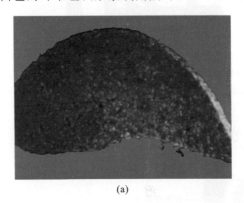
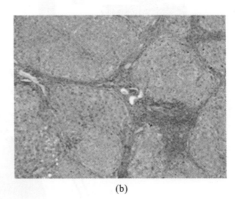

(a) (b)

图 14-6　门脉性肝硬化

注：(a)肝脏体积明显缩小，表面呈颗粒状，切面呈结节状，结节大小较一致；
(b)肝小叶结构破坏，纤维间隔及假小叶形成。

2. 镜下观察

正常肝小叶结构破坏，由具有特征性病变的假小叶取代（图 14-6(b)）。假小叶（pseudolobule）是指由增生的纤维组织分割原来的肝小叶和再生的肝细胞团，并包绕成大小不等的圆形或卵圆形的肝小叶样的结构。假小叶的特征：①假小叶内的肝细胞排列紊乱，可发生变性、坏死及再生，再生的肝细胞体积大、细胞核大、深染，或有双核；②假小叶内中央静脉缺如、偏位或有两个以上；③假小叶周围有纤维间隔包绕，纤维间隔宽窄较一致，有少量淋巴细胞和单核细胞浸润，并可见小胆管增生。

（三）临床病理联系

1. 肝门静脉高压症

肝门静脉高压症主要是由于肝脏的正常结构被破坏、血液循环被改建所致，具体原因如下。①窦性阻塞：肝内广泛的纤维组织增生，肝窦闭塞或窦周纤维化，导致门静脉循环受阻。②窦前性阻塞：肝内肝动脉小分支与肝门静脉小分支在汇入肝窦前形成异常吻合，使高压力的动脉血经此流入肝门静脉内（图 14-7）。③窦后性阻塞：假小叶压迫小叶下静脉，使肝窦内血液流出受阻，进而妨碍肝门静脉血流进入肝血窦。

门静脉压增高后，使其所属器官如胃、肠、脾等静脉血回流受阻（图 14-8），可出现以下临床表现。

（1）脾大：门静脉压力增高使脾静脉血液回流受阻，导致脾淤血、脾大，并常伴有脾功能亢进。肉眼观察：脾大，重量增加，但一般在 500 g 以下，少数可达 800～1000 g，质地变硬，切面呈红褐色，包膜增厚。镜下观察：脾小体萎缩，脾窦扩张，窦内皮细胞增生、肥大，红髓内纤维组织增生、含铁血黄素沉积，并可形成黄褐色的含铁结节。

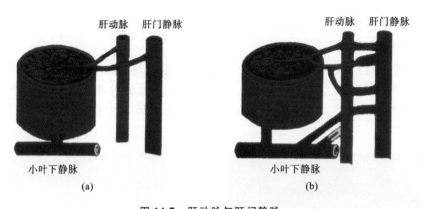

图 14-7　肝动脉与肝门静脉

注：(a)正常时肝内血液循环；(b)肝硬化时肝内血管异常吻合。

图中标注：肝动脉　肝门静脉　小叶下静脉　(a)　肝动脉　肝门静脉　小叶下静脉　(b)

奇静脉
上腔静脉
食管静脉丛
门静脉
胃左(冠状)静脉
副脐静脉
脾静脉
肠系膜下静脉
下腔静脉
髂静脉
直肠静脉(痔静脉)丛

图 14-8　肝硬化时侧支循环模式图

（2）胃肠淤血、水肿：肝门静脉压力升高，妨碍胃肠道的静脉血回流，导致胃肠壁淤血、水肿，影响胃肠道的消化、吸收功能，患者可出现腹胀、食欲缺乏等症状。

（3）腹腔积液：多发生于肝硬化晚期，为淡黄色透明的漏出液，漏出液量大时可致腹部明显膨隆，男性患者可伴阴囊水肿，其形成原因如下。①肝门静脉压力升高使门脉系统毛细血管内的流体静压升高，液体漏入腹腔；②低蛋白血症使血浆胶体渗透压降低，有利于漏出液的生成；③小叶下静脉受压或小叶中央静脉被改建，使肝窦内压力升高，淋巴液生成增多，并从肝包膜及肝门淋巴管漏出；④肝功能障碍时，激素灭活减少，血中醛固酮、抗利尿激素水平升高，导致水、钠潴留而促使腹腔积液形成。

（4）侧支循环形成：肝门静脉阻塞后导致压力升高，肝门静脉和腔静脉之间逐渐形成吻合支，使部分门静脉血经门-腔静脉吻合支绕过肝脏，直接通过上、下腔静脉回到右心。肝硬化时主要的侧支循环见图14-8，主要的并发症如下。①食管下段静脉丛曲张、破裂：门静脉血经胃冠状静脉、食管静脉丛、奇静脉入上腔静脉，常导致胃底与食管下段静脉丛曲张，甚至破裂，发生致命性大出血，这是肝硬化患者常见的死亡原因之一，常发生在腹压升高或食粗糙食物磨损时。②直肠静脉（痔静脉）丛曲张、破裂：门静脉血经由肠系膜下静脉、直肠静脉丛、髂静脉流入下腔静脉，可引起直肠静脉丛曲张并形成痔核，破裂后导致便血，长期便血可引起贫血。③胸、腹壁静脉曲张：门静脉血经脐静脉、脐周静脉网，向上经腹、胸壁静脉进入上腔静脉，向下经腹壁下静脉进入下腔静脉。由于脐周浅静脉高度扩张，在腹部皮肤上形成"海蛇头"现象。

2. 肝功能不全

肝功能不全主要因肝细胞长期、反复受到损伤，使肝细胞数量减少所致；其次，肝脏内血液循环障碍也是一个重要的原因。肝功能不全常出现以下症状及体征。

（1）蛋白质合成障碍：肝细胞受损伤后，合成蛋白质的功能降低，使血浆白蛋白减少。实验室检查可见血浆白蛋白含量降低，并可出现白蛋白与球蛋白比值下降或倒置现象。

（2）出血倾向：由于肝脏合成凝血因子减少，以及脾功能亢进、血小板破坏过多，患者常有鼻、牙龈等的黏膜出血及皮下淤斑。

（3）胆红素代谢障碍：由于肝细胞坏死、胆红素代谢障碍及毛细胆管发生胆汁性淤积，患者可出现黄疸表现，多为肝细胞性黄疸，常见于肝硬化晚期。

（4）雌激素代谢异常：由于肝内雌激素灭活障碍，体内雌激素水平升高，男性患者出现乳房发育甚至睾丸萎缩，女性患者出现月经不调、不孕等。在患者的颈部、胸部、面部等部位，因小动脉末梢扩张，可形成红色的"蜘蛛痣"。患者手掌大、小鱼际肌部位的皮肤血管扩张可形成肝掌。

（5）肝性脑病：肝性脑病是肝硬化最严重的后果，是肝功能极度衰竭的表现，也是肝硬化患者死亡的重要原因。由于体内有毒物质不能在肝内解毒，导致血氨含量升高、假性神经递质形成和氨基酸代谢失衡等，使中枢神经系统功能失调，即所谓肝性脑病。

（四）结局

在肝硬化的早期如能够及时消除病因，积极治疗，病变发展可相对稳定，肝功能也可改善。在肝硬化晚期若病变持续进展，则预后不良，最终可导致肝功能衰竭，患者常死于肝性脑病、食管下段静脉丛曲张破裂性大出血或严重感染，少数病例可发展为肝癌。

知识链接

食管下段静脉丛破裂如何止血？

临床上肝硬化患者如果突然呕血，首先应想到的是曲张的食管下段静脉丛破裂所致，需立即进行止血处理，常采取的措施有药物止血、气囊压迫止血、内镜治疗和外科手术。气囊压迫止血是指经鼻腔或口插入三腔二囊管，进入胃腔后先抽出胃内积血，然后注气入胃囊（囊内压 $6.7 \sim 9.3$ kPa，即 $50 \sim 70$ mmHg），向外加压牵引，用以压迫胃底。若未能止血，则可再注气入食管囊（囊内压 $35 \sim 45$ mmHg），以压迫曲张的食管下段静脉丛。

二、坏死后性肝硬化

坏死后性肝硬化(postnecrotic cirrhosis)是指在肝细胞发生大片坏死的基础上继发肝细胞结节状再生而形成的,相当于国际形态学分类中的大结节型肝硬化和大小结节混合型肝硬化。

(一)病因

1. 病毒性肝炎

坏死后性肝硬化多由亚急性重型病毒性肝炎迁延不愈而来。若慢性病毒性肝炎反复发作,肝细胞坏死严重,也可发展为坏死后性肝硬化。

2. 药物或化学物质中毒

一些药物或化学物质可导致肝细胞发生严重而弥漫的中毒性坏死,继而出现肝细胞结节状再生,最终发展为坏死后性肝硬化。

(二)病理变化

1. 肉眼观察

肝脏体积缩小,质地变硬,尤以左叶为甚,故肝脏变形明显。切面见结节形状不规则,大小悬殊,直径多超过 1 cm,最大者可达 5~6 cm,纤维间隔较宽,且宽窄不均。

2. 镜下观察

正常肝小叶结构消失,由假小叶取代。假小叶形态不规则,其内细胞有变性、坏死和胆红素沉着。假小叶间的纤维间隔较宽,有较多炎细胞浸润及小胆管增生。

(三)结局

因肝细胞坏死较严重,故坏死后性肝硬化在肝功能障碍方面的表现较门脉性肝硬化的明显且出现较早,而肝门静脉高压症的表现较轻且出现晚;患者多死于肝性脑病;坏死后性肝硬化的癌变率较门脉性肝硬化的高。

三、防治与护理原则

首先要重视病毒性肝炎的防治。早期发现和隔离患者,并给予积极治疗。注意饮食营养合理,节制饮酒,加强劳动保护,避免各种慢性化学中毒也是预防的积极措施。

(1)积极预防:肝硬化是由不同原因引起的肝脏实质性变性而逐渐发展的一个结果。要重视对各种原发病的防治,积极预防和治疗慢性肝炎、血吸虫病、胃肠道感染,避免接触和应用对肝脏有毒的物质,减少致病因素。

(2)稳定情绪:肝脏与精神情志的关系非常密切。情绪不佳、精神抑郁、暴怒激动均可影响肝的机能,加速病变的发展。鼓励患者树立坚强意志,保持心情开朗,消除思想负担,会有益于病情改善。

(3)动静结合:肝硬化代偿功能减退,并发腹腔积液或感染时应绝对卧床休息。在代偿功能充沛、病情稳定期可做一些轻松工作或适当活动,进行活动量适宜的体育锻炼,如散步、保健操、太极拳、气功等。活动量以不感觉到疲劳为宜。

(4)用药从简:盲目过多地滥用一般性药物,会加重肝脏负担,不利于肝脏恢复。对肝脏有害的药物如异烟肼、巴比妥类应慎用或忌用。

（5）戒烟忌酒：酒能助火动血，长期饮酒，尤其是烈性酒，可导致酒精性肝硬化，因此，饮酒可使肝硬化患者病情加重，并容易引起出血。长期吸烟不利于肝病的稳定和恢复，可加快肝硬化的进程，有促发肝癌的危险。

（6）饮食调护：饮食应以低脂肪、高蛋白、高维生素和易于消化的食物为宜，做到定时、定量、有节制。早期可多吃豆制品、水果、新鲜蔬菜，适当进食糖类、鸡蛋、鱼类、瘦肉；当肝功能显著减退并有肝性脑病先兆时，应对蛋白质摄入量适当控制，提倡低盐饮食或忌盐饮食。应忌辛辣刺激之品和坚硬生冷食物，不宜进食过热食物以防止并发出血。

第五节　肝性脑病

各种致肝损伤因素损害肝脏细胞，使其代谢、分泌、合成、解毒、免疫等功能严重障碍，机体出现黄疸、出血、继发性感染、肾功能障碍及肝性脑病等临床综合征，称为肝功能不全（hepatic insufficiency）。肝功能不全晚期称为肝功能衰竭（hepatic failure），最后可发展为肝性脑病（hepatic encephalopathy，HE）。肝性脑病是指在排除其他已知脑疾病前提下，继发性肝功能衰竭的一系列严重的神经精神综合征，可表现为人格改变、意识障碍等特征，并且这些特征是可逆性的。肝性脑病晚期发生不可逆性肝昏迷（hepatic coma），甚至死亡。

一、病因与分类

（一）根据病因和机制分类

肝性脑病可分为内源性肝性脑病和外源性肝性脑病（表 14-5）。

表 14-5　内源性肝性脑病和外源性肝性脑病的区别

特　征	内源性肝性脑病	外源性肝性脑病
常见病因	暴发型病毒性肝炎	有门-体侧支循环的肝硬化
病情缓急	多为急性病程	慢性、复发性
毒物是否经过肝	毒物入肝后不能有效地被清除	未经肝处理而经分流入体循环
诱因	无明显诱因	多数能找到明显诱因
预后	极差	较好

（二）根据发生速度分类

1. 急性肝性脑病

患者起病急，迅速发生昏迷，多见于严重急性肝中毒、重型病毒性肝炎等。

2. 慢性肝性脑病

患者起病缓慢，病程较长，反复发作，发作时常有明显诱因。先有较长时间的神经精神症状，以后出现昏迷，多见于肝硬化。

根据病情的轻重，可将肝性脑病分为四期。①一期（前驱期）：为轻微的性格和行为改变，表现为欣快感、反应淡漠、注意力不集中，有轻度扑翼样震颤。②二期（昏迷前期）：以精神错乱、嗜睡、行为失常为主，经常出现扑翼样震颤。③三期（昏睡期）：以昏睡为主。④四期（昏迷期）：患者意识完全丧失，进入昏迷状态。

二、发病机制

肝性脑病的发病机制目前尚未完全阐明。目前认为,肝性脑病的发生是由脑组织功能和代谢障碍所致,是多种发病因素综合作用的结果。迄今为止,有关肝性脑病的发病学说主要有氨中毒学说、假性神经递质学说和血浆氨基酸失衡学说等。

(一) 氨中毒学说

肝性脑病发作时,多数患者血液及脑脊液中氨水平升高至正常时的 2～3 倍,经降血氨治疗后,其肝性脑病的症状明显得到缓解,表明肝性脑病发生与血氨浓度升高密切相关。正常情况下,血氨浓度稳定,一般不超过 59 μmol/L,这依赖于血氨的生成和清除之间的动态平衡,肝脏通过鸟氨酸循环将氨转化为尿素是维持此平衡的关键。因此当肝脏功能严重受损时,鸟氨酸循环发生障碍,致使血氨水平升高,增高的血氨通过血脑屏障进入脑组织,主要干扰脑细胞的功能和代谢,从而引起脑功能障碍。

1. 血氨增多的原因

(1) 氨清除不足:①尿素合成障碍,使氨合成的尿素显著减少,血氨浓度升高;②门-体静脉侧支循环的形成,使来自肠道的氨未经肝脏代谢直接进入体循环,导致血氨浓度升高。

(2) 氨生成增多:血氨主要来源于肠道产氨,少部分来自肾、肌肉及脑,氨生成增多的情况如下。①肝脏疾病致胃肠功能减弱,肠内食物滞留时间变长,肠道菌生长活跃,分解食物蛋白质使产氨增多;②若合并上消化道大出血(如食管下段静脉丛破裂),血液中的蛋白质被肠道菌分解使产氨增多;③肝硬化晚期常合并肾功能不全,血中尿素弥散入肠腔增多,尿素分解,产氨增多;④肝性脑病患者昏迷前,常出现躁动不安、肌肉震颤等,肌肉的腺苷酸分解代谢增强,也可增加产氨;⑤肝脏疾病导致腹腔积液,临床上给腹腔积液患者使用利尿剂时,肾小管中的氨入血增多。

此外,肠道 pH 值的变化,也会影响肠道对氨的吸收。当肠道的 pH 值降低时,可减少从肠腔吸收氨;反之,当肠道的 pH 值升高时,肠道吸收氨增多,促使血氨浓度升高。因此,临床上常应用乳果糖在肠道内被细菌分解产生乳酸、醋酸,降低肠道的 pH 值,减少氨的吸收,从而达到降低血氨浓度的目的。

2. 氨对脑的毒性作用

(1) 干扰脑细胞的能量代谢:主要是干扰葡萄糖生物氧化的正常进行,使 ATP 的产生减少且消耗增多(图 14-9),从而不能维持中枢神经系统的兴奋活动而导致昏迷。

(2) 使脑内神经递质发生改变:脑内氨增多可使兴奋性神经递质(谷氨酸、乙酰胆碱)减少,而抑制性神经递质(γ-氨基丁酸、谷氨酰胺)增多(图 14-9),破坏了递质间的平衡,造成中枢神经系统功能紊乱。

(3) 干扰神经细胞膜的离子转运,影响神经细胞的电兴奋活动:氨在细胞膜的钠泵中可与钾离子竞争进入细胞内,造成细胞内缺钾;氨还可以干扰神经细胞膜上的 Na^+-K^+-ATP 酶的活性,进而直接影响膜电位、细胞的兴奋及传导等活动。

(二) 假性神经递质学说

1. 脑干网状结构与清醒状态的维持

在脑干网状结构中存在着具有唤醒功能的系统,称为脑干网状结构上行激动系统。在其唤醒功能中,作为神经突触间传递信息的神经递质具有十分重要的作用,正常时脑干网

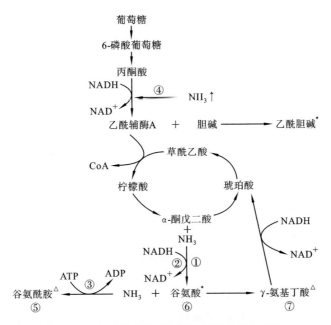

图 14-9　氨对脑内能量代谢及神经递质的影响

注:①消耗 α-酮戊二酸;②消耗 NADH;③消耗 ATP;④抑制丙酮酸脱羧酶,乙酰辅酶 A
减少,乙酰胆碱减少;⑤谷氨酰胺生成增多;⑥谷氨酸消耗增多;⑦γ-氨基丁酸生成增多。

*:中枢兴奋性递质　△:中枢抑制性递质

状结构中的神经递质种类较多,其中主要的有去甲肾上腺素和多巴胺等。因此,去甲肾上
腺素和多巴胺等递质,在维持脑干网状结构上行激动系统中的唤醒功能方面具有重要作
用。当这些真性神经递质被假性神经递质所取代时,则这一系统的功能活动减弱,大脑皮
质将由兴奋状态转入抑制状态,产生昏睡甚至昏迷等情况。

2. 假性神经递质与肝性脑病

食物中蛋白质在消化道中经水解产生氨基酸,其中芳香族氨基酸(如苯丙氨酸和酪氨
酸等)经肠道细菌所释放的脱羧酶的作用,生成苯乙胺和酪胺,这些生物胺被吸收后经门静
脉入肝。肝功能正常时,苯乙胺和酪胺可经肝脏单胺氧化酶作用被分解清除。当肝功能严
重障碍导致解毒功能低下,或有门-体侧支循环时,这些物质在血中浓度增高,尤其是当门
脉高压时,由于胃肠道淤血、消化功能降低,使肠内蛋白质分解作用增强,将产生大量苯乙
胺和酪胺入血。血中的苯乙胺和酪胺进入脑内,在脑细胞 β-羟化酶作用下生成苯乙醇胺和
羟苯乙醇胺(图 14-10)。

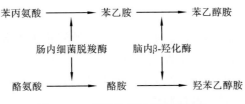

图 14-10　假性神经递质形成过程

苯乙醇胺和羟苯乙醇胺的化学结构与正常神经递质去甲肾上腺素和多巴胺的极其相
似(图 14-11),但不具有真性神经递质的功能(其效能仅为真性神经递质的1/50～1/10),故

称为假性神经递质(false neurotransmitter)。假性神经递质增多时,可竞争性地取代脑干网状结构内的去甲肾上腺素和多巴胺,导致脑干网状结构上行激动系统的唤醒功能不能维持,从而发生昏迷。脑内的多巴胺主要由黑质产生,它是调节肢体精细运动的锥体外系的主要神经递质,当假性神经递质取代多巴胺时,肢体运动出现协调性障碍,表现为扑翼性震颤。

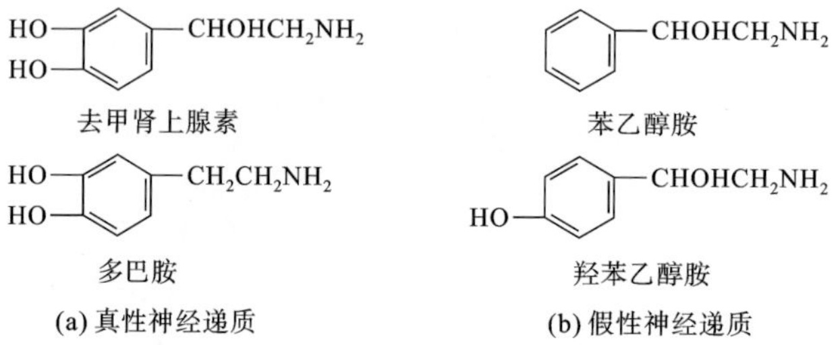

HO—〈〉—CHOHCH₂NH₂
HO
去甲肾上腺素

〈〉—CHOHCH₂NH₂
苯乙醇胺

HO—〈〉—CH₂CH₂NH₂
HO
多巴胺

HO—〈〉—CHOHCH₂NH₂
羟苯乙醇胺

(a) 真性神经递质　　　　　　(b) 假性神经递质

图 14-11　真性神经递质与假性神经递质

(三) 血浆氨基酸失衡学说

肝功能严重障碍时,血浆氨基酸间的比值发生改变,表现为支链氨基酸(如缬氨酸、亮氨酸和异亮氨酸等)减少,而芳香族氨基酸(如苯丙氨酸、酪氨酸和色氨酸等)增多。

在生理情况下,芳香族氨基酸与支链氨基酸同属于电中性的氨基酸,借同一载体转运系统通过血脑屏障并被脑细胞摄取。当血中芳香族氨基酸增多时,进入脑细胞的也增多。当脑内苯丙氨酸、酪氨酸和色氨酸增多时,经过酶的作用,它们分别生成苯乙醇胺、羟苯乙醇胺和5-羟色胺。苯乙醇胺、羟苯乙醇胺是假性神经递质,5-羟色胺是中枢神经系统上行投射神经元的抑制性递质。同时,脑细胞内高浓度的苯丙氨酸可抑制酪氨酸羟化酶的活性,使酪氨酸不能合成去甲肾上腺素和多巴胺。血浆氨基酸失衡学说实际上是假性神经递质学说的补充和发展。

(四) 其他神经递质在肝性脑病发病中的作用

研究发现多种蛋白质、脂肪的代谢产物如硫醇、脂肪酸、酚等可能参与肝性脑病的发生、发展过程。

总之,肝性脑病的发病机制比较复杂,研究的不断深入使诸多因素间的内在联系及相互作用得以揭示,将有利于采取综合性的治疗措施,以提高肝性脑病的治愈率。

三、诱发因素

1. 氮的负荷增加

氮的负荷增加是肝性脑病最常见的诱发因素。肝硬化患者常见的上消化道出血以及过量蛋白质饮食、输血等引起的外源性氮负荷过度,可促进血氨浓度升高而诱发肝性脑病。继发性肾功能衰竭所导致的氮质血症、低钾性碱中毒或呼吸性碱中毒、便秘、感染等引起的内源性氮负荷过重等,也常诱发肝性脑病。

2. 血脑屏障通透性增强

正常时,有些物质(如 γ-氨基丁酸及某些毒物)不能通过血脑屏障,因此,血脑屏障的通透性增强,在诱发肝性脑病中具有重要作用。

3. 脑敏感性增高

严重肝性脑病患者的体内各种神经毒性物质增多,在毒性物质的作用下,脑对药物或氨的敏感性增强,因此,使用止痛、镇静、麻醉药物等时可诱发肝性脑病,感染、缺氧、酸碱平衡及电解质代谢紊乱等也可增加脑对毒性物质的敏感性而诱发肝性脑病。

总之,凡能增加毒性物质的来源,提高脑对毒性物质的敏感性以及使血脑屏障通透性增强的因素均可成为肝性脑病的诱因,引起肝性脑病的发生。

知识链接

肝性脑病的诱因

肝性脑病的诱因:①消化道出血,多由食管下段静脉丛曲张、破裂所致,血液中的蛋白质经肠内细菌作用产生大量的氨,致使血氨浓度升高,同时出血还使血容量减少,导致肝、脑缺血,加重其功能损害;②摄入过量的蛋白质饮食,使产氨增多;③某些药物使用不当、肝病使肝解毒功能降低时,对镇静剂与麻醉剂分解破坏功能降低,易出现蓄积抑制中枢神经系统;排钾利尿剂可引起低钾性碱中毒,血 pH 值升高,使血液中游离氨增多;④感染、细菌及其毒素可加重肝损害,而感染引起的发热又可使分解代谢作用增强,氨生成增多;⑤腹腔穿刺放腹腔积液过多、过快,可使蛋白质和电解质丧失过多,可促进肝性脑病发生;⑥便秘引起肠内容物滞留,使氨和其他毒物的生成和吸收增多。

四、防治与护理原则

(一)去除诱因

(1)减少氮负荷,严格控制蛋白质摄入量;在限制蛋白质的同时,以糖为主供给热量,并供给充足的维生素。

(2)严禁摄入粗糙、质硬食物,防止上消化道大出血。

(3)防止便秘,以减少肠道有毒物质进入体内。

(4)注意预防因利尿、放腹腔积液、低血钾等情况而诱发肝性脑病。

(5)由于患者血脑屏障通透性增强、脑敏感性增强,因此,肝性脑病患者用药时要慎重,特别是要慎用止痛药、镇静药、麻醉药等,以防止诱发肝性脑病。

(二)降低血氨

(1)口服乳果糖等使肠道 pH 值降低,减少肠道产氨,并利于氨的排出。

(2)应用谷氨酸或精氨酸降低血氨。

(3)纠正水、电解质代谢和酸碱平衡紊乱,特别是要注意纠正碱中毒。

(三)其他治疗措施

可口服或静脉注射以支链氨基酸为主的氨基酸混合液,纠正氨基酸的失衡。可给予左旋多巴,促进患者清醒。近年来开展了人工肝辅助装置与肝移植方面的研究,取得了一些进展,但仍存在不少问题,有待于进一步解决。

总之,由于肝性脑病的发病机制复杂,应结合患者的具体情况,采取综合性治疗措施,才能取得较好的治疗效果。

能力检测

1. 名词解释:肠上皮化生、消化性溃疡、复合性溃疡、病毒性肝炎、气球样变、嗜酸性变、嗜酸性小体、点状坏死、碎片坏死、桥接坏死、肝硬化、假小叶、肝性脑病、假性神经递质。

2. 简述慢性萎缩性胃炎的病理变化。

3. 胃溃疡的主要病理变化有哪些?可出现哪些并发症?

4. 简述病毒性肝炎的基本病变及各型病毒性肝炎的病变特征。

5. 简述门脉性肝硬化的病理变化及临床病理联系。

6. 良性胃溃疡和恶性胃溃疡的肉眼形态有何不同?

7. 血氨升高对脑有什么毒性作用?

8. 假性神经递质是如何形成的?它们在引起肝性脑病的过程中有何作用?

9. 简述肝性脑病防治的病理生理基础。

(居来提·托合提)

参考文献

[1] 刘红,苏鸣,孟冬月.病理学[M].武汉:华中科技大学出版社,2010.

[2] 洪美玲.病理学[M].北京:人民卫生出版社,1994.

[3] 吴继锋.病理学[M].2 版.北京:人民卫生出版社,2006.

[4] 洪美玲.病理学[M].3 版.北京:人民卫生出版社,1994.

[5] 王蓬文.异常人体结构与功能[M].北京:高等教育出版社,2004.

[6] 王斌,陈命家.病理学与病理生理学[M].6 版.北京:人民卫生出版社,2010.

[7] 唐忠辉,许娟娟.病理学[M].北京:北京大学医学出版社,2010.

第十五章 泌尿系统疾病

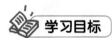 学习目标

掌握：肾小球肾炎、肾盂肾炎、肾功能衰竭、急性肾功能衰竭、慢性肾功能衰竭和尿毒症的基本概念；急性、快速型、慢性三种临床类型肾小球肾炎的病变特点及临床病理联系；急性、慢性肾功能衰竭机体的功能和代谢变化。

熟悉：肾小球肾炎的基本病理变化及临床病理联系；肾盂肾炎的类型和病理变化；急性、慢性肾功能衰竭的病因和发病机制。

了解：肾小球肾炎、肾盂肾炎的病因和发病机制；肾小球肾炎、肾盂肾炎和肾功能衰竭的护理原则；尿毒症的病因、发病机制及功能和代谢变化。

泌尿系统由肾、输尿管、膀胱和尿路组成，主要功能是排泄体内的代谢废物及其他毒物，维持机体水、电解质以及酸、碱的平衡，此外，还具有内分泌功能（分泌肾素、前列腺素、促红细胞生成素等），并参与调节血压、红细胞的生成和调节钙、磷的吸收等代谢活动。

泌尿系统疾病分为肾病变和尿路的病变。病变类型包括炎症、肿瘤、代谢性疾病、尿路梗阻、血管疾病和先天性畸形等。本章主要介绍肾小球肾炎、肾盂肾炎及肾功能衰竭。

第一节 肾小球肾炎

肾小球疾病（glomerular diseases），又称肾小球肾炎（glomerulonephritis，GN）简称肾炎，是指以肾小球损伤和改变为主的变态反应性疾病，可分为原发性和继发性两类。前者是指原发于肾脏的独立性疾病，肾为唯一受累的脏器；后者是指继发于其他疾病或某些全身性疾病中出现肾脏病变的疾病，如狼疮性肾炎、过敏性紫癜、糖尿病性肾炎等。一般所说的肾炎是指原发性肾小球肾炎。

知识链接

肾小球的组织结构

肾脏的基本结构是肾单位，肾单位由肾小球和肾小管组成（图 15-1）。肾小球的功能是滤过作用，肾小管的功能是再吸收和浓缩功能。肾小球由血管球和肾小囊构成。肾小囊腔的壁层由单层上皮构成，其脏层上皮细胞有许多突起的足细胞，紧紧贴附于

毛细血管丛的外侧。通常把肾小球毛细血管内皮细胞、肾小球毛细血管基底膜和肾小球足细胞的三层结构,称为滤过膜或滤过屏障(图 15-2)。

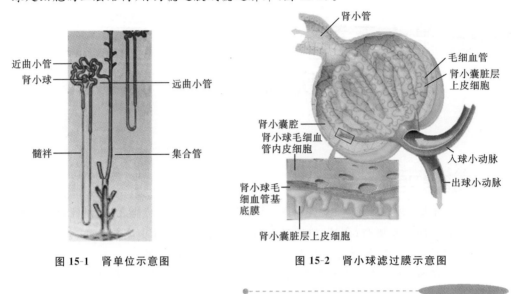

图 15-1　肾单位示意图　　　　图 15-2　肾小球滤过膜示意图

一、病因和发病机制

肾小球肾炎的病因尚未完全阐明,但研究表明,大部分肾小球肾炎是由抗原抗体反应引起的免疫性疾病。

能引起肾小球肾炎的抗原种类很多,可分为内源性和外源性两大类(表 15-1)。

表 15-1　引起肾小球肾炎的内源性抗原与外源性抗原的比较

内源性抗原		外源性抗原
肾小球本身抗原	非肾小球本身抗原	
肾小球基底膜抗原	细胞核抗原	生物性抗原:病原微生物(如细菌、病毒、真菌、寄生虫等)
肾小球内皮细胞膜抗原	DNA 抗原	
肾小球足细胞的足突抗原	免疫球蛋白	非生物性抗原:药物(如青霉胺、金和汞制剂等),异种血清蛋白、类毒素,化学试剂等
肾小球上皮细胞刷状缘抗原	甲状腺球蛋白	
肾小球系膜细胞抗原	肿瘤特异性抗原	

由于抗原种类不同,引起机体的反应性不同,所以形成的免疫复合物(抗原抗体复合物)的方式和部位也不相同,目前已证实的免疫复合物主要通过以下两种方式引起肾小球肾炎。

(一)循环免疫复合物沉积

循环免疫复合物的抗原可以是外源性抗原,也可以是内源性抗原,但均不是肾小球本身成分。抗原刺激机体产生相应抗体,抗原再与抗体在血液循环中结合成免疫复合物(抗原抗体复合物),各种免疫复合物是否能在肾小球内沉积,引起肾小球的损伤,取决于免疫复合物的大小、溶解度和携带电荷等。抗体明显多于抗原时,形成大分子不溶性免疫复合物,在循环中易被巨噬细胞吞噬清除,不引起肾小球损伤;相反,抗原明显多于抗体时,形成小分子可溶性免疫复合物,不能结合补体,易通过肾小球滤出,也不引起肾小球损伤。只有当抗原稍多于抗体或两者数量相当时,形成的免疫复合物在血液中保存时间较长,随血液入肾小球后,沉积在不同的部位,如系膜区内、肾小球毛细血管基底膜与肾小球毛细血管内皮细胞之间、肾小球毛细血管基底膜内、肾小球毛细血管基底膜与肾小球足细胞之间等(图15-3),引起不同类型的肾小球肾炎,表现有急性或慢性过程,病变也可轻可重。免疫荧光检查显示,在肾小球毛细血管基底膜表面可出现不连续的颗粒状荧光(图15-4)。

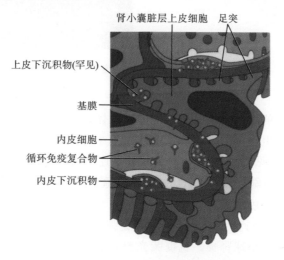

图 15-3 循环免疫复合物沉积示意图

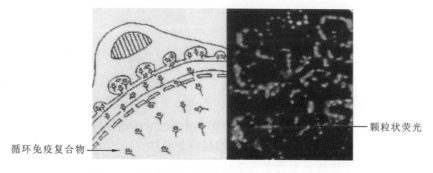

图 15-4 肾小球肾炎循环免疫复合物沉积模式图

(二)原位免疫复合物形成

抗体与肾小球本身的抗原成分或随血液循环植入肾小球的抗原反应,在肾小球内形成原位免疫复合物,引起肾小球的损伤。主要有以下三种类型的抗原。

1. 肾小球毛细血管基底膜抗原

抗体直接与肾小球基底膜抗原结合形成免疫复合物。由于某种感染或其他原因使肾小球毛细血管基底膜结构发生改变,也可能某些病原微生物与肾小球毛细血管基底膜具有共同的抗原性而发生交叉免疫反应,引起肾小球肾炎。免疫荧光检查显示沿肾小球毛细血管基底膜出现连续的线形荧光(图15-5),此类属自身免疫性疾病,在人类,肾小球肾炎中较为少见。

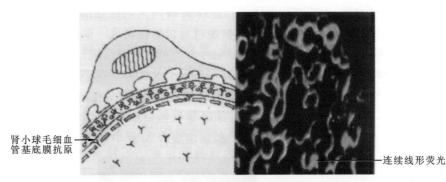

肾小球毛细血管基底膜抗原

连续线形荧光

图 15-5　肾小球肾炎原位免疫复合物形成模式图

2. 植入性抗原

细菌、病毒等感染的产物或某些药物等进入机体,首先与肾小球某一成分结合形成植入性抗原,刺激机体产生相应抗体,抗原、抗体在肾小球内原位结合形成免疫复合物,引起肾小球肾炎。此型较常见,免疫荧光检查显示有不连续的颗粒状荧光。

3. 肾小球上皮细胞刷状缘抗原(Heymann 抗原)

实验证明,肾小球上皮细胞的刷状缘与足细胞具有共同的抗原性,当刷状缘成分引起实验动物的抗体形成后,与肾小球足细胞的足突膜发生交叉免疫反应形成免疫复合物,沉积于上皮细胞下,引起肾小球肾炎。免疫荧光检查显示,免疫复合物在肾小球呈弥漫颗粒状分布的免疫球蛋白或补体沉积。

知识链接

肾小球肾炎的病理学特点

免疫复合物的形成和沉积是多数类型肾炎的特征。目前,采用电子显微镜观察或组织免疫荧光法对免疫复合物进行检测,已成为诊断和研究肾小球肾炎必不可少的方法之一。电子显微镜观察见免疫复合物为电子致密物沉积,组织免疫荧光法证实免疫复合物内含有免疫球蛋白(如 IgG、IgA、IgM)和补体。不同类型的肾炎在肾小球的不同部位可呈现出连续的线形荧光或不连续的颗粒状荧光。

免疫复合物沉积于肾小球后,可激活补体系统,进而产生并释放出多种炎症介质而引起肾小球的损伤,不同类型肾炎的损伤机制和参与的介质也有所不同。损伤肾小球的炎症介质主要有抗体、补体、中性粒细胞、单核巨噬细胞、血小板、系膜细胞和凝血系统等。

二、基本病理变化

肾小球肾炎是以增生为主的免疫反应性炎症疾病。

（一）肾小球的改变

1. 增生性病变

（1）细胞增生性病变:细胞增生性病变主要是指肾小球固有细胞数目增多,系膜细胞和内皮细胞增生,壁层上皮细胞增生,可导致肾球囊内新月体形成。

（2）肾小球毛细血管基底膜增厚：光镜下，PAS 和 PASM 等染色可显示肾小球毛细血管基底膜增厚；电镜观察表明肾小球毛细血管基底膜改变可以是肾小球毛细血管基底膜本身的增厚，也可以是内皮下、上皮下或肾小球毛细血管基底膜内免疫复合物的沉积。

（3）肾小球玻璃样变性和硬化：肾小球玻璃样变性是指光镜下 HE 染色显示均质的嗜酸性物质沉积。电镜下见细胞外出现无定形物质，其成分为沉积的血浆蛋白、增厚的肾小球毛细血管基底膜和增多的系膜基质。严重时毛细血管管腔狭窄和闭塞，肾小球固有细胞减少甚至消失，胶原纤维增加。最终导致节段性或整个肾小球的硬化。肾小球玻璃样变性和硬化为各种肾小球病变发展的最终结果。

2. 渗出性病变

肾小球肾炎主要表现为中性粒细胞、单核细胞及淋巴细胞等炎细胞浸润，血浆蛋白和肾小球纤维也可渗出。渗出物可分布于肾小球和肾间质内，也可进入肾小囊腔随尿排出。

3. 变质性病变

肾小球肾炎可见毛细血管壁发生纤维素样坏死，还可伴有血栓形成和红细胞漏出；肾小球的硬化性病变最终可发生玻璃样变性。

（二）肾小管和间质的改变

由于肾小球血流和滤过性状的改变，肾小管上皮细胞常发生变性，管腔内可出现蛋白质、细胞或细胞碎片浓聚形成的管型。肾间质可发生充血、水肿和炎细胞浸润。肾小球发生玻璃样变性和硬化时，相应肾小管萎缩或消失，间质发生纤维化。

知识链接

肾小球疾病的病理诊断应反映病变的分布状况

（1）根据病变肾小球的数量和比例，肾炎分为弥漫性肾炎和局灶性肾炎两大类。

① 弥漫性肾炎：病变累及全部或大多数（通常为 50％ 以上）肾小球。

② 局灶性肾炎：病变仅累及部分（50％ 以下）肾小球。

（2）根据病变肾小球受累毛细血管袢的范围，肾炎分为球性病变肾炎和节段性病变肾炎两大类。

① 球性病变肾炎：累及整个肾小球的全部或大部分毛细血管袢。

② 节段性病变肾炎：仅累及肾小球的部分毛细血管袢（不超过肾小球切面的 50％）。

三、临床病理联系

肾小球肾炎的临床症状包括尿量、尿性状的改变，肾性水肿和肾性高血压等。

（一）尿变化

1. 尿量的改变

尿量的改变包括少尿、无尿、多尿或夜尿。24 h 尿量少于 400 mL 称为少尿；少于 100 mL 称为无尿；超过 2 000 mL 称为多尿。

2. 尿性状的改变

尿性状的改变包括血尿、蛋白尿和管型尿。血尿分为肉眼血尿和显微镜下血尿。尿中蛋白质含量超过 150 mg/d 称为蛋白尿,超过 3.5 g/d 则称为大量蛋白尿。管型由蛋白质、细胞或细胞碎片等在肾小管内凝集而成,尿中出现大量管型则称为管型尿。

(二)全身性变化

1. 肾性水肿

由肾脏功能异常导致的血浆胶体渗透压下降(尿蛋白长期大量流失)和钠、水潴留引起的水肿,称为肾性水肿,表现为眼睑水肿、腹腔积液、胸腔积液等。

2. 肾性高血压

由肾脏功能异常导致的高血压,称为肾性高血压。常见原因有:①肾小球内皮细胞和系膜细胞严重增生,肾小球结构破坏和硬化,肾小球毛细血管挤压闭塞甚至消失,导致肾小球缺血,肾素分泌增多导致高血压,称为肾素依赖性高血压;②肾功能异常,体内钠、水潴留,有效循环血量增多导致高血压,称为容量性高血压。

3. 肾性贫血和肾性骨病

肾功能严重受损时,促红细胞生成素减少,电解质紊乱,钙-磷代谢失调,从而导致肾性贫血和肾性骨病。

(三)肾小球肾炎临床综合征

根据病程、临床表现和其他检查结果,将肾小球肾炎分为下列临床综合征。

1. 急性肾炎综合征

本病起病急,常表现为少尿、血尿、蛋白尿,常有水肿和高血压,严重者可出现氮质血症。常见病理类型是急性弥漫性增生性肾小球肾炎。

2. 急性进行性肾炎综合征

本病起病急,进展快,常出现少尿或无尿、血尿和蛋白尿,可迅速发展为肾功能不全。常见病理类型是新月体性肾小球肾炎。

3. 肾病综合征

本病主要表现为大量蛋白尿、高度水肿、低蛋白血症和高脂血症。多种类型的肾小球肾炎均可表现为肾病综合征。

4. 反复发作性或持续性血尿

本病发病急或缓,常表现为肉眼血尿或镜下血尿,一般无肾小球肾炎的其他症状。常见病理学类型是 IgA 肾病。

5. 慢性肾炎综合征

本病主要表现为多尿、夜尿、低比重尿、高血压、贫血、氮质血症和尿毒症,见于各型肾炎的终末阶段。

6. 隐匿性肾炎综合征

本病患者常无症状,仅有镜下血尿或蛋白尿。常见病理类型是系膜增生性肾小球肾炎。

四、肾小球肾炎的病理类型

(一)急性弥漫性增生性肾小球肾炎

急性弥漫性增生性肾小球肾炎(acute diffuse proliferative glomerulonephritis),简称急性肾炎,主要表现为急性肾炎综合征,临床上最为常见。其病变特点是以肾小球弥漫性毛细血管内皮细胞和系膜细胞增生为主,伴中性粒细胞和巨噬细胞浸润。本型肾炎又称为毛细血管内增生性肾小球肾炎。儿童、青少年多见,成人少见,多与 A 族乙型溶血性链球菌感染有关,少数与其他细菌或病毒感染有关,因此又有感染后肾炎之称。本病发病机制:由循环免疫复合物沉积所致。

1. 病理变化

肉眼观察:双侧肾脏体积呈对称性增大,包膜紧张,表面光滑,充血呈红色,故称为"大红肾"(图 15-6(a))。有的肾脏表面及切面可见散在的出血点,似蚤咬状,故又称为"蚤咬肾"(图 15-6(b))。切面见肾皮质增厚,纹理模糊,但皮质与髓质分界清楚。

镜下观察:肾小球体积增大,肾小球毛细血管内皮细胞和系膜细胞明显增生,从而导致毛细血管管腔狭窄、闭塞,引起血管球内缺血;肾小球囊腔内出现炎细胞(主要为中性粒细胞)、纤维蛋白等渗出物,也可见红细胞漏出,严重者可见毛细血管内微血栓形成及纤维蛋白样坏死(图 15-6(c))。肾小管上皮细胞可有细胞水肿、脂肪变性及玻璃样变性,管腔内常见蛋白管型、细胞管型及颗粒管型等。

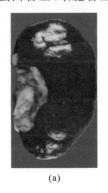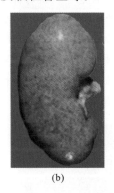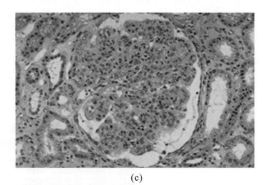

(a) (b) (c)

图 15-6 急性弥漫性增生性肾小球肾炎

电镜观察:可见电子致密物(即免疫复合物)沉积于肾小球毛细血管基底膜与肾小球足细胞之间,呈现峰状或小丘状,也可沉积于肾小球毛细血管基底膜内,免疫荧光检查见颗粒状荧光。

2. 临床病理联系

(1)尿的变化:①少尿或无尿:由于肾小球内细胞明显肿胀增生,压迫毛细血管,血流减少使肾小球滤过率明显降低,而肾小管病变轻,重吸收相对正常。②血尿、蛋白尿:为肾小球毛细血管受损、通透性增高所致。③管型尿:滤过膜受损,导致肾小管的蛋白质、红细胞和白细胞凝集成透明管型、红细胞管型和颗粒管型,尿液可检出。

(2)水肿:水肿首先出现在组织疏松部位,如眼睑部、面部等,严重者可波及全身。水肿的发生主要是由少尿引起钠、水潴留和变态反应引起的毛细血管通透性增加所致。部分患者也可因少尿而出现氮质血症。

(3)高血压:约70%的患者有轻度到中度的高血压,主要原因可能与钠、水潴留引起的血容量增加有关,严重时可引起心力衰竭。

3. 转归

本病多数情况下预后较好,特别是儿童患者,多在数周至数月内恢复正常。少数患者预后较差,约不到1%的患者病变无明显改善而发展为快速进行性肾小球肾炎,1%～2%的患者因病变发展缓慢、迁延不愈而转化为弥漫性硬化性肾小球肾炎。成人患者预后较差,15%～50%的患者可转为慢性。

(二)新月体性肾小球肾炎

急进性肾小球肾炎(rapidly progressive glomerulonephritis,RPGN),又称快速进行性肾小球肾炎,临床见起病急,进展快,病情重,迅速出现血尿、蛋白尿、少尿或无尿、氮质血症等急进性肾炎综合征表现,预后较差。本型肾小球肾炎的组织学特点是多数肾球囊壁层上皮细胞增生形成新月体或环状体,故又称新月体性肾小球肾炎(crescentic glomerulonephritis,GRGN)。

1. 病理变化

肉眼观察:双侧肾脏肿大,颜色苍白,切面可见肾皮质增厚,有散在的出血点。

镜下观察:肾小球内的新月体或环状体是由肾球囊壁层上皮细胞增生,在血管球周围堆积形成的(图15-7),可能是渗出的纤维蛋白刺激所致。在新月体或环状体内含有渗出的纤维蛋白和炎细胞(如单核细胞、中性粒细胞、淋巴细胞等),新月体细胞成分间有较多的纤维素。早期新月体以细胞成分为主,称为细胞性新月体。之后胶原纤维增多,形成细胞和纤维共存的细胞纤维性新月体。后期,细胞成分完全被纤维组织代替,形成纤维性或硬化性新月体。新月体或环状体形成后,肾球囊囊腔狭窄、闭塞,压迫毛细血管球,引起毛细血管球萎缩、纤维化及玻璃样变性。肾小管上皮细胞水肿、玻璃样变性。部分肾小管上皮细胞萎缩消失。间质水肿,炎细胞浸润,后期发生纤维化。

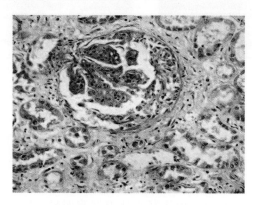

图15-7　新月体性肾小球肾炎

电镜观察:可见肾小球毛细血管基底膜的缺损和断裂。免疫荧光检查显示 IgG 和 C_3 沿肾小球毛细血管壁呈颗粒状或线形荧光。

2. 临床病理联系

本病的临床表现为急进行性肾炎综合征。

(1)血尿:因肾小球毛细血管纤维素样坏死,肾小球毛细血管基底膜断裂,通透性明显增加,而红细胞大量漏出,故有明显血尿,也有蛋白尿或伴轻度水肿。

(2) 少尿、无尿、氮质血症:大量的新月体形成阻塞肾球囊,迅速出现少尿甚至无尿;血中含氮代谢产物不能滤过排出,在体内潴留出现氮质血症;短期内还可发展为急性肾功能衰竭、尿毒症。

(3) 高血压:大量肾小球因纤维化、玻璃样变性、缺血使肾素-血管紧张素增多,血压升高。

3. 转归

肾小球出现新月体或环状体,则预后较差,患者常在数周或数月内死于尿毒症。新月体或环状体少于 70% 者,病程进展较慢,则预后稍好,但最终可发展为弥漫性硬化性肾小球肾炎。

(三) 膜性肾小球病

膜性肾小球病(membranous glomerulopathy)是引起成人肾病综合征最常见的原因。主要病变特征是肾小球基膜上皮细胞侧出现含免疫球蛋白的电子致密沉积物,基底膜显著增厚,而毛细血管壁弥漫性增厚,又称膜性肾病。

1. 病理变化

肉眼观察:双侧肾弥漫性肿大,颜色苍白,称为"大白肾"。

镜下观察:绝大多数肾小球毛细血管基底膜明显增厚(图 15-8)。肾小球内细胞无增生,也无渗出现象。晚期由于肾小球毛细血管基底膜显著增厚,毛细血管管腔变窄,大部分肾小球因缺血发生纤维化、玻璃样变性。

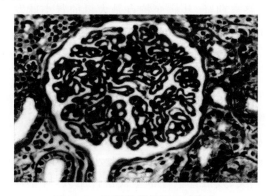

图 15-8 弥漫性膜性肾小球肾炎

2. 临床病理联系

弥漫性膜性肾小球肾炎是引起成人肾病综合征最常见的原因。

(1) 高度蛋白尿:基底膜严重损伤,通透性明显增高,大量血浆蛋白(包括大分子蛋白质)由肾小球滤过,可引起严重的非选择性蛋白尿。

(2) 低蛋白血症:因大量蛋白质从尿液丢失,血浆蛋白含量明显降低。

(3) 高度水肿:血浆蛋白含量明显降低,使血浆胶体渗透压下降;加之肾缺血,肾素-血管紧张素-醛固酮系统活性增强,钠、水潴留,出现全身性高度水肿。

(4) 高脂血症:机制未完全明了,可能与低蛋白血症引起肝合成脂蛋白增多有关。

3. 转归

病变轻者,经治疗可逐渐缓解,但多数患者反复发作,对激素治疗不敏感,发病后十年左右进展至慢性肾功能不全。

(四)轻微病变性肾小球肾炎

轻微病变性肾小球肾炎(minimal change glomerulonephritis)是指在光镜下肾小球无明显改变或病变轻微,因肾小管上皮细胞脂肪变性,又称为脂性肾病,病变特点是弥漫性肾小球脏层上皮细胞足突消失。本病是引起儿童肾病综合征最常见的原因,其发病可能与 T 淋巴细胞免疫功能异常有关。

1. 病理变化

(1)肉眼观察:肾脏增大,颜色苍白,切面皮质厚呈黄白色条纹(肾小管细胞脂肪变性)。

(2)镜下观察:肾小球基本正常,近端肾小管上皮细胞脂肪变性及玻璃样变性。

2. 临床病理联系

本病的临床表现为肾病综合征。尿内蛋白质成分主要是小分子白蛋白,属于选择性蛋白尿。

3. 转归

儿童患者预后较佳,90%以上的患者用糖皮质激素治疗效果好,少数病例可发生肾功能不全。

(五)慢性硬化性肾小球肾炎

慢性硬化性肾小球肾炎(chronic sclerosing glomerulonephritis),是各型肾炎发展到晚期的终末阶段,故又称为终末期肾,其病变特点是大量的肾小球发生纤维化、玻璃样变性,又称慢性肾小球肾炎(chronic glomerulonephritis)。本病多见于成年人,病程长,易引起慢性肾功能衰竭,预后差。

1. 病理变化

肉眼观察:双侧肾脏体积呈对称性缩小,重量减轻,颜色苍白,质地变硬,表面呈弥漫性细颗粒状突起,故称为继发性颗粒性固缩肾(图 15-9(a))。切面肾皮质变薄,纹理不清,皮质和髓质分界不清,小动脉硬化,管壁增厚呈哆开状。

镜下观察:病变弥漫分布于双侧肾脏;多数肾小球发生纤维化、玻璃样变性(图 15-9(b)),相应肾小管萎缩、消失;残留肾单位常呈代偿性肥大,肾小球体积增大,肾小管扩张。间质的纤维组织增生、收缩,使玻璃样变性的肾小球相互靠拢集中。间质有大量淋巴细胞、浆细胞浸润。间质内小动脉硬化,管壁增厚,管腔狭窄。

2. 临床病理联系

多数慢性硬化性肾小球肾炎患者的病变发展缓慢,病程经过可长达数年甚至更长时间。

(1)尿的变化:由于大量肾单位被破坏,功能丧失,血液经过部分残存代偿的肾单位速度加快,肾小球滤过率增加,原尿生成增多,而肾小管的重吸收功能有限,尿的浓缩功能降低,使患者出现多尿、夜尿和低比重尿。但残存肾单位的结构和功能相对正常,故血尿、蛋白尿和管型尿不明显。

(2)肾性高血压:由于大量肾单位破坏,肾组织缺血,激活肾素-血管紧张素系统,使血压升高。血压升高又促进动脉硬化,进一步加重肾缺血,使血压持续在高水平上。长期的

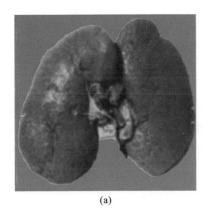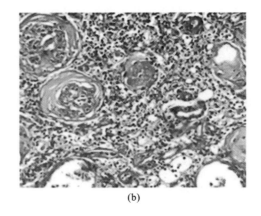

(a) (b)

图 15-9 慢性硬化性肾小球肾炎

注:(a)肾脏体积缩小,表面呈弥漫性细颗粒状;

(b)肾小球发生纤维化和玻璃样变性,肾小管萎缩;肾间质纤维组织增生、有炎细胞浸润。

高血压可加重左心负荷使之发生代偿肥大,严重者发展为心力衰竭;高血压还可引起脑出血。

(3)贫血:由于肾组织破坏,促红细胞生成素减少以及体内大量代谢产物潴留,抑制骨髓的造血功能,从而引起贫血。

(4)氮质血症:随着病变的发展,残存的肾单位越来越少,排泄代谢废物的功能越来越弱,使血液中非蛋白氮(NPN)的含量增高,引起氮质血症,最终出现尿毒症。

3. 转归

慢性硬化性肾小球肾炎的病变发展缓慢,病程长短不一,可迁延数年、数十年,早期如能积极合理地治疗可控制病情发展。若病变进行性发展至晚期时,患者可因慢性肾功能衰竭、尿毒症而死亡,也可死于心力衰竭、脑出血、继发感染等。目前,血液透析或肾脏移植是挽救晚期患者生命的有效治疗方法。

五、防治与护理原则

(1)注意休息,防止受凉感冒或上呼吸道感染;起病2周内要卧床休息,避免劳累;有高血压和心力衰竭者,要绝对卧床休息,待水肿消退、血压正常、肉眼血尿消失后,可在室内适当活动;病后2～3个月若尿液检查显示每高倍视野红细胞在10个以下,血沉正常则可适当活动,但要避免较剧烈的体育运动;红细胞计数正常后,可恢复正常活动。

(2)注意个人卫生,保持皮肤清洁,防止皮肤感染。

(3)饮食管理:给予高糖、高维生素、适量蛋白质和脂肪的低盐饮食。急性期1～2周内,应控制钠的摄入,每日1～2 g;水肿消退后每日3～5 g,水肿严重、尿少、氮质血症者,应限制水及蛋白质的摄入;水肿消退、血压恢复正常后,逐渐由低盐饮食过渡到普通饮食。

(4)避免服用含非那西丁一类的解热镇痛药及其他对肾功能有损害的药物。

第二节 肾盂肾炎

肾盂肾炎(pyelonephritis)是肾盂、肾间质和肾小管的炎性疾病,是肾脏最常见的疾病之一。可发生于任何年龄,以女性多见,女性的发病率是男性的9～10倍。根据发病急缓和病变特点,肾盂肾炎可分为急性和慢性两种类型。

一、病因和发病机制

(一)病因

能引起肾盂肾炎的细菌种类很多,其中以大肠杆菌最为多见,占全部病例的60%～80%,其次为副大肠杆菌、变形杆菌、葡萄球菌、肠球菌。本病也可由其他细菌或真菌感染引起。急性肾盂肾炎多由一种细菌感染,而慢性肾盂肾炎则多为多种细菌混合感染。

(二)感染途径

1. 上行性感染

上行性感染是肾盂肾炎的主要感染途径,感染的细菌多为大肠杆菌。细菌由尿路下段感染(如尿道炎、膀胱炎)开始,经输尿管或输尿管周围的淋巴管上行至肾盂,引起肾盂、肾小管和肾间质的炎症。病变可累及一侧或两侧肾组织。

正常人膀胱中的尿液是无菌的,排尿可起到冲洗尿路的作用,另外,膀胱黏膜还可以产生分泌型免疫球蛋白(IgA),故不易发生感染。尿路结石、瘢痕收缩引起的尿路狭窄、前列腺肥大、妊娠子宫、肿瘤的压迫等均可阻塞尿路,有利于细菌的生长、繁殖和扩散;膀胱镜检查、导尿术等,操作不慎时可引起尿路黏膜损伤,或消毒不严格,将病原菌带入膀胱,引起感染,诱发肾盂肾炎的发生。女性多因尿路短,加之外阴环境、阴道分泌物有利于细菌生长,故上行性感染较男性的多见。

2. 血源性感染

血源性感染较少见,感染的细菌多为金黄色葡萄球菌。细菌由机体某处的感染病灶侵入血液,随血液至肾脏。病变往往为双侧肾组织。

二、类型

(一)急性肾盂肾炎

急性肾盂肾炎(acute pyelonephritis)是指细菌感染引起的肾盂、肾间质和肾小管的急性化脓性炎症,多与尿路感染有关。

1. 病理变化

肉眼观察:病变为单侧或双侧肾组织,肾脏体积增大,表面可见散在大小不等的黄白色脓肿灶,其周围有暗红色的充血带(图15-10(a))。切面有黄色脓肿,并有黄色条纹从肾髓质延伸至皮质。肾盂黏膜充血、水肿,表面有脓性渗出物覆盖。

镜下观察:肾盂黏膜充血、水肿,大量中性粒细胞浸润和向表面渗出;肾间质形成脓肿或条索状化脓病灶,肾小管上皮细胞坏死、崩解,管腔内见大量脓细胞(图15-10(b))。血源性感染引起皮质内形成多发性小脓肿,进而侵入肾小管,蔓延至肾盂。早期肾小球常无病变,严重时大量肾组织破坏可累及肾小球。

2. 临床病理联系

(1)全身症状:由于急性化脓性炎症反应,可见起病急、寒战、发热、中性粒细胞增多等全身症状。

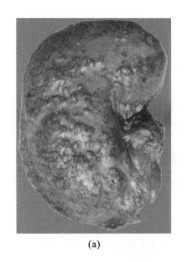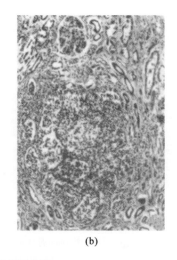

(a) (b)

图 15-10 急性肾盂肾炎

注:(a)肾表面散在黄白色脓肿灶;

(b)肾皮质内大量中性粒细胞浸润并破坏肾小管,形成脓肿。

(2)腰痛:由于肾脏体积增大,包膜紧张以及炎症刺激肾周围组织的神经末梢,患者可见腰部酸痛和肾区叩击痛。

(3)尿的变化:肾盂及肾实质的化脓性炎症可引起脓尿、菌尿、蛋白尿、管型尿和血尿等。

(4)膀胱刺激征:由于膀胱和尿路黏膜的急性炎症刺激引起尿频、尿急和尿痛等症状。

3. 转归

经及时正确的治疗,大多数可痊愈。如治疗不彻底或尿路阻塞未解除,脓性液体不能排出,可形成肾盂积脓,如治疗不及时,可导致化脓性炎侵破肾包膜,扩展至肾周围组织,形成肾周围脓肿。急性肾盂肾炎如反复发作可转为慢性肾盂肾炎。

(二)慢性肾盂肾炎

慢性肾盂肾炎(chronic pyelonephritis)为肾小管-间质的慢性炎症。病变特点是慢性间质性炎症、纤维化和瘢痕形成,常伴有肾盂和肾盏的纤维化和变形。多为急性肾盂肾炎转变而来,也可无明显急性病史,一开始即呈慢性经过。

1. 病理变化

肉眼观察:单侧或双侧肾脏体积缩小、变硬,表面有多数大小不等的凹陷性瘢痕,故称"瘢痕肾"。若是两侧病变,则病变不对称,形状不规则,这是慢性肾盂肾炎肉眼观察的特征性改变。切面可见肾包膜粘连,不易剥离,皮质和髓质分界不清,肾乳头萎缩,肾盂、肾盏因瘢痕收缩而变形,肾盂黏膜粗糙(图 15-11(a))。

镜下观察:肾病变呈不规则灶状或片状分布,以肾间质和肾小管受累最为严重;肾间质纤维化,大量淋巴细胞和巨噬细胞浸润,淋巴滤泡形成;部分肾小管萎缩、坏死或消失;部分肾单位代偿性肥大,肾小管扩张,管腔内充满红染的胶样管型,形似甲状腺滤泡;晚期,肾小球发生萎缩、纤维化、玻璃样变性;动脉内膜高度增厚,管腔狭窄(图 15-11(b))。

2. 临床病理联系

(1)尿的变化:慢性肾盂肾炎时,由于肾小球的病变发生较晚,肾小管受损较早且病变

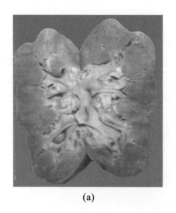

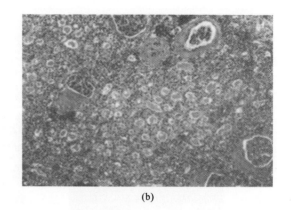

(a)   (b)

图 15-11　慢性肾盂肾炎

注:(a)肾体积变小,表面有凹陷性瘢痕;

(b)部分肾小管萎缩,肾间质大量慢性炎细胞浸润,部分肾小管扩张,管腔内充满红染的胶样管型。

严重,导致肾小管重吸收和浓缩功能障碍,患者可出现多尿、夜尿和低比重尿。如有急性发作,尿中可出现大量的中性粒细胞、脓细胞、蛋白质及管型。

(2)高血压:由于肾组织纤维化和小血管硬化,使肾组织缺血,肾素-血管紧张素系统活性增强引起高血压。

(3)慢性肾功能衰竭:晚期肾组织大量破坏引起氮质血症、尿毒症及水、电解质和酸碱平衡紊乱等慢性肾功能衰竭表现。

3. 转归

慢性肾盂肾炎病程长,进展缓慢。如及时治疗,去除诱因可控制病变发展,肾功能可以代偿,甚至维持多年而无明显的变化。如反复急性发作,肾组织广泛受累,预后不佳。

三、防治与护理原则

(1)注意外阴及尿道口的清洁卫生,特别是在妇女月经期、妊娠期或机体抵抗力下降时;女性肾盂肾炎患者禁止盆浴;女婴时期要注意保持尿布的清洁无菌。

(2)肾盂肾炎患者在饮食方面需高热量、高维生素、半流质或容易消化的普通饮食;急性期时要多饮水,每日摄入量不得少于 2500 mL,目的是促进细菌、毒素和炎症分泌物的排出。

(3)锻炼身体,增强体质,提高机体对疾病的抵抗能力;注意休息,避免劳累和便秘。

(4)女性肾盂肾炎患者急性期治愈后,一年以内应注意避孕。

(5)如患者有发热,一般先予以物理降温,如酒精擦浴、冰块物理降温等,患者出汗较多时应勤换内衣,保持身体清洁。

(6)定期做尿液检查和培养,掌握病情。

(7)特别注意不要导尿,应对泌尿系统器械进行检查,防止感染。

第三节　肾功能不全

当各种原因引起肾泌尿功能严重障碍时,多种代谢废物、药物和毒物不能充分排出体外,而蓄积在体内,引起水、电解质和酸碱平衡紊乱,以及肾脏内分泌功能障碍,出现一系列的症状和体征,这种临床综合征称为肾功能不全(renal insufficiency)。肾功能衰竭(renal failure)是肾功能不全的晚期阶段。

在临床上这两个概念往往通用。根据发病的急缓及病程的长短可分为急性和慢性肾功能衰竭,两者发展到严重阶段均可导致尿毒症。为此,尿毒症是肾功能衰竭的表现。

一、急性肾功能衰竭

急性肾功能衰竭(acute renal failure,ARF)是指各种原因在短时间内(通常数小时至数天)引起肾泌尿功能急剧障碍,致机体内环境出现严重紊乱的病理过程,临床变现为氮质血症、水中毒、高钾血症和代谢性酸中毒。根据患者的尿量变化,急性肾功能衰竭分为少尿型(成人每日尿量<400 mL,甚至每日尿量<100 mL)和非少尿型两种,以少尿型多见。

（一）原因和分类

根据解剖部位,将急性肾功能衰竭的发生原因分为肾前性因素、肾性因素和肾后性因素三大类。

1. 肾前性因素

肾前性因素临床上较常见。肾前性急性肾功能衰竭是指由于有效循环血量减少,心输出量下降以及肾血管收缩等因素,引起肾血流量急剧减少,肾小球滤过率降低而导致的急性肾功能衰竭,常见原因有各种休克、大失血、大手术、严重的创伤、烧伤、重度脱水、急性心力衰竭等。由于肾前性急性肾功能衰竭无肾实质的损伤,所以早期属于功能性衰竭。临床上如及时处理,肾功能可恢复正常。如果肾缺血持续过久,可引起肾小管缺血性坏死而转为肾性急性肾功能衰竭。

2. 肾性因素

肾性急性肾功能衰竭是指由于肾持续性缺血和肾毒物中毒等因素,引起肾实质的器质性病变而导致的急性肾功能衰竭。常见的原因如下。

（1）急性肾小管坏死:①肾持续性缺血,引起肾小管变性、坏死;②肾毒物中毒,如重金属(汞、砷、铅等)、有机毒物(甲醇、四氯化碳等)、生物毒素(蛇毒、蕈毒等)、药物(新霉素、庆大霉素、卡那霉素、先锋霉素、磺胺等),经肾脏排泄可直接损伤肾小管上皮细胞,引起肾小管变性、坏死。

（2）肾实质病变:急性肾小球肾炎、急性肾盂肾炎、急进型高血压、肾动脉栓塞及系统性红斑狼疮等。

3. 肾后性因素

肾后性急性肾功能衰竭是指从肾盏到尿道口任何部位的急性阻塞因素所引起的少尿、无尿而导致的急性肾功能衰竭。常见的原因有双侧输尿管结石、前列腺肥大、前列腺癌等。对于肾后性急性肾功能衰竭,如能及时解除阻塞,肾泌尿功能则可很快恢复。

（二）发病机制

急性肾功能衰竭发生机制的中心环节是肾小球滤过率降低,影响肾小球滤过率降低的因素很多,现将常见的原因归纳如下。

1. 肾缺血

肾缺血(肾血流减少)是急性肾功能衰竭初期的主要发生机制,引起肾缺血的主要因素与肾血流灌注量降低、肾血管收缩和肾血液流变学的变化有关。

(1)肾血流灌注量降低:临床研究表明,当动脉血压在 80~160 mmHg 时,通过肾血管的自身调节,肾血流灌注量和肾小球滤过率可保持稳定,但当全身血压降低到 50~70 mmHg 时,肾血流灌注量减少 1/2,肾小球滤过率降低 2/3,当全身血压降低到 40 mmHg 时,肾血流灌注量和肾小球滤过率几乎为零,所以临床上以 80 mmHg 作为一个分界。在休克、大失血、重度脱水和心力衰竭时,血压下降,肾血流灌注量严重不足,引起肾小球滤过率明显下降。

(2)肾血管收缩:当血压下降肾缺血时,肾入球小动脉收缩,造成肾皮质缺血,其主要因素如下。①在休克、创伤时,由于交感-肾上腺髓质系统兴奋,儿茶酚胺分泌增多,肾血流重新分布,引起肾皮质缺血;②肾缺血或肾中毒时,可直接损伤近曲小管和髓袢升支粗段,肾小球滤过率急剧下降,刺激致密斑、球旁细胞释放肾素,激活肾素-血管紧张素系统;③前列腺素生成减少,尤其是具有明显舒血管作用的前列腺素 E_2 减少,加重了肾缺血。

(3)肾血液流变学的变化:部分急性肾小管坏死的患者可出现血液黏度升高、白细胞与血管阻力及微血管改变等可加剧微血管的阻塞,使肾缺血进一步加重。

2. 肾小管阻塞

异型输血、服用磺胺类药物等引起急性肾功能衰竭,肾小管被坏死的小管上皮、血红蛋白、磺胺结晶等形成的管型阻塞,使肾球囊内压升高,肾小球滤过率明显下降而出现少尿。

3. 肾小管原尿反流入肾间质

肾缺血和肾中毒,引起肾小管上皮细胞坏死、脱落阻塞肾小管,甚至肾小管上皮细胞坏死后基底膜断裂,尿液经受损的肾小管壁反流至肾间质(即原尿反流),使肾间质水肿。肾间质水肿反过来压迫肾小管及其周围的毛细血管,加剧了肾缺血和肾小管的阻塞,使肾小球滤过率进一步减少而致少尿更明显。

(三)急性肾功能衰竭时机体的功能和代谢变化

1. 少尿型急性肾功能衰竭

根据其发病过程可分为少尿期、移行期、多尿期和恢复期。

(1)少尿期:少尿型急性肾功能衰竭的最初表现,也是病程中最危险的阶段。

① 少尿或无尿:少尿期的主要表现,主要由肾小球滤过率下降引起。

② 水中毒:发生机制如下。少尿使肾脏排水减少;机体分解代谢加强,内生水增多;输液过多等,引起水潴留。水潴留使细胞外液渗透压处于低渗状态,水分向细胞内转移,导致细胞内水肿。当细胞内、外水分增多时,引起肺水肿、脑水肿、稀释性低钠血症等。患者出现皮下水肿明显,甚至恶心、呕吐、头痛,严重时出现脑疝、呼吸骤停。

③ 高钾血症:血清钾浓度大于 5.5 mmol/L。发生机制:尿量减少和肾小管上皮细胞坏死,钾排出减少;组织损伤、缺氧、酸中毒等使细胞内钾释放到细胞外液;摄入富含钾的物质或输入库存血等。高钾血症可引起心肌兴奋性及收缩性降低,导致患者出现心律失常、心室颤动,甚至心脏骤停,它是急性肾功能衰竭患者最常见而又危险的并发症,常为少尿期患者死亡的原因。

④ 代谢性酸中毒:由于酸性代谢产物不能排出而滞留在体内所致。发生机制:尿量减少,体内酸性产物不能排出;肾小管上皮坏死,排酸、保碱功能障碍;循环障碍引起缺氧,无氧酵解增强,乳酸生成增多。患者出现血压下降、无力、嗜睡、昏迷等症状。

⑤ 氮质血症:血中尿素、肌酐、尿酸等非蛋白质类含氮物质(NPN)含量高于正常值

(NPN 正常值:17.8~21.4 mmol/L 或 250~300 g/L)。氮质血症是由于上述体内的蛋白质代谢产物不能经肾脏排出所致。发生机制:尿量减少;蛋白质分解加强等。患者主要表现为厌食、恶心、呕吐、腹胀及腹泻等症状,严重时可引起机体的自身中毒而发生尿毒症。

少尿期一般持续 1~3 周,长短不一,持续时间愈长,预后愈差。

(2)移行期:患者每日尿量逐渐增至 400 mL 以上时,标示着患者已度过危险的少尿期进入移行期,提示肾小管上皮细胞已开始修复再生,是肾功能开始好转的信号。在移行期,由于肾功能尚处于刚开始修复阶段,肾脏排泄能力仍低于正常,因此,氮质血症、高钾血症和酸中毒等内环境紊乱还不能立即改善。

(3)多尿期:患者每日尿量可达 3000 mL 或以上。发生机制:①肾缺血状况改善,肾小球滤过率逐渐升高;②新生的肾小管上皮细胞功能尚不完善,重吸收功能较低;③肾间质水肿消退和肾小管阻塞解除;④少尿期体内潴留的尿素等代谢物质开始经肾小球大量滤出,引起渗透性利尿作用。在多尿期的早期,肾功能尚未完全恢复,体内潴留的代谢废物仍不能充分排出,所以氮质血症、高钾血症和酸中毒等不能立即改善。随着尿量的逐渐增加,潴留的代谢废物逐渐排出,患者的全身情况日渐好转,但尿量过多也可能引起脱水和低钠、低钾血症。

多尿期一般持续 1~2 周后转入恢复期。

(4)恢复期:一般在发病后 1 个月左右即进入恢复期。尿量和尿液成分已逐渐恢复正常,氮质血症消失,水、电解质及酸碱平衡紊乱得到纠正,临床症状迅速改善,但肾功能的恢复需经数月至 1 年才能完成,少数患者因病变迁延而发展为慢性肾功能衰竭。

2. 非少尿型急性肾功能衰竭

非少尿型急性肾功能衰竭的肾内病变和临床症状较轻,病程相对较短,严重的并发症少,预后较好。其主要特点是:①无明显少尿,患者尿量一般维持在 400~1000 mL/d,没有明显的多尿期;②尿比重低而固定,尿钠含量也低;③有氮质血症;④高钾血症较少见;⑤尿沉渣检查时细胞和管型较少。

非少尿型急性肾功能衰竭患者的症状不典型,尿量减少不明显,容易被临床忽视而漏诊。少尿型急性肾功能衰竭和非少尿型急性肾功能衰竭可相互转化,而非少尿型急性肾功能衰竭如漏诊或治疗不当,可转变为少尿型急性肾功能衰竭,这往往是病情恶化或预后不佳的征象,临床上应引起注意。

(四)防治原则

1. 积极治疗原发病

对引起急性肾功能衰竭的原发病积极采取预防和治疗措施,如大出血、严重脱水、感染等疾病,应尽早采取措施,补充血容量,纠正水、电解质和酸碱平衡紊乱及抗感染等。对已有肾损伤者,应避免使用对肾脏有损害的药物。

2. 综合治疗

(1)早期应对症处理:①补充血容量;②严格控制液体的进入量,防止水中毒;③限制蛋白质的摄入,控制氮质血症;④纠正酸中毒;⑤处理高钾血症;⑥防止感染。

(2)晚期的处理:透析(腹膜透析或血液透析)治疗,是急性肾功能衰竭患者最重要的治疗措施,能有效地纠正水、电解质和酸碱平衡紊乱,清除毒素,缓解氮质血症,有利于疾病的恢复。

二、慢性肾功能衰竭

慢性肾功能衰竭(chronic renal failure,CRF)是指各种慢性肾脏疾病引起肾单位的进行性、不可逆性破坏,残存的肾单位功能不全不足以充分排出代谢废物和维持内环境恒定,导致代谢废物体内积聚,水、电解质和酸碱平衡紊乱,以及肾脏内分泌功能障碍等一系列临床症状的病理过程。

（一）病因

慢性肾功能衰竭是各种疾病未能治愈而逐渐发展的最终结局。

1. 肾脏疾病

肾脏疾病包括慢性肾小球肾炎、慢性肾盂肾炎、肾结核、多囊肾、系统性红斑狼疮等,其中以慢性肾小球肾炎多见(占50%~60%),慢性肾盂肾炎次之。

2. 肾血管病变

肾血管病变包括高血压性肾小动脉硬化、糖尿病性肾小球硬化、结节性动脉周围炎等。

3. 慢性尿路阻塞

慢性尿路阻塞包括尿路结石、肿瘤、前列腺肥大、先天性尿路狭窄等。

（二）发病过程及其机制

1. 发病过程

慢性肾功能衰竭是一种缓慢的、进行性加重的过程,根据其发展进程可分为以下四期。

（1）代偿期:虽然肾内存在多种病变,肾的储备功能也明显降低,但健存的肾单位仍然能通过肾的适应性代偿功能维持机体内环境的相对稳定,如果内生肌酐清除率为正常值的30%以上,患者在很长一段时间内不会出现明显症状,但遇到应激刺激,如创伤、发热、饮水过多等,则转入失代偿阶段。

（2）肾功能不全期:肾受损程度较严重,肾的储备功能和适应性代偿功能进一步下降,残存的肾单位已不能通过肾的适应性代偿功能维持机体内环境的相对稳定,当内生肌酐清除率下降到正常值的25%~30%时,患者可出现肾功能不全的症状,如氮质血症、多尿、夜尿等。

（3）肾功能衰竭期:肾功能严重障碍,机体内环境严重紊乱,内生肌酐清除率下降到正常值的20%~25%,临床症状明显,可见氮质血症,酸中毒,水、钠潴留,低钠血症,低钙高磷血症及严重贫血等症状。

（4）尿毒症期:肾功能衰竭期的晚期,内生肌酐清除率下降到正常值的20%以下,患者出现严重的水、电解质和酸碱平衡紊乱及多系统功能障碍等。临床上出现尿毒症的表现。

2. 发病机制

慢性肾功能衰竭的发病机制目前尚不十分清楚,主要有以下几种学说。

（1）健存肾单位学说:发生慢性肾脏疾病时,很多肾单位不断遭受损伤而丧失功能,残存的部分肾单位轻度受损或仍正常,称为健存肾单位(intact nephron)。这些健存肾单位代偿性肥大,功能增强,随着病变的发展,健存肾单位日渐减少,肾功能障碍日益加重,当健存肾单位减少到不能维持正常的泌尿功能时,机体内环境功能紊乱,出现慢性肾功能衰竭表现。

（2）矫枉失衡学说:当肾单位减少和肾小球滤过率降低时,体内出现某些溶质蓄积,机体通过适应性反应,矫正这些溶质的数量使其恢复正常,维持内环境的稳定,这种矫枉过程又可造成新的失衡。例如在肾衰竭晚期,磷排出减少后出现高磷血症、低钙血症,可引起甲状旁腺激素(PTH)分泌增多,促进肾排磷增加,使血磷水平趋向正常。但甲状旁腺激素分泌过多,除溶骨活动增强而引起肾性骨营养不良症外,还可引起软组织坏死、皮肤瘙痒及神经传导障碍等。因此,这种矫枉失衡使肾功能衰竭进一步加重。

(3) 肾小球过度滤过学说:在肾脏疾病晚期,由于多数肾单位被破坏,健存肾单位出现过度滤过,长期负荷过重而引起肾小球硬化而失去功能,从而加剧了肾功能的衰竭。

(4) 肾小管高代谢学说:肾功能损伤的程度与肾小管-肾间质的病变程度有密切的关系。健存肾单位中多种因素的变化,如生长因子增加、钠滤过负荷增加、氧自由基生成增多、肾小管上皮细胞内钙增多、Na^+-K^+-ATP 酶等多种酶活性增强等,使肾小管处于高代谢状态,导致肾小管明显肥大、扩张,甚至出现囊性变、萎缩,间质炎症反应及纤维化等。因此,采取低蛋白、低磷饮食等措施,可有效控制肾小管高代谢,从而减轻健存肾单位和肾小管-肾间质的损害,这对减缓慢性肾功能衰竭的进展具有一定的临床意义。

(三) 慢性肾功能衰竭时机体的功能和代谢变化

1. 尿的变化

(1) 尿量的变化:患者早期出现夜尿、多尿、低渗或等渗尿,晚期出现少尿。

① 夜尿:慢性肾功能衰竭的早期症状,夜间尿量和白天尿量相近似,甚至超过白天尿量(正常成人每天尿量约为 1 500 mL,白天尿量占总尿量的 2/3,夜间尿量只占 1/3),其发生机制尚不清楚。

② 多尿:最常见的症状。多尿形成的机制:大量肾单位被破坏后,残存代偿肥大的肾单位的血流量增多,肾小球滤过率增高,原尿生成增多且流速快,肾小管来不及重吸收;原尿中溶质含量高,可产生渗透性利尿效应;受损的肾小管上皮细胞对抗利尿激素反应减弱,水的重吸收减少,故患者早期可出现多尿;肾小管上皮受损,尿的浓缩功能降低等。

③ 低渗或等渗尿:肾浓缩功能减弱,水重吸收减少,尿比重低于 1.020 时,称为低渗尿;随着病情的加重,尿比重逐渐固定在 1.010±0.002 的狭小范围内,因其渗透压与血浆渗透压相同(280~310 mmol/L),称为等渗尿。

④ 少尿:晚期由于肾单位大量被破坏,肾血流量极度减少,肾小球滤过率明显降低,每天尿量可少于 400 mL。

(2) 尿液成分的变化:

① 蛋白尿:尿中出现蛋白质。其发生机制为:肾小球滤过膜通透性增强,血浆蛋白滤出增多;肾小管上皮细胞受损,滤出的蛋白质重吸收减少等,引起蛋白尿的形成。

②血尿和脓尿:尿中出现红细胞时,称为血尿;尿沉渣中含有大量变性的白细胞时,称为脓尿,多见于慢性肾盂肾炎。在某些慢性肾小球疾病时,由于肾小球基底膜损伤,通透性增加,使血液中的红细胞、白细胞滤出随尿排出,导致了血尿和脓尿。

2. 水、电解质及酸碱平衡紊乱

(1) 水代谢紊乱:对于慢性肾功能衰竭患者,肾脏对水的调节功能日渐减退,当水摄入过多又不能充分排泄时,可发生水、钠潴留及水中毒。若严格限制水的摄入或使用利尿剂则可发生脱水。

(2) 钠代谢紊乱:由于肾脏对钠调节的能力降低,尿钠排出量增多,出现低钠血症,故慢性肾功能衰竭又有"失盐性肾"之说。低钠血症的发生机制:①肾小管对醛固酮的反应性降低,钠重吸收减少;②原尿中溶质(如尿素)浓度升高,产生渗透性利尿效应而影响钠的重吸收;③如伴有呕吐、腹泻及使用利尿剂时,可伴有钠丢失;④因水肿而长期限盐等。低钠血症的临床表现:恶心、不适、头痛、肌肉软弱无力、血压下降,严重时可出现抽搐、嗜睡甚至昏迷等。若补钠过多又可导致钠、水潴留。

(3)钾代谢紊乱:患者一般可维持血钾正常;若尿量过多、呕吐、腹泻等使钾丢失过多或钾摄入不足则可引起低钾血症。在慢性肾功能衰竭晚期,少尿或无尿、酸中毒、感染、输入库存血或使用含钾的药物等又可引起高钾血症。低钾血症和高钾血症均可影响神经和心脏活动,严重时可危及生命。

(4)磷、钙的代谢紊乱与骨病:①高磷血症:正常时60%～80%的磷由肾脏排泄,其排泄功能主要是在甲状旁腺激素的调节下进行的。在慢性肾功能衰竭晚期,肾小球滤过率下降,磷排出减少使甲状旁腺激素分泌增加,仍不能维持磷的充分排出而出现高磷血症。②低钙血症:因为血中钙、磷之间存在着密切关系(即钙磷乘积的相对恒定),故血磷浓度升高时血钙浓度降低。此外,血磷浓度升高时,肠道分泌的磷酸与钙结合成不易溶解的磷酸钙从肠道排出,影响了钙的吸收;肾组织损伤时,肾小管将肝脏合成的$25\text{-}(OH)D_3$羟化为$1,25\text{-}(OH)_2D_3$的功能发生障碍,从而影响了肠道对钙的吸收而出现低钙血症。钙、磷代谢紊乱,对于幼儿可引起肾性佝偻病,成人可出现骨质疏松,表现为骨痛、行动困难、易发生病理性骨折等。

(5)代谢性酸中毒:在慢性肾功能衰竭晚期,肾小球滤过率减少,酸性代谢产物不能充分排出,以及肾小管泌氢、产氨功能减弱,碳酸氢钠重吸收减少而导致代谢性酸中毒。

3. 氮质血症

由于肾小球滤过率减少而导致血中非蛋白氮的含量增高,出现氮质血症。当患者出现感染或高蛋白饮食时,易加剧氮质血症的发展。因此适当限制蛋白质的摄入量,对控制氮质血症的发生具有重要意义。

4. 肾性高血压

肾性高血压是指各种肾脏疾病引起的高血压,是慢性肾功能衰竭常见并发症之一,其发生机制可能与下列因素有关。①肾素-血管紧张素系统的活动增强:部分肾疾病患者,由于肾相对缺血,激活肾素-血管紧张素系统,使血管紧张素Ⅱ增多,它可收缩小动脉,引起高血压。②钠、水潴留:肾泌尿功能降低导致钠、水在体内潴留,血容量增加和心输出量增大,产生高血压。③肾分泌的抗高血压物质减少:正常肾髓质能合成多种减压物质,如前列腺素E_2和前列腺素A_2、缓激肽等,当肾实质破坏时,这些物质分泌减少,导致血压升高。高血压可引起左心肥大,甚至心力衰竭,慢性肾功能衰竭患者常因心力衰竭而死。

5. 肾性贫血

慢性肾功能衰竭患者绝大多数伴有中度以上贫血,且贫血程度与肾功能损害程度往往一致。肾性贫血发生的机制:①促红细胞生成素生成减少,导致骨髓红细胞生成减少;②体内蓄积的毒性物质(如甲基胍)可抑制骨髓造血功能;③毒性物质使红细胞破坏增加而引起溶血;④毒性物质抑制血小板功能所致的出血;⑤肾毒性物质引起肠道对铁和蛋白质等造血原料的吸收减少或利用障碍。

6. 出血倾向

约20%的慢性肾功能衰竭患者常伴有出血倾向,表现为皮下淤斑、鼻衄、胃肠道出血等,这主要是由于体内蓄积的毒性物质(如尿素、胍类、酚类化合物等)抑制血小板第三因子的释放而干扰凝血过程,导致血小板的变化而引起的凝血功能障碍。

三、尿毒症

尿毒症是指急、慢性肾功能衰竭发展到的最严重阶段,由于肾单位大量破坏,不仅存在水、电解质和酸碱平衡紊乱以及内分泌功能失调,还有代谢终末产物和内源性毒物在体内大量潴留,引起一系列自体中毒症状的综合征。

(一)病因和发病机制

目前已从尿毒症患者的血液中分离到 200 多种代谢产物或毒性物质,其中 100 种的含量比正常的高,或只见于尿毒症。现在比较公认的尿毒症毒素如下。

1. 大分子毒性物质

引起尿毒症的大分子毒性物质有很多,如甲状旁腺激素、胃泌素、胰岛素等。其中甲状旁腺激素的毒性作用最强。临床上几乎所有尿毒症患者都有继发性甲状腺功能亢进,伴甲状旁腺激素的增多,继而患者出现肾性骨营养不良、皮肤瘙痒、溃疡生成、周围神经损伤、高脂血症和贫血等症状。

2. 中分子毒性物质

中分子毒性物质包括正常代谢产物、多肽、细胞或细菌崩解产物等。

3. 低分子毒性物质

低分子毒性物质包括尿素、胍类、胺类、酚类等物质。

尿毒症是一个复杂的病理过程,到目前为止,尚未找到特异的毒性物质能引起它的全部症状,其症状的产生也不能用一种毒素来解释,而可能是许多因素综合作用的结果。

(二)尿毒症时机体的功能和代谢变化

尿毒症除前文所述的急、慢性肾功能衰竭表现的进一步加重外,还有以下中毒症状。

1. 神经系统

尿毒症患者的神经系统症状最为突出,主要表现如下。①尿毒症性脑病:早期患者出现头痛、头昏、乏力、记忆力减退,继而出现烦躁不安、谵妄、幻觉,最后发展到嗜睡和昏迷,这些可能与毒性物质潴留引起脑水肿,脑缺血、缺氧及脑神经功能障碍有关。②周围神经病变:血液中甲状旁腺激素和胍类物质增多,引起周围神经损伤(周围神经脱髓鞘和轴索变性),患者出现下肢疼痛、无力甚至麻痹等表现。

2. 消化系统

尿毒症患者在早期即出现突出的消化道症状,表现为厌食、恶心、呕吐、腹泻、口腔黏膜溃疡及消化道出血等,可能与肠道分解尿素产氨增多,刺激胃肠黏膜引起纤维素性炎及溃疡有关。

3. 心血管系统

高血压,酸中毒,贫血,高钾血症,钠、水潴留和毒性物质等因素可引起心力衰竭和心律失常。尿素、尿酸等毒性物质刺激心包膜,可引起纤维素性心包炎。患者出现心前区疼痛,听诊闻及心包摩擦音,是尿毒症患者最危险的表现之一,应引起注意。

4. 呼吸系统

酸中毒引起呼吸加深、加快,严重时出现潮式呼吸,呼出的气体有氨味(由尿素经唾液酶分解成氨所致)。尿素等刺激胸膜以引起纤维素性胸膜炎。严重时钠、水潴留,心力衰竭及肺毛细血管通透性增加,可引起肺水肿。

5. 免疫系统

60%以上尿毒症患者有严重感染,感染也成为患者的主要死亡原因之一。这可能与免疫功能减弱有关,患者常表现为细胞免疫功能降低,中性粒细胞吞噬和杀菌能力减弱。

6. 皮肤变化

患者常由于贫血而面色苍白;毒性物质刺激皮肤神经末梢及甲状旁腺分泌亢进可出现皮肤瘙痒;因尿素随汗液排出,在皮肤汗腺开口处有细小的白色结晶沉着,称为尿素霜。

7. 代谢紊乱

(1)糖耐量降低:尿素、肌酐及胰高血糖素等,导致胰岛分泌胰岛素的反应性降低和抗胰岛素作用增强,使患者出现轻型糖尿病,但空腹血糖正常,不出现尿糖。

(2)负氮平衡:由于毒素的影响,机体蛋白质合成障碍,分解加强,加之蛋白质摄入不足等,造成负氮平衡,患者出现消瘦和低蛋白血症。

(3)高脂血症:主要表现为血清中甘油三酯含量增高,高脂血症是由于胰岛素拮抗物质促进肝脏合成甘油三酯增多和脂蛋白酶活性降低,使甘油三酯清除率降低所致。

(三)防治原则

慢性肾功能衰竭和尿毒症的防治原则如下。

(1)积极治疗原发病,改善肾功能,防止肾实质的进行性破坏。

(2)纠正加重肾功能衰竭的因素,防止肾功能进一步恶化,如控制感染,减轻高血压,避免使用血管收缩药物和肾毒性药物,及时纠正水、电解质及酸碱平衡紊乱等。

(3)注意蛋白质的合理摄入,采用低盐饮食。

(4)血液透析(人工肾)和腹膜透析是最常应用的透析疗法。

(5)肾移植是治疗严重慢性肾功能衰竭和尿毒症最根本的有效方法,国内外已广泛开始使用。

四、防治与护理原则

(1)病情观察:严密观察病情变化,注意体温、呼吸、脉搏、心率、血压等变化;记录出入液量,观察体内液体滞留情况。

(2)对症护理:呕吐、腹泻频繁的患者应注意有无水、电解质紊乱,出现有关症状时应及时通知医生;因脑部异常表现或低钙而出现抽搐、烦躁不安时应保护患者以免自我伤害,并立即通知医生;呼吸有氨味者,易并发口腔炎,应加强口腔护理。

(3)一般护理:给予高热量、高维生素、优质低蛋白饮食,可根据肾功能调节蛋白质摄入量,高血压者应限制钠盐的摄入,若已进行透析治疗,则应予以优质高蛋白饮食;对卧床休息、意识不清、烦躁不安、抽搐、昏迷者,应安放床栏,加强巡视,以防坠床;皮肤护理时由于代谢产物潴留致皮肤瘙痒,可用热水擦浴,切忌用手搔抓皮肤,以免感染;预防压疮的发生。

(4)患者应根据肾功能情况采用合理饮食;正确用药及观察药物副作用;注意保暖,防止受凉,预防继发感染;注意劳逸结合,增加机体免疫力;定期进行门诊随访。

(5)严格执行静脉输液计划;输液过程中严密观察有无输液过多、过快及引起肺水肿症状,并观察其他副作用。

(6)预防感染:严格执行无菌操作,加强皮肤护理及口腔护理,定时翻身,拍背;病室每日用紫外线消毒。

(7)做好患者及家属的思想工作,稳定其情绪,解释病情及治疗方案,以取得其合作。

能力检测

1. 名词解释:肾小球肾炎、肾盂肾炎、颗粒性固缩肾、大红肾及蚤咬肾、新月体或环状体、膀胱刺激征、肾病综合征、肾功能不全、急性肾功能衰竭、慢性肾功能衰竭、非少尿型急性肾功能衰竭、尿毒症、氮质血症。

2. 肾小球疾病的常见临床综合征有哪些?

3. 试从病因、病变性质、病理变化特点方面比较肾小球肾炎与肾盂肾炎的异同。

4. 慢性肾小球肾炎的晚期为什么会出现多尿?

5. 急性肾小球肾炎患者为什么会出现少尿、无尿?

6. 简述急性弥漫性增生性肾小球肾炎、新月体性肾小球肾炎、慢性硬化性肾小球肾炎出现高血压的临床病理联系。

7. 急性肾盂肾炎有哪几个感染途径?有哪些主要的病理变化和临床表现?可发生哪些并发症?

8. 急性肾功能衰竭少尿期最危险的并发症是什么?其少尿的机制是什么?

9. 发生慢性肾功能衰竭时,既然有广泛的肾实质破坏,为什么还会出现多尿?急性肾功能衰竭恢复期为何也出现多尿?两者机制上有何不同?

10. 慢性肾功能衰竭出现肾性高血压和肾性骨营养不良的机制是什么?

(陈雅静)

参考文献

[1] 王斌,陈命家.病理学与病理生理学[M]. 6 版.北京:人民卫生出版社,2010.

[2] 唐忠辉,许娟娟.病理学[M].北京:北京大学医学出版社,2010.

[3] 刘红.病理学[M].西安:第四军医大学出版社,2011.

[4] 吴和平.临床病理生理学[M].西安:第四军医大学出版社,2011.

[5] 唐忠辉,邓建楠.形态学实验教程[M].厦门:厦门大学出版社,2007.

[6] 吴继锋.病理学[M].2 版.北京:人民卫生出版社,2007.

[7] 刘红,苏鸣,孟冬月.病理学[M].武汉:华中科技大学出版社,2010.

[8] 王蓬文,徐军全.病理学[M].北京:高等教育出版社,2009.

[9] 金惠明,王建枝.病理生理学[M]. 7 版.北京:人民卫生出版社,2008.

[10] 李玉林.病理学[M]. 7 版.北京:人民卫生出版社,2008.

[11] 步宏.病理学与病理生理学[M]. 2 版.北京:人民卫生出版社,2007.

[12] 王恩华.病理学[M]. 7 版.北京:人民卫生出版社,2008.

第十六章
女性生殖系统疾病

📖 **学习目标**

掌握：子宫颈癌、乳腺癌的病理变化和扩散方式；慢性子宫颈炎的病理类型及病变特点。

熟悉：子宫颈癌的临床病理联系；葡萄胎、子宫颈上皮内瘤变、绒毛膜癌的病理变化；葡萄胎、子宫颈上皮内瘤变、绒毛膜癌的临床病理联系。

了解：常见女性生殖系统疾病的和乳腺疾病的病因与发病机制。

第一节　子宫颈疾病

一、慢性子宫颈炎

慢性子宫颈炎（chronic cervicitis）是育龄期女性常见的妇科疾病，大多数是由急性炎症未及时治愈或反复发作转变而来的，多见于已婚妇女，以经产妇最为多见。

（一）病因和发病机制

慢性子宫颈炎常由链球菌、肠球菌、葡萄球菌、大肠杆菌等引起，此外也可由分娩或流产引起的子宫颈撕裂伤后感染所致。雌激素刺激所致的子宫颈黏液性分泌物过多或月经过多，从而引起阴道内酸性环境，也可损伤子宫颈黏膜上皮层而促进本病的发生。

（二）类型和病理变化

慢性子宫颈炎的基本病理变化是：子宫颈黏膜充血、水肿，固有膜纤维组织增生，淋巴细胞、浆细胞和单核细胞浸润，子宫颈上皮细胞变性、坏死、增生等。根据临床病理特点慢性子宫颈炎可分为以下几种类型。

1. 子宫颈糜烂（cervical erosion）

子宫颈糜烂是慢性子宫颈炎最常见的一种病理改变。发生慢性子宫颈炎时，子宫颈阴道部的复层鳞状上皮细胞变性、坏死后，子宫颈阴道病变处的鳞状上皮被柱状上皮所替代。

肉眼观察：黏膜颜色鲜红，边缘清楚，无上皮覆盖，故称为子宫颈糜烂。开始时，子宫颈阴道部的鳞状上皮坏死、脱落，形成表浅缺损，称为真性糜烂。然后由糜烂边缘长出柱状上皮并将真性糜烂处覆盖。由于柱状上皮较薄，上皮下血管易见，因缺乏上皮覆盖而呈糜烂样,故此时仍称为子宫颈糜烂。

镜下观察:糜烂处覆以单层柱状上皮,固有黏膜充血、水肿,以淋巴细胞、浆细胞浸润为主(图 16-1)。在糜烂愈合过程中,病变黏膜处储备的细胞增生,形成鳞状上皮,并取代柱状上皮。此外,还常见增生的鳞状上皮向其深面的腺体延伸,并取代部分或全部腺上皮,即发生腺体鳞状上皮化生。根据肉眼特征,将子宫颈糜烂分为以下三型。

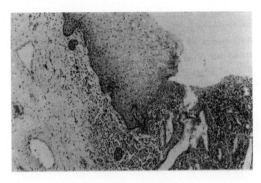

图 16-1 子宫颈糜烂

(1)单纯型糜烂:早期子宫颈糜烂处无组织增生,糜烂面平坦、光滑,呈鲜红色,称为单纯型糜烂。

(2)颗粒型糜烂:病程较长时,由于子宫颈糜烂处的组织增生,使糜烂面呈细颗粒状外观,称为颗粒型糜烂。

(3)乳头型糜烂:病变进一步发展,子宫颈糜烂处的组织增生更加明显,糜烂面呈现高低不平的乳头状外观,称为乳头型糜烂。

2. 子宫颈息肉(cervical polyp)

发生慢性子宫颈炎时,子宫颈黏膜、腺体和固有结缔组织呈局限性增生,形成向黏膜表面突起的带蒂肿物,称为子宫颈息肉。

肉眼观察:息肉有一个或多个,直径在 1 cm 以下,色红,呈舌形,质软,湿润,蒂细长,根部多附着于子宫颈外口。

镜下观察:息肉主要由增生的腺体、结缔组织组成,结缔组织有充血、水肿和慢性炎细胞浸润,表面被覆单层柱状上皮和鳞状上皮。

3. 子宫颈腺囊肿(nabothian cyst)

由于子宫颈腺体被增生的纤维组织压迫,或腺体被黏液阻塞,使黏液潴留,腺体扩大呈囊状,形成子宫颈腺囊肿,又称纳氏囊肿。

肉眼观察:囊肿常为多个,一般较小,直径多在 1 cm 以内,呈灰白色,囊内含无色黏液。

镜下观察:囊壁被覆单层扁平、立方或柱状上皮。

4. 子宫颈肥大(cervical hypertrophy)

由于慢性子宫颈炎的长期刺激,引起子宫颈和子宫颈管黏膜及黏膜下组织充血、水肿、炎细胞浸润,腺体和固有结缔组织增生,或伴有深部的潴留囊肿形成,致使子宫颈变大,称为子宫颈肥大。

肉眼观察:子宫颈增大,表面光滑,有时可见潴留囊肿突起,质地变硬。

(三)临床病理联系

慢性子宫颈炎主要表现为白带过多。根据病原菌的种类、类型及炎症程度的不同,白带的量、性质、气味及颜色也不同,如呈乳白色黏液状、淡黄色脓性等。偶有血性白带,伴有下腹部坠胀、腰骶部酸疼等症状。

(四)防治与护理原则

(1)病情观察:观察白带的量、颜色、性质、有无腹坠、腰酸、下腹部坠胀或腰骶部疼痛等。

(2)药物护理:可综合采用物理治疗、药物治疗或手术治疗,对症治疗前、后的患者应合理护理。一般应选择月经干净后3～7天内进行治疗。有急性生殖器炎症者,应先行治疗炎症性疾病,然后治疗慢性子宫颈炎。

(3)生活护理:保持外阴清洁,禁止性交和盆浴2个月,加强营养,劳逸结合,注意个人卫生。

(4)心理护理:解除患者的思想顾虑,减轻患者的心理压力。

(5)健康教育:指导妇女定期做妇科检查,发现子宫颈炎应予以积极治疗。治疗前常规进行子宫颈刮片细胞学检查,以排除癌变的可能。此外采取预防措施,避免分娩时器械损伤子宫颈。

二、子宫颈上皮内瘤变

子宫颈上皮内瘤变(cervical intraepithelial neoplasia,CIN)是子宫颈上皮非典型增生和子宫颈原位癌的总称。

子宫颈上皮非典型增生(cervical epithelial dysplasia):子宫颈鳞状上皮细胞呈不同程度的异型增生改变,属癌前期病变。根据子宫颈上皮非典型增生的程度和范围不同可分为轻度、中度、重度非典型增生(CIN Ⅰ级、CIN Ⅱ级、CIN Ⅲ级)(图16-2)。轻度非典型增生(CIN Ⅰ级):异型细胞局限于上皮的下1/3。中度非典型增生(CIN Ⅱ级):异型细胞分布于上皮层的下1/3至2/3。重度非典型增生(CIN Ⅲ级):增生的异型细胞超过上皮层的全层2/3。

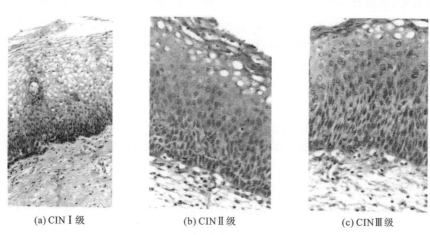

(a)CIN Ⅰ级 (b)CIN Ⅱ级 (c)CIN Ⅲ级

图16-2 子宫颈上皮内瘤变(CIN Ⅰ级、CIN Ⅱ级、CIN Ⅲ级)

子宫颈原位癌(carcinoma in situ):异型增生的细胞分布于子宫颈黏膜上皮全层,但病变局限于上皮层内,未突破基底膜(图16-3)。

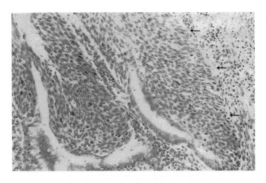

图 16-3　子宫颈原位癌(CINⅢ级)

三、子宫颈癌

子宫颈癌(carcinoma of the cervix)是女性生殖系统中最常见的恶性肿瘤,发病年龄多为40～60岁。近年来,由于子宫颈脱落细胞检查的推广和普及,使子宫颈癌得以早期发现、早期诊断、早期治疗,进而明显降低了其发病率及死亡率,而且五年生存率也明显提高。目前,较为普遍应用的一种新的细胞学检测系统——液基细胞学(liquid-based cytology)检测,明显降低了假阴性率。

(一)病因

子宫颈癌的病因和发病机制尚未完全明了,一般认为子宫颈癌的发生与早婚、早育、多产、性生活紊乱、子宫颈糜烂、子宫颈裂伤、局部卫生不良、包皮垢、雌激素刺激及地理环境等因素有关。近年来的研究表明,多数子宫颈癌的发生与人乳头状瘤病毒(HPV)16型、18型及Ⅱ型单纯疱疹病毒(HSVⅡ)感染有关。

(二)病理变化

子宫颈癌好发于子宫颈外口的鳞状上皮和子宫颈管黏膜柱状上皮交界处。由于各种病因的不断刺激,在反复损伤和修复过程中,鳞状上皮及柱状上皮下的储备细胞进一步发生异常增生而导致癌变。

1. 肉眼观察

子宫颈癌可分为以下四型。

(1)糜烂型:病变黏膜面潮红,较粗糙或呈颗粒状,质脆,触之易出血。临床上往往通过子宫颈脱落细胞或活体组织检查,才能明确诊断。

(2)内生浸润型:此型较多见,癌组织主要向子宫颈深部浸润生长,使子宫颈前唇或后唇早期增厚变硬,子宫颈外口处形成乳头状或菜花状突起,表面常有坏死和溃疡形成。此型预后较差。

(3)外生菜花型:癌肿突出于子宫颈表面和阴道部,呈乳头状或菜花状,质脆,易出血(图 16-4)。此型若能早期诊断和治疗,预后较好。

(4)溃疡型:外生菜花型或内生浸润型在发展过程中,癌组织发生坏死、脱落形成似火山口状的溃疡,易继发大出血和感染。常伴有继发感染和组织坏死,可见溃疡形成。此型若能早期诊断和治疗,预后较好。

2. 镜下观察

按组织学特点分类,子宫颈癌又可分为鳞状细胞癌和腺癌两类。

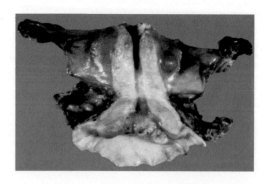

图 16-4　子宫颈癌(外生菜花型)

（1）鳞状细胞癌：最多见，占子宫颈癌的 $80\%\sim95\%$。鳞状细胞癌大多数发生在子宫颈外口和柱状上皮交界处的鳞状上皮。根据癌的发展过程，可分为以下几种。①原位癌：癌细胞限于上皮层内，癌细胞可沿基底膜累及腺体，使部分腺体或整个腺体被癌细胞代替，但癌细胞未浸润到间质内。②早期浸润癌：癌细胞突破基底膜向间质浸润，但较表浅，浸润深度在基底膜下 $3\sim5$ mm，早期浸润癌很少有淋巴道转移。③浸润癌：癌组织浸润深度已超过基底膜下 5 mm 以上者，甚至浸润及子宫颈全层或子宫周围组织。

（2）腺癌：少见，约占子宫颈癌的 5%，其发病年龄一般在 55 岁左右。腺癌主要发生在子宫颈管黏膜的柱状上皮。腺癌的肉眼形态与鳞状细胞癌的基本相同，可分为菜花型、息肉型、溃疡型、侵袭结节型等。镜下为一般腺癌结构，可表现为乳头状腺癌、黏液腺癌、管状腺癌。子宫颈腺癌对放射治疗及化学药物的治疗敏感性较低，易早期发生转移，预后较鳞状细胞癌的差。

（三）蔓延及转移

1. 直接蔓延

癌组织向上侵犯子宫体，向下侵犯阴道，向前侵入膀胱，向后侵入直肠。向两侧侵入输尿管、阔韧带、子宫旁及盆腔壁组织。

2. 淋巴道转移

淋巴道转移是子宫颈癌最常见和最重要的转移途径。癌组织首先转移至子宫旁淋巴结，继而转移至闭孔淋巴结、髂外淋巴结、髂内淋巴结、髂总淋巴结、腹股沟淋巴结及骶前淋巴结(图 16-5)，晚期可转移至锁骨上淋巴结。

3. 血道转移

血道转移途径较少见，晚期癌组织可经血道转移至肺、骨及肝。

（四）临床病理联系

早期子宫颈癌常无自觉症状，仅在妇科检查时发现。随着病变进展，早期癌组织破坏血管，患者可出现不规则阴道流血或性交后出血。因癌组织坏死继发感染，同时刺激子宫颈腺体使其分泌亢进，可致白带增多，伴有特殊腥臭味。晚期因癌组织浸润盆腔神经，可出现下腹部及腰骶部疼痛。当癌组织侵及膀胱及尿道时，可出现尿痛和排尿困难。当癌组织侵及直肠时，可引起排便困难、血便及下腹部疼痛。

（五）防治与护理原则

（1）病情观察：有无不规则阴道流血、白带增多，有无特殊腥臭味；有无下腹部或腰骶

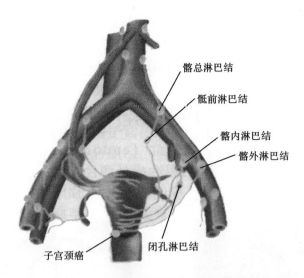

图 16-5　子宫颈癌局部淋巴道转移途径

部疼痛、排尿困难、血尿、便秘等症状。

（2）对症治疗：对阴道出血、疼痛等症状者，进行止血、止痛等对症处理；及时给予抗感染、静脉补液、提高机体抵抗力的药物。

（3）生活护理：摄入足够的营养，增强机体抵抗力；保持个人卫生，勤更衣，保持床单清洁，注意室内空气流通，指导患者勤换内衣、每天冲洗会阴两次。

（4）心理护理：向患者介绍有关子宫颈癌的医学知识和诊治过程，解除其疑虑和不安情绪，消除其恐惧心理，使患者能以积极的态度配合诊治。

（5）健康教育：大力宣传与子宫颈癌发病有关的高危因素，指导患者积极治疗子宫颈炎，定期接受妇科检查，做到"三早"。

第二节　滋养层细胞疾病

滋养层细胞疾病（gestational trophoblastic diseases）包括葡萄胎、侵袭性葡萄胎、绒毛膜癌和胎盘部位滋养细胞肿瘤，其共同特征为滋养层细胞异常增生。葡萄胎为良性的，侵袭性葡萄胎和绒毛膜癌为恶性的，绒毛膜癌的恶性程度更高。三者均来源于胎盘绒毛滋养层细胞的异常，患者血清和尿液中人类绒毛膜促性腺激素（HCG）的含量高于正常妊娠时的，可作为临床诊断、随访观察和疗效评价的辅助指标。

一、葡萄胎

葡萄胎（hydatidiform mole）又称水疱状胎块，是胎盘绒毛的一种良性病变，以绒毛间质高度水肿、滋养叶细胞不同程度增生为特征，形成许多串状水疱，多见于 20 岁以下和 40 岁以上的孕妇，我国的葡萄胎发病率约为 0.67%。本病可能与卵巢功能不佳或衰退有关。

（一）病因和发病机制

葡萄胎的病因及本质尚未完全阐明，染色体的异常在葡萄胎发生机制中起着主要作用。葡萄胎可分为完全性葡萄胎和部分性葡萄胎。完全性葡萄胎的发生是由于胚胎发生障碍，所以不含胎儿成分，所有绒毛膜均有异常，绒毛膜上皮细胞是二倍体核型（46，XX），两条 X 染色体均来自父方,无母方成分。部分性葡萄胎往往伴有早期胚胎形成,所以含有胎儿成分,而且部分绒毛膜正常,绒毛膜上皮细胞多是三倍体核型(69,XXX)。总之,完全性葡萄胎和部分性葡萄胎的发生与异常受精有关。

（二）病理变化

肉眼观察:水疱状胎块局限于子宫腔内,不侵入肌层;部分绒毛高度水肿,形成半透明水疱状,内含清亮液体,有蒂相连成串,大小不一,形状似葡萄(图 16-6(a))。

镜下观察:葡萄胎有以下三个特点(图 16-6(b))。①绒毛间质发生水肿;②绒毛间质血管消失,或见少许无功能的毛细血管;③滋养层细胞增生,并有轻度异型性,滋养层细胞增生是葡萄胎最重要的特征。

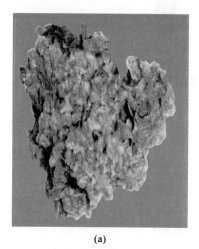
(a)

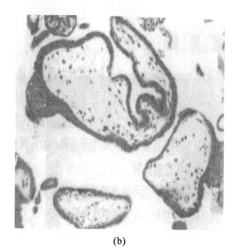
(b)

图 16-6　完全性葡萄胎

（三）临床病理联系

患者多数在妊娠的第 4 个月或第 5 个月出现症状,由于胎盘绒毛水肿致子宫体积明显增大,超出相应月份正常妊娠的子宫大小。因胚胎早期死亡,虽然子宫超过 5 个月妊娠大小,但仍听不到胎心,也无胎动。由于滋养层细胞增生,患者血和尿中人类绒毛膜促性腺激素(HCG)明显增高,这是协助诊断的重要指标。滋养层细胞侵袭血管能力很强,故子宫反复出现不规则流血,偶有葡萄状物流出,如疑为葡萄胎时,大多数患者可经超声检查确诊。葡萄胎经彻底清宫后,绝大多数能痊愈。约有 10% 的葡萄胎可转变为侵蚀性葡萄胎,2.5% 左右的葡萄胎可能转变为绒毛膜癌。因葡萄胎有恶变的潜能,如患者不需要再生育,可考虑行子宫切除。

知识链接

葡萄胎清宫后随访时间为 2 年。随访内容:①每次必须监测 HCG 水平;②注意有无阴道流血、咳嗽、咯血及其他转移灶症状;③做妇科检查;④做盆腔 B 超检查及 X 线胸片检查。

二、侵袭性葡萄胎

侵袭性葡萄胎(invasive mole)也称恶性葡萄胎,是指由于胎盘绒毛滋养层细胞异常增生,终末绒毛肿胀并侵及子宫肌层的一种具有恶性倾向的病变,其生物学行为界于葡萄胎和绒毛膜癌之间,表现为葡萄胎组织侵入肌层或转移至子宫外器官,一般继发于葡萄胎,少数也可开始就形成侵袭性葡萄胎。绒毛侵入子宫肌层是本病最主要的病理特征(图 16-7),也可向子宫外侵袭,在阴道或外阴可见转移结节。镜下观察:子宫壁破坏伴出血,其中可见完整的水疱状绒毛结构,肌层内滋养层细胞增生明显并有一定异型性。侵袭性葡萄胎的病理诊断要点是在子宫壁肌层内找到完整的水疱状绒毛结构,此特点有别于葡萄胎。

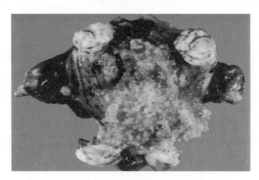

图 16-7 侵袭性葡萄胎

本病的主要临床表现为葡萄胎清宫后仍持续出现阴道不规则出血。妇科检查见子宫复旧延迟,血清或尿中 HCG 水平升高,多数患者经化疗可治愈。

三、绒毛膜癌

绒毛膜癌(choriocarcinoma)简称绒癌,是源自于妊娠绒毛滋养上皮细胞的高度侵袭性恶性肿瘤,其特点是滋养层细胞失去了原有绒毛和葡萄胎的结构,弥散地侵入子宫肌层,造成局部组织出血,并沿着血道转移至全身。绝大多数绒毛膜癌与妊娠有关,约 50% 继发于葡萄胎,约 25% 继发于自然流产,约 20% 继发于正常分娩后,约 5% 继发于早产和异位妊娠等,以 30 岁左右青年女性多见,发病机制不详。

（一）病理变化

肉眼观察:出血性坏死是此癌的主要外观特点,子宫不规则增大,子宫腔内可见一个或多个息肉状的紫蓝色癌结节,表面可溃烂。癌组织大者可侵入子宫腔,常侵及深肌层,甚而穿透子宫壁达浆膜外。由于明显出血、坏死,癌结节质软,呈暗红或紫蓝色。

镜下观察:由异常增生的绒毛滋养层细胞和合体滋养层细胞组成,癌组织位于子宫底部,呈暗紫红色、结节状,可见出血、坏死,常有核分裂象,没有绒毛结构,无血管及间质,这是绒毛膜癌与侵袭性葡萄胎的主要区别(图 16-8)。癌组织依靠侵袭宿主血管获取营养,故癌组织和周围正常组织有明显出血、坏死。

（二）扩散

绒毛膜癌侵袭破坏血管能力强,除在局部破坏蔓延外,极易经血道转移,以肺和阴道壁最常见,其次为脑、肝、肾等。

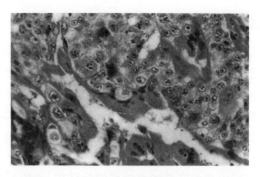

图 16-8　绒毛膜癌

（三）临床病理联系

多数患者在葡萄胎清宫后或足月产后数天至数月后发生持续性阴道不规则出血,子宫增大,血或尿中 HCG 水平持续升高。患者因长期阴道出血可发生贫血。癌组织经血道转移至不同部位引起的症状也不同,如转移到肺可出现咯血,转移到脑可出现头疼、呕吐、瘫痪和昏迷等,转移到肾可出现血尿等症状。

虽然绒毛膜癌恶性程度高,但自采用化疗方法后,治愈率明显提高,死亡率已降低至20％以下。

（四）防治与护理原则

（1）病情观察:有无子宫增大、不规则阴道流血,有无疼痛、咯血、血尿等症状,检测 HCG 水平的变化情况。

（2）对症护理:对阴道出血、疼痛等症状者,进行止血、止痛等对症处理;及时给予抗感染、静脉补液、提高机体抵抗力的药物。

（3）生活护理:摄入足够的营养,增强机体抵抗力;保持个人卫生,勤更衣,保持床单清洁,注意室内空气流通。

（4）心理护理:向患者介绍有关滋养层细胞疾病的医学知识和诊治过程,解除疑虑,缓解不安情绪,消除恐惧心理,使患者能以积极的态度配合诊治。

（5）健康教育:宣传与滋养层细胞疾病有关的因素,指导患者积极治疗葡萄胎,定期接受随访。

第三节　乳腺疾病

乳腺的解剖结构和各部位的主要病变如图 16-9 所示。

一、乳腺增生症

乳腺增生症(hyperplastic disease of the breast)是女性最常见的乳腺疾病,多发生在 25～45 岁之间的女性,绝经前达发病高峰,绝经后一般不再进展,极少青春期前发病。

（一）病因和发病机制

一般认为,本病的发生多与卵巢内分泌失调有关,由于雌激素分泌过多而孕激素分泌减少,长期、反复作用于乳腺组织,使乳腺组织发生不同程度增生,形成肿瘤样变。临床表

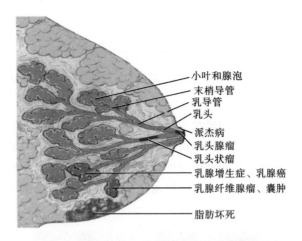

图 16-9 乳腺解剖结构和各部位主要病变

现为乳腺肿块,单发或发生于双侧的乳腺。

（二）病理变化

肉眼观察:增生区呈弥漫或局限,与正常组织分界不清,有灰白色肿物,质韧,切面可见半透明的细小颗粒状肿块。

镜下观察:乳腺增生症的镜下病变较复杂,主要有以下几种类型。

（1）小叶增生:最为常见的病变,表现为小叶内终末导管和腺泡数目增多,小叶体积增大,小叶间质无明显变化或轻度增生,小叶与小叶间质分界清楚。

（2）导管增生、扩张:①小导管（包括小叶间导管、小叶外终末导管、小叶内终末导管）增生,使小导管数目增多,导管上皮细胞密度加大,层数增多;②小叶内终末导管和腺泡扩张,腔内液体和分泌物积聚,导致管腔和腺腔极度扩张,形成囊肿;③小导管上皮细胞发生汗腺化生（或分化）,化生的细胞呈柱状或立方形,有时也可见异型性改变;④小导管上皮细胞增生,细胞数目增多,细胞体积增大,细胞密度增加,可见双层细胞构象。

（3）间质纤维组织增生:病变早期较轻,主要是小叶内间质中纤维细胞数目稍增多,胶原较少,小叶内间胶原较多的纤维组织差异明显,故小叶的轮廓和边界较清楚。在中、晚期间质纤维明显增多,与小叶间纤维间质融合,小叶的边界模糊不清,甚至消失。

（4）其他伴随病变:间质中可有炎细胞浸润,以淋巴细胞、浆细胞和泡沫样细胞为主。部分病例可有乳腺结节形成和纤维腺瘤样增生。前者呈局灶性分布,腺泡增生,腺体密集,腺腔扩大,上皮细胞有分泌现象;后者见于早期病例,病变局部小叶内末梢导管增生,伴小叶内间质增生、水肿和黏液样变形,可形成较典型的纤维腺瘤样病变,但边界不清楚,无完整包膜,周围常有乳腺增生症的其他病变,可与真正的纤维腺瘤相区别。

（三）临床病理联系

由于乳腺组织增生,主要临床表现为乳腺肿块,以双侧多见,一般发生于乳房外上象限,呈单个或多个结节,或呈边界不清的硬块,或有细小颗粒感,由于受雌激素的刺激,部分患者乳房有胀痛或触痛,并与月经有明显的关联,月经前疼痛明显,月经后疼痛减轻或消失。

二、乳腺纤维腺瘤

乳腺纤维腺瘤(fibroadenoma)是女性乳腺最常见的良性肿瘤,发生于乳腺上皮组织和结缔组织,好发于 20～35 岁的女性,多为单个,一般为单侧或双侧发生,边界清楚。

（一）病理变化

肉眼观察:肿瘤呈圆形或卵圆形结节状,大小不等,表面光滑,包膜完整,与周围组织分界清楚;切面呈分叶状,灰白色,质硬韧而富有弹性,有时可见细小裂隙。

镜下观察:肿瘤实质由腺体和纤维组织组成(图 16-10),腺体呈圆形或卵圆形,或被周围的纤维结缔组织挤压呈裂隙状;纤维组织通常呈疏松黏液样变,也可较致密,甚至发生玻璃样变性或钙化。

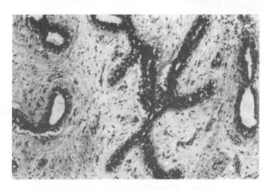

图 16-10　乳腺纤维腺瘤

（二）临床病理联系

由于肿瘤呈膨胀性生长,故可在乳腺组织中有卵圆形肿块,边界清楚。随着年龄增长,肿瘤体积逐渐回缩。在妊娠期,肿瘤长得较快,可发生坏死。乳腺纤维腺瘤因包膜完整,手术易切除干净,不易复发。

三、乳腺癌

乳腺癌(carcinoma of the breast)为女性常见的恶性肿瘤之一,是乳腺导管上皮及腺泡上皮发生的恶性肿瘤,占我国妇女恶性肿瘤的第二位,仅次于子宫颈癌,好发于 40～60 岁女性,偶发于男性。多数乳腺癌发生于乳房外上象限,其次为乳房中央区和内上象限。

（一）病因和发病机制

本病的病因尚未阐明,乳腺癌的发生主要与雌激素水平过高有关,雌激素可引起导管上皮增生,但其致癌机制尚不清楚。目前发现雌激素分泌过多、某些病毒感染、未生育、晚生育、未哺乳、高脂肪及高蛋白饮食、遗传和乳腺增生症等与本病的发生有一定的关系。

（二）病理变化

乳腺癌形态结构较复杂,根据组织发生及形态特点将其分为非浸润性癌(原位癌)、早期浸润性癌和浸润性癌。

1. 非浸润性癌(noninfiltrating carcinoma)

非浸润性癌是指癌细胞局限于导管和腺泡内,基底膜完整,又称为原位癌。根据其形态结构可分为导管内原位癌和小叶原位癌。

（1）导管内原位癌（intraductal carcinoma in situ）：发生于中、小导管，形成灰白或灰黄色结节样肿块，部分肿瘤切面可挤出黄色粉刺样物，故也称粉刺癌（comedocarcinoma）。镜下观察：癌细胞局限于导管内，未突破基底膜，呈实心筛孔状、低乳头状或管状排列，有明显异型性，可见核分裂象（图 16-11）。

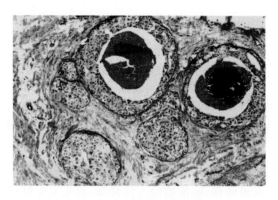

图 16-11 导管内原位癌

（2）小叶原位癌（lobular carcinoma in situ）：癌组织发生于乳腺小叶，临床上一般无明显肿块，常因其他乳腺疾病切除标本时发现。镜下观察：小叶结构紊乱，小叶内细胞增生形成实性巢，基底膜完整，癌细胞呈圆形，大小较一致，核分裂象少见。

2. 早期浸润性癌（infiltrating carcinoma）

（1）早期浸润性导管癌：癌细胞突破腺泡基底膜，浸润小叶内间质，但深度较浅，范围局限。

（2）早期浸润性小叶癌：癌细胞突破腺泡基底膜，浸润小叶内间质，但尚未超出小叶范围。

3. 浸润性癌

（1）浸润性导管癌（invasive ductal carcinoma）：最常见，约占所有乳腺癌的 70%，由导管内原位癌突破基底膜发展而来。肿块直径多为 2～3 cm，呈灰白色，质韧，边缘不整齐。镜下观察见癌细胞形成实性团或不规则条索状（图 16-12）。组织学上将其分为：①单纯癌，

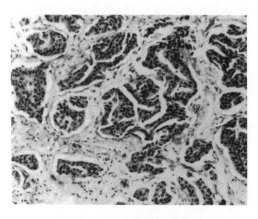

图 16-12 乳腺浸润性导管癌

癌实质与间质大致相等;②硬癌,癌实质少而间质多;③髓样癌,癌实质多而间质少;④腺癌,癌组织中腺管样结构占 50% 以上。

(2)浸润性小叶癌:小叶原位癌突破基底膜向间质内浸润性生长,称为浸润性小叶癌,占乳腺癌的 5%~10%,癌细胞呈条索状,浸润于纤维组织之中,癌细胞小,呈圆形或椭圆形,大小较一致。浸润性小叶癌预后较差。

（三）扩散与转移

1. 直接蔓延

肿瘤组织可直接侵袭乳腺实质、乳头、皮肤、筋膜、胸肌及胸壁等。

2. 淋巴道转移

淋巴道转移是乳腺癌最常见的转移途径。癌组织最早转移至同侧腋窝淋巴结,晚期可转移至锁骨上淋巴结、锁骨下淋巴结、乳内淋巴结和纵隔淋巴结,少数可转移至对侧腋窝淋巴结。

3. 血道转移

晚期乳腺癌可发生血道转移,癌细胞侵入体静脉,首先发生肺转移,继而转移到肝、脑、骨等处。

（四）临床病理联系

乳腺癌单侧常见,多发生于乳房外上象限,其次为乳房中央区和内上象限。癌组织长到一定的程度时,可在局部扪及肿块。位于乳头下的癌,由于癌组织侵及乳管而使乳头内陷,并可有乳头溢液(血性或浆液性);侵及表面皮肤时,可因皮内和皮下淋巴管被细胞阻塞而发生淋巴水肿,使局部皮肤呈橘皮样改变,由于癌组织浸润周围组织,致使肿块固定于胸壁。在晚期,若皮肤大部分受浸润,则可发生破溃而呈弹坑状或菜花状,并易出血和继发感染,常伴有恶臭味。

知识链接

乳腺癌的诊断方法有很多,常用的是乳腺钼靶片法,但最准确是病理检查。一般先行影像检查,如怀疑为癌再进行病理检查。随着西医的病理结果与中医证型关系的深入研究,乳腺癌的中医诊断也不可轻视,中西医联合诊断会对合理的中西医综合治疗起到极大的推动作用。

（五）防治与护理原则

(1)病情观察:注意观察乳房的形状、乳头溢液情况;有无包块及其皮肤和周围组织的关系,有无乳头内陷、皮肤橘皮样外观等;乳头及周围皮肤有无红肿、痒、痛、脱屑、糜烂,呈湿疹样改变。

(2)心理护理:给患者讲解有关乳腺疾病的医学知识和诊治过程,与患者交流思想,消除恐惧和紧张情绪,增强信心。

(3)健康教育:指导患者合理饮食,注意个人卫生,保证充足的睡眠和休息;定期做乳房检查,发现乳房包块应及时就诊。

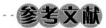

能力检测

1. 名词解释：子宫颈糜烂、子宫颈息肉、子宫颈癌、葡萄胎、侵袭性葡萄胎、绒毛膜癌、乳腺纤维腺瘤、乳腺癌。

2. 试述女性生殖器的自然防御功能。

3. 简述慢性子宫颈炎的病理变化。

4. 如何对慢性子宫颈炎接受物理治疗的患者进行健康指导？

5. 简述子宫颈鳞状细胞癌的主要癌前期病变及其常见的蔓延、扩散方式。

6. 简述葡萄胎、侵袭性葡萄胎与绒毛膜癌的病变特点。

7. 试述乳腺癌时乳头内陷的原因。

（温且木·买买提）

参考文献

［1］和瑞芝.病理学［M］.5 版.北京：人民卫生出版社，2004.

［2］王恩华.病理学［M］.北京：高等教育出版社，2003.

［3］杨建平，杨德兴，杜斌.病理学与病理生理学［M］.武汉：华中科技大学出版社，2010.

［4］刘红，苏鸣，孟冬月.病理学［M］.武汉：华中科技大学出版社，2010.

［5］吴继锋.病理学［M］.2 版.北京：人民卫生出版社，2006.

第十七章
内分泌系统疾病

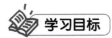 **学习目标**

掌握:糖尿病的病理变化;弥漫性毒性甲状腺肿的病理变化及其临床病理联系。

熟悉:糖尿病的临床病理联系。

了解:糖尿病的病因和发病机制;弥漫性毒性甲状腺肿的病因和发病机制。

第一节　糖　尿　病

糖尿病(diabetes mellitus)是一种体内胰岛素相对或绝对不足或靶细胞对胰岛素敏感性降低,或胰岛素本身存在结构上的缺陷而引起的碳水化合物、脂肪和蛋白质代谢紊乱的慢性代谢性疾病,其主要特点是高血糖、糖尿。临床上常表现为多饮、多食、多尿和体重降低(即"三多一少"),以及并发酮症酸中毒、多发性神经炎、失明、肾功能衰竭等。糖尿病的发病率不断增高,已成为世界性的常见病、多发病。

一、病因和发病机制

糖尿病一般分为原发性糖尿病和继发性糖尿病。后者是指由已知原因,如胰腺炎、肿瘤、手术或其他损伤、某些其他内分泌疾病造成的胰岛素分泌不足所致的糖尿病;前者又分为胰岛素依赖型糖尿病和非胰岛素依赖型糖尿病。

1. 胰岛素依赖型糖尿病

胰岛素依赖型糖尿病又称 I 型或幼年型糖尿病,约占糖尿病的 10%。其主要特点是青少年发病,起病急,病情重,进展快。胰岛 B 细胞严重受损,细胞数目明显减少,血中胰岛素水平降低,易出现酮症,治疗依赖胰岛素。目前认为本型是在遗传易感性的基础上,由病毒感染等诱发的针对胰岛 B 细胞的一种自身免疫性疾病。

2. 非胰岛素依赖型糖尿病

非胰岛素依赖型糖尿病又称 II 型或成年型糖尿病,约占糖尿病的 90%,其主要特点是成年发病,起病缓慢,病情较轻,进展较慢。胰岛 B 细胞数目正常或轻度减少,血中胰岛素水平可正常、增多或降低,肥胖者多见,较少出现酮症,可不依赖胰岛素治疗。本型是与肥胖有关的胰岛素相对不足或组织对胰岛素敏感性降低所致,此外,缺乏运动、营养过剩、手术、感染、精神刺激等都可成为本病的诱因。

二、病理变化

1. 胰岛病变

Ⅰ型糖尿病早期表现为非特异性胰岛炎，继而胰岛 B 细胞颗粒脱失、空泡变性、坏死、消失，胰岛变小、数目减少，纤维组织增生及玻璃样变性；Ⅱ型糖尿病早期病变不明显，后期胰岛 B 细胞减少，常见胰岛淀粉样变性（图 17-1）。

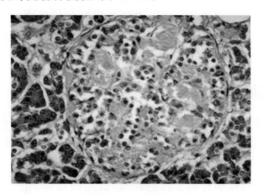

图 17-1　糖尿病

2. 血管病变

血管病变最具特征性，从毛细血管到大、中动脉均可有不同程度的病变。毛细血管基底膜明显增厚；细动脉壁玻璃样变性硬化，小动脉增生性硬化，血压可升高；有的血管壁发生纤维素样坏死；有的血栓形成使管腔狭窄，导致血液供应障碍，引起相应组织或器官缺血、损伤及功能障碍；大、中动脉有动脉粥样硬化或中层钙化，粥样硬化病变程度重。临床表现为主动脉、冠状动脉、下肢动脉、脑动脉和其他脏器动脉粥样硬化，引起冠心病、心肌梗死、脑萎缩以及肢体坏疽等。

3. 肾脏病变

① 肾脏体积增大：由于糖尿病早期肾血流量增加，肾小球滤过率增高，导致肾脏体积增大，通过治疗可恢复正常。②肾小球硬化：表现为肾小球内有玻璃样物质沉积，初期为节段性，逐渐发展为弥漫性，主要损害肾小球毛细血管壁和系膜，使毛细血管腔变窄或完全闭塞，最终导致肾小球缺血和玻璃样变性。③肾小管-间质损害：肾小管上皮细胞出现颗粒样和空泡样变性（属退行性变），晚期肾小管萎缩；肾间质损害包括纤维化、水肿和炎细胞浸润。④血管损害：糖尿病累及所有的肾血管，特别是入球小动脉和出球小动脉，多引起肾动脉硬化，而较大血管（如肾动脉）及其主要分支则发生动脉粥样硬化。⑤肾乳头坏死：常见于糖尿病患者患急性肾盂肾炎时，由于缺血与感染所致。

4. 视网膜病变

早期可表现为微小动脉瘤和视网膜小静脉扩张，继而出现渗出、水肿、微血栓形成和出血等非增生性视网膜病变；血管病变可引起缺氧，刺激纤维组织增生、新生血管形成等增生性视网膜病变，可造成白内障，严重者可因视网膜脱离而失明。

5. 神经系统病变

血管病变引起周围神经缺血性损伤或症状，如肢体疼痛、麻木、感觉丧失、肌肉麻痹等，脑神经细胞也可发生广泛变性。

6. 其他组织或器官病变

其他组织或器官可出现皮肤黄色瘤、肝脂肪变性、糖原沉积、骨质疏松、糖尿病性外阴炎、化脓性炎症和真菌感染等。

三、临床病理联系

糖尿病患者的典型症状为多饮、多食、多尿和消瘦。此外,因抗体生成减少,抵抗力降低,易发生感染性疾病。病变严重时,可出现酮血症和酮尿症,导致酸中毒,发生糖尿病性昏迷。晚期患者常因并发心肌梗死、肾功能衰竭、脑血管病变及感染而死亡。因此,合理饮食、应用降糖药物等,长期有效控制血糖,防治或延缓并发症的发生,是糖尿病治疗的关键。

四、防治与护理原则

(1)饮食护理:根据患者的体重、生活状况、劳动状况,计算和控制患者每日所需的总热量;提倡食用粗制米、面和杂粮,多食豆类、蔬菜和含糖量低的水果,纠正患者不良的生活方式。

(2)体育锻炼:适度的运动有利于减轻体重,提高胰岛素敏感性,改善血糖和脂质代谢紊乱。

(3)指导患者遵医嘱正确服药,观察血糖、尿糖、尿量和体重变化,评价药物疗效,及时纠正不良反应。

(4)密切观察病情:严密监测生命体征变化,观察症状有无加重,有无酸中毒,有无皮肤、黏膜感染情况。

知识链接

过度肥胖和缺乏运动是健康的大敌

社会的文明进步,使人们的营养更加丰富,体力劳动强度大大降低。不少人因营养过剩而又缺少运动,导致身体肥胖,健康状况日下,并导致各种疾病的发生,特别是呈上升趋势的Ⅱ型糖尿病,它是一种典型的"生活习惯病",过度饱食和缺少运动是重要的发病原因。据统计,在Ⅱ型糖尿病患者中,多达80%的人是超重或肥胖者。肥胖者的患病率可高达正常体重患者的4倍。身体肥胖后就会使内分泌代谢功能混乱,造成血糖、血脂、血压增高,就易引发内分泌及代谢性多种疾病。糖代谢异常可引起糖尿病,脂肪代谢异常可引起高脂血症,尿酸代谢异常可引起高尿酸血症等。

第二节 弥漫性毒性甲状腺肿

弥漫性毒性甲状腺肿(diffuse toxic goiter)是指血中甲状腺素过多,作用于全身各组织所引起的临床综合征,临床上统称这类疾病为甲状腺功能亢进症(hyperthyroidism),简称甲亢。因有约1/3的患者伴有眼球突出,故又称为突眼性甲状腺肿,也有人将弥漫性毒性甲状腺肿称为 Graves 病或 Basedow 病。本病多见于 20～40 岁女性,男女比例约为 1：5。

一、病因和发病机制

本病的病因与发病机制尚未完全明了,目前,一般认为本病与以下因素有关。

(1)本病属于一种自身免疫性疾病,其根据是:①血中球蛋白增高,并有多种抗甲状腺的自身抗体,且常与一些自身免疫性疾病并存;②血中存在与促甲状腺激素(TSH)受体结合的抗体,具有类似 TSH 的作用。

(2)可能与遗传有关:发现某些患者亲属中也患有此病或其他自身免疫性疾病。

(3)有的因精神创伤,可能干扰了免疫系统而促进自身免疫性疾病的发生。

二、病理变化

甲状腺弥漫性对称肿大,可达正常甲状腺的 2～4 倍,质地较软,表面光滑,切面呈灰红色、分叶状,胶质含量少。镜下观察(图 17-2):①滤泡上皮增生,大小不等,呈柱状,有的呈乳头样增生突入腔内;②滤泡腔内胶质少而稀薄,滤泡周边胶质出现许多大小不一的上皮细胞的吸收空泡;③间质血管丰富、充血,淋巴组织增生。甲亢手术前需碘剂治疗,治疗后滤泡内胶质明显增多,甲状腺病变有所减轻,甲状腺体积缩小,间质血管减少、充血减轻。

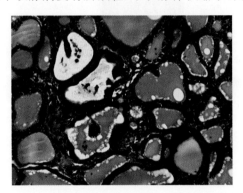

图 17-2 弥漫性毒性甲状腺肿

除甲状腺改变外,因血液循环加快,可使心脏肥大,心腔扩张,心肌细胞发生灶状坏死及纤维化,少数可因心力衰竭而致死。全身可有淋巴组织增生、胸腺和脾脏增大,肝细胞脂肪变性,甚至坏死、纤维化。

三、临床病理联系

(1)由于血中三碘甲腺原氨酸(T_3)、四碘甲腺原氨酸(T_4)增多,糖、蛋白质、脂肪加速氧化,基础代谢率增高,产热增加,表现为皮肤温暖、怕热、多汗、心率加快。

(2)患者可出现心悸、烦躁、多虑、易激动、手震颤、肌肉感应力强等交感神经兴奋的症状。

(3)因甲状腺激素分泌增多,影响磷酸化过程,ATP 产生减少,导致能量不足,患者食欲亢进、消瘦无力。

(4)部分患者眼球外肌水肿、球后纤维脂肪组织增生、淋巴细胞浸润和黏液水肿,向前挤压眼球,引起突眼症(图 17-3)。

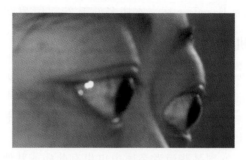

图 17-3　突眼性甲状腺肿

四、防治与护理原则

(1) 经常测量体重,适度运动,避免劳累,保护眼睛,保持充足睡眠。

(2) 饮食护理:给予高热量、高蛋白和高维生素饮食,禁止摄入刺激性食物和饮料。

(3) 向患者宣讲有关甲亢的疾病知识,让患者减轻压力,控制情绪。

(4) 指导患者坚持遵医嘱按剂量、按疗程服药,不可随意减量和停药。

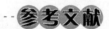　能力检测

1. 名词解释:糖尿病、甲亢。

2. Ⅱ型糖尿病的主要病变和临床表现有哪些?

3. 弥漫性毒性甲状腺肿的主要病变有哪些?

4. 试述弥漫性毒性甲状腺肿的主要临床表现及其发生机制。

(孟加榕)

参考文献

[1] 陈杰,李甘地.病理学[M].2 版.北京:人民卫生出版社,2010.

[2] 李玉林.病理学[M].7 版.北京:人民卫生出版社,2008.

[3] 步宏.病理学与病理生理学[M].2 版.北京:人民卫生出版社,2006.

第十八章

传 染 病

学习目标

掌握：结核病的基本病变及转化规律；原发性和继发性肺结核病的病变特点、类型及其发展与结局；原发性肺结核病和继发性肺结核病的比较；伤寒的病理变化；细菌性痢疾的病理变化；流行性脑脊髓膜炎和流行性乙型脑炎的病理变化。

熟悉：结核病的病因和发病机制；伤寒的临床病理联系及其并发症；急、慢性细菌性痢疾的临床病理联系及其并发症；流行性脑脊髓膜炎和流行性乙型脑炎的临床病理联系；艾滋病、淋病、尖锐湿疣和梅毒的病理变化；人禽流感、甲型 H_1N_1 流感和手足口病的病理变化和临床特点。

了解：肺外结核病的病变特点；伤寒的病因和发病机制；细菌性痢疾病的病因和发病机制；流行性脑脊髓膜炎和流行性乙型脑炎的病因和发病机制；性传播疾病的概况；人禽流感、甲型 H_1N_1 流感和手足口病的病因、发病机制及预防措施。

传染病是由病原微生物通过一定的传播途径侵入易感人群的个体所引起的一类疾病，并能在人群中引起流行。传染病的流行必须具备传染源、传播途径和易感人群三个基本环节。其共同特点是：①病原微生物常有一定的侵入门户；②病原微生物选择性地定位于不同的组织或器官；③病理变化均属于炎症，但又有各自的特征性病变；④病程发展具有一定的阶段性，包括潜伏期、前驱期、发病期、愈复期等。近年来，一些已被有效控制的传染病的发病率又有上升趋势，如结核病、淋病、梅毒、狂犬病等，并出现了一些新的传染病，如艾滋病、甲型 H_1N_1 流感、人禽流感等，严重威胁着人类的健康和生命。

第一节 结 核 病

结核病(tuberculosis)是指由结核杆菌(tubercle bacillus)引起的一种慢性肉芽肿病。病变主要特征是结核结节(tubercle)形成和干酪样坏死(caseous necrosis)。全身各器官均可能发生，以肺结核最常见。其全身表现有低热、疲乏、盗汗、食欲不振和消瘦等临床表现。结核病曾经严重威胁人类的健康和生命，由于抗结核病药物和卡介苗的应用，发病率和死亡率一直呈下降趋势。20 世纪 80 年代以来由于耐药菌株的出现和艾滋病的流行，其发病率又呈上升趋势。据世界卫生组织统计全球现有结核病患者 2 000 万，每年死亡 300 万人。如不控制，今后 10 年还将有 9000 万人发病。中国近年活动性肺结核发病率为 523/10 万，患者约 600 万,位列印度之后居世界第二位。世界卫生组织和我国均将结核病作为重点控制的传染病之一,并宣布全球结核病已处于紧急状态(1993 年)。

一、病因和发病机制

结核病的病原菌是结核杆菌,对人体有致病作用的主要是人型结核杆菌,其次是牛型结核杆菌。结核杆菌不产生侵袭性酶,不产生内、外毒素,其致病性(毒力)与菌体的糖脂(索状因子)、糖肽脂(蜡质 D)和具有抗原性的蛋白质等成分有关。结核病主要经呼吸道传播,肺结核(特别是空洞型肺结核)患者从呼吸道排出大量带菌微滴而成为最重要的传染源,也可经消化道感染(咽下带菌的痰液或食入含菌的食物),少数经皮肤伤口感染。结核病的易感人群是未经卡介苗接种的儿童和机体抵抗力低下者。

人对结核杆菌的自然免疫力很弱,从空气中吸入带菌的微滴即可发生初次感染。到达肺泡的结核杆菌趋化、吸引巨噬细胞,并被吞噬。在有效细胞免疫建成之前,巨噬细胞不仅难以将结核杆菌杀灭,而且在细胞内繁殖,一方面引起局部炎症,另一方面通过血道和淋巴道播散到全身各组织、器官(包括肺)发生全身性血源性播散,甚至引起个别患者的死亡。经过30~50 天机体对结核杆菌形成以细胞免疫为主的获得性免疫,即在致敏 T 淋巴细胞释放的淋巴因子的作用下,趋化和激活巨噬细胞,使其吞噬和杀灭结核杆菌的能力增强,并向感染部位聚集、增生,形成结核性肉芽肿,使初次感染灶病变局限,可不治而愈。需要指出,在初次感染结核杆菌并发生全身播散时,由于细胞免疫尚未完全形成,当时多不产生明显的病变,但可使结核杆菌在播散部位潜伏下来,成为以后发生肺外器官结核病和继发性肺结核病的主要根源。

机体在形成对结核杆菌免疫反应的同时,也产生了迟发性变态反应(Ⅳ型),常同时发生,变态反应的出现提示机体已获得了免疫力,对病原菌有抵抗力,但变态反应较强时会造成病变局部组织的严重破坏,发生干酪样坏死,试图破坏和杀灭结核杆菌。免疫反应与变态反应贯穿于结核病的始终,结核杆菌的数量多少、毒力强弱以及机体抵抗力等因素决定着两者的彼此消长(表 18-1)。年龄、营养状况、有无全身性疾病(尤其是硅沉着病、艾滋病、糖尿病、先天性心脏病等)等均可影响机体的抵抗力。

表 18-1　结核病基本病变与机体的免疫状态

病　　变	机 体 状 态		结 核 杆 菌		病 理 特 征
	免疫力	变态反应	菌量	毒力	
渗出为主	低	较强	多少	强	浆液性或浆液纤维素性炎
增生为主	较强	较弱	少	较低	结核结节
坏死为主	低	强	多	强	干酪样坏死

二、基本病理变化

结核病常呈慢性炎症过程。由于侵入机体的菌量、毒力和组织特性的不同,以及机体在感染过程中不同时期的免疫力与变态反应的彼此消长,而呈现出不同的病理变化。

(一)以渗出为主的病变

在菌量多、毒力强或变态反应较强时,局部病变主要表现为浆液性或浆液纤维素性炎,常发生在疾病早期或机体抵抗力低下时,好发于肺、浆膜、滑膜、脑膜等处。渗出液和巨噬细胞中可见结核杆菌,严重时可有大量红细胞漏出而使渗出液呈血性。渗出性病变可完全吸收,转变为增生性病变或变质性病变。

(二) 以增生为主的病变

当菌量少、毒力较低或免疫反应较强时,则发生以增生为主的变化,形成具有诊断价值的结核结节。在细胞免疫的基础上,即激活的巨噬细胞在杀灭结核杆菌的过程中,演化为上皮样细胞,并互相融合成朗罕氏巨细胞(Langhans giant cell)。由上皮样细胞、朗罕氏巨细胞以及外周的致敏 T 淋巴细胞等聚集成结节状,形成结核性肉芽肿(图 18-1),又称结核结节,它是结核病的特征性病变,具有诊断意义。结核结节中央可发生干酪样坏死。结核结节直径约 0.1 mm,肉眼和 X 线观察不到,相邻的几个结节融合时,可见粟粒状病灶,分界清楚,呈灰白色。增生性病变转向愈合时,上皮样细胞变为成纤维细胞,使结核结节纤维化。

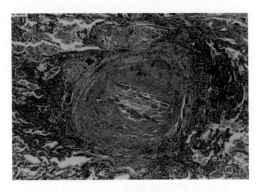

图 18-1　结核性肉芽肿

注:中央为干酪样坏死,周围分布有上皮样细胞、朗罕氏巨细胞及少量的淋巴细胞。

(三) 以坏死为主的病变

当菌量多、毒力强、机体免疫力低或变态反应强烈时,上述以渗出为主或以增生为主的病变均可继发干酪样坏死,干酪样坏死对结核病病理诊断具有一定的意义。干酪样坏死物中大都会有一定量的结核杆菌,可造成病灶恶化和播散。

渗出、坏死和增生三种病变往往同时存在,不同时期则以某一种病变为主,并且可以互相转化。

三、转归

结核病的发展和结局取决于机体抵抗力和结核杆菌致病力之间的矛盾关系。在机体免疫力增强时,结核杆菌被抑制、杀灭,病变转向愈合;反之,则转向恶化。

(一) 转向愈合

1. 吸收、消散

渗出性病变的主要愈合方式,渗出性病变经淋巴道吸收而使病灶缩小或消散,很小的干酪样坏死灶也有吸收的可能。X 线检查时,肺的渗出性病变呈边缘模糊的云絮状阴影,随着渗出物的吸收,阴影逐渐缩小乃至消失。

2. 纤维化、钙化

增生性病变、未被完全吸收的渗出性病变及较小的干酪样坏死灶均可通过纤维化而愈合;较大的干酪样坏死灶难以完全纤维化,则在病灶周围形成纤维性包裹,继而发生钙化。纤维性包裹、钙化的干酪样坏死灶仍有少量结核杆菌存活,当机体免疫力下降时,病变可复发。X线检查时,肺的纤维化病灶呈条索状阴影,钙化灶为分界清晰的高密度阴影。

（二）转向恶化

1. 浸润进展

病变恶化时,在病灶周围出现渗出性病变,病灶日渐扩大,重者可发生干酪样坏死。肺X线检查时,在原有病灶周围出现模糊的云絮状阴影,若有干酪样坏死则阴影密度增高,空洞部位出现透亮区。临床上称此阶段为浸润进展期。

2. 溶解播散

病变恶化时,干酪样坏死可发生液化,半流体的坏死物质可通过自然管道(支气管、输尿管)排出,局部形成空洞。排出物含有大量结核杆菌,可通过自然管道播散到其他部位,发生新的结核病灶。X线检查空洞部位出现透亮区,空洞以外部位可见播散病灶形成深浅不一的阴影。此外液化灶内的结核杆菌也可通过淋巴道和血道播散到全身。临床上称此阶段为溶解播散期。

四、类型和病理变化

（一）肺结核病

结核病中最常见的是肺结核病。由于机体对初次感染和再次感染结核杆菌的反应性不同,而致肺部病灶的发生、发展各有不同的特点,因而将肺结核病分为原发性肺结核病和继发性肺结核病两大类。

1. 原发性肺结核病

第一次感染结核杆菌所引起的肺结核病称为原发性肺结核病(primary pulmonary tuberculosis),多见于儿童,故又称为儿童型肺结核,也可见于未感染过结核杆菌的成人。

（1）病理变化:吸入的带菌微滴直达通气顺畅的肺上叶下部或下叶上部靠近胸膜处,形成1~1.5 cm大小的灰白色炎性实变灶,多在渗出性病变的中央发生干酪样坏死,形成原发病灶。由于是初次感染,机体缺乏对结核杆菌的特异性免疫力,结核杆菌得以繁殖,并很快侵入局部引流淋巴管,到达所属肺门淋巴结,引起结核性淋巴管炎和淋巴结炎,后者表现为淋巴结肿大和干酪样坏死。肺的原发病灶、淋巴管炎和肺门淋巴结结核合称为肺原发综合征(primary complex)(图18-2),原发性肺结核病的病理特征是原发综合征。X线片上呈哑铃状阴影。临床表现多不明显。

（2）转归:绝大多数原发性肺结核病因机体对结核杆菌的特异性免疫逐渐增强而自然痊愈,病灶可完全吸收或纤维化,较大的坏死灶可发生纤维性包裹或钙化。有时肺内原发病灶已愈合,而肺门淋巴结病变继续发展,形成支气管淋巴结结核。经有效治疗,大多仍可痊愈。少数患儿由于营养不良或同时患有其他传染病,而使病情恶化,局部病灶扩大,并可通过淋巴道、血道和支气管播散。①淋巴道播散:肺门淋巴结的结核杆菌,可沿淋巴管蔓延到纵隔和颈部淋巴结,也可蔓延至腹膜后及肠系膜淋巴结;初期淋巴结肿大,结核性肉芽肿形成,随后发生干酪样坏死,互相粘连成团、成串,重者干酪样坏死液化,并穿破局部皮肤,

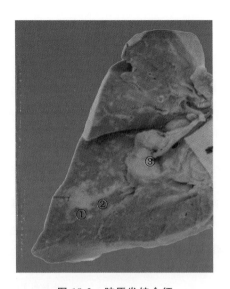

图 18-2　肺原发综合征

注：①肺的原发病灶；②结核性淋巴管炎；③肺门淋巴结结核。

形成经久不愈的窦道。②血道播散：肺部或淋巴结的干酪样坏死可腐蚀血管壁，结核杆菌侵入血流，或由淋巴道经胸导管入血，发生全身粟粒型结核病或肺粟粒型结核病；血道播散也见于继发性肺结核病和肺外器官结核病。③支气管播散：肺原发综合征病灶的干酪样坏死范围较大，发生液化时可以腐蚀邻近的支气管，含有大量结核杆菌的干酪样坏死物质在咳出体外的同时，会经支气管播散到肺的其他部位，形成小叶性或大叶性干酪性肺炎。支气管播散在原发性肺结核病中较少见。

2. 继发性肺结核病

继发性肺结核病（secondary pulmonary tuberculosis）是指再次感染结核杆菌而发生的肺结核病，多见于成年人，故又称成人型肺结核病。感染来源：一是内源性再感染，即结核杆菌从体内原有病灶（原发性肺结核或肺外结核）经血道播散至肺（常在肺尖），形成潜伏性病灶，当免疫力下降时，病灶活动引起继发性肺结核病；二是外源性再感染，即细菌又从外界再次侵入肺内而发病。一般以内源性再感染为主。

由于继发性肺结核是再次感染，发生在已有一定免疫力的个体，故有以下病变特点。①病变多开始于肺尖：因为人体处于直立位时该处动脉压低，局部血液循环较差，局部组织抵抗力较低，结核杆菌易于在该处繁殖而发病。②结核性肉芽肿形成：由于患者免疫力相对较强，病变往往以增生为主。③支气管播散：病变在肺内主要通过支气管播散。④呈慢性经过：病程较长，随着机体免疫力和变态反应消长，病情时好时坏。⑤病变复杂多样：增生、渗出、变质交织及新旧病变混杂。这些特点与原发性肺结核病明显不同（表 18-2）。继发性肺结核病根据其病理变化特点及病程经过，分为以下几个类型。

表 18-2　原发性肺结核病和继发性肺结核病的比较

比 较 项 目	原发性肺结核病	继发性肺结核病
感染	第一次感染（外源性）	再感染（主要为内源性）
好发人群	儿童	成人

比 较 项 目	原发性肺结核病	继发性肺结核病
特异性免疫力	低	一般较高
病灶部位及特征	肺原发综合征	肺尖或锁骨下局限性病变
病变特点	早期出现渗出性病变和干酪样坏死,病变不易局限	病灶常新旧交替,病变复杂,但以增生多见
病程	较短(急性经过)、大多自愈	较长(慢性经过)、需要治疗
播散方式	淋巴道、血道播散为主	支气管播散为主
常见进展类型	支气管淋巴结结核 粟粒性结核	浸润型肺结核 慢性纤维空洞型肺结核 肺结核球 结核性胸膜炎

(1) 局灶型肺结核:为继发性肺结核病的早期病变。病灶多位于右肺尖,大小为 0.5~1 cm,多以增生病变为主,也可有渗出病变及干酪样坏死。病灶最后大多被纤维化、纤维包裹或钙化。患者多无自觉症状,往往在体检时经 X 线检查发现肺尖部有单个或多个分界清楚的结节状阴影。少数患者免疫力下降时可发展为浸润型肺结核。

(2) 浸润型肺结核:临床上最常见的活动性、继发性肺结核,多由局灶型肺结核发展而来。病变多在肺尖或锁骨下区,最初以渗出为主,病灶中央有不同程度的干酪样坏死。X线示边界模糊的絮状阴影。患者常有低热、疲乏、盗汗、咳嗽等症状。如及时发现,合理治疗,渗出性病变可吸收;增生、坏死性病变可通过纤维化、钙化而愈合。如患者免疫力下降或治疗不及时,病情则恶化,病变继续发展,干酪样坏死扩大(浸润进展)。液化的干酪样坏死可腐蚀邻近的支气管并通过支气管排出,然后在该处形成急性空洞(不规则、洞壁薄)。靠近肺膜的空洞可穿破肺膜,造成自发性气胸;大量液化坏死物质进入胸腔,可发生结核性脓胸。洞壁坏死层内含大量结核杆菌,经支气管播散,可引起干酪性肺炎(溶解播散)。急性空洞一般较易愈合,经过适当治疗后,洞壁肉芽组织增生,填满洞腔而愈合;洞腔也可塌陷,最后形成瘢痕。空洞若经久不愈,则液化的干酪样坏死物继续不断地经支气管排出,肺内发生更多的播散病灶,按照播散的早晚,出现新旧不一的病变,最后发展为慢性纤维空洞型肺结核。

(3) 慢性纤维空洞型肺结核:多在浸润型肺结核急性空洞的基础上经久不愈发展而来。病理改变有两个明显特征:一是空洞的壁较厚,形成所谓的厚壁空洞;二是空洞内的干酪样坏死液化物不断通过支气管在肺内播散,形成新旧不一、大小不等的病灶,并广泛破坏肺组织。厚壁空洞壁的厚度可达 1 cm,镜下洞壁分为三层:内层为干酪样坏死物,其中有大量结核杆菌;中层为结核性肉芽组织;外层为纤维结缔组织(图 18-3)。如洞内壁有较大的血管被腐蚀,可引起大咯血,这是导致患者死亡的主要原因。厚壁空洞较急性薄壁空洞难愈合,如洞壁坏死组织脱落净化,洞壁结核性肉芽组织变成纤维瘢痕组织,邻近的支气管上皮增生覆盖洞壁内面,称为开放性愈合。但较小的厚壁空洞经适当治疗后也可通过纤维组织增生、瘢痕形成而愈合。严重的慢性纤维空洞型肺结核由于肺组织大量破坏,纤维组织增生,可致结核性肺硬化。此时肺内血管明显减少,肺循环阻力增加,肺动脉压升高,使右心负荷增加,可以导致肺源性心脏病。由于慢性空洞长期与支气管相通,不断向外排菌,故此型属于开放性肺结核,是重要的传染源。患者因咳出带结核杆菌的痰液而发生喉结核,咽下含菌痰液可引起肠结核。

(4)干酪样肺炎:浸润型肺结核患者如果抵抗力下降,对结核杆菌的变态反应过强时,病灶急剧恶化、进展,可出现大片干酪样坏死,或由急、慢性空洞内的细菌经支气管播散,导致干酪样肺炎。病变呈小叶或融合成大叶分布,有渗出、坏死改变,色黄、质实。浸润型肺结核出现干酪样肺炎时,病情急转直下,出现严重的全身中毒症状,预后很差,病死率高,曾有"奔马痨"之称,目前已罕见。

(5)结核球:直径为2~5 cm,有纤维包裹的孤立的境界分明的干酪样坏死灶称为结核球,又称结核瘤(tuberculoma)(图18-4)。影像学上注意与周围型肺癌相鉴别。结核球多位于肺的上叶,一般为单个。它的形成可由单个干酪样坏死或多个干酪样坏死灶融合经纤维组织包裹而成,也可因空洞引流支气管阻塞,其内的干酪样坏死灶无法排出所致。结核球是相对稳定的病灶,常无临床症状,但由于坏死较大,又有纤维组织环绕,药物难以进入,治愈的可能性较小。当机体免疫力下降时,病灶可以恶化,干酪样坏死灶液化、扩大,纤维包膜破溃,造成播散。如肺的其他部位病变不重,可考虑行局部手术切除,以防后患。

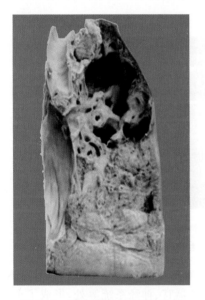 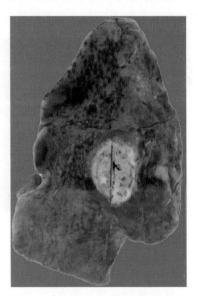

图 18-3　慢性纤维空洞型肺结核　　　　　图 18-4　肺结核球
注:见多个空洞,周围纤维化。

(6)结核性胸膜炎:发生于继发性肺结核病的全过程及原发性肺结核病的后期。病变的严重程度和范围与感染的菌量、机体对结核杆菌菌体成分发生的变态反应程度有关。按病变性质可分为以下两种。

① 渗出性结核性胸膜炎:又称湿性结核性胸膜炎。多见于青年人,由肺内的原发病灶或肺门淋巴结病灶中的结核杆菌播散至胸膜所致,但主要是机体对弥散到胸膜的结核杆菌菌体发生变态反应,形成渗出性病变。一般累及病变肺的同侧胸膜,渗出物主要为浆液,并有少量纤维蛋白,渗出物聚集在胸腔,导致胸腔积液。液体呈草黄色,若伴有红细胞漏出,则为血性。大量胸腔积液可压迫肺组织,并使纵隔移位而出现呼吸困难。经有效治疗后,

渗出液一般可吸收。若纤维蛋白渗出过多,未被溶解吸收的纤维蛋白可被机化,造成胸膜壁层、脏层两层粘连和增厚,严重时可导致胸腔闭锁。

② 增生性结核性胸膜炎:又称干性结核性胸膜炎。多为胸膜下结核病灶直接蔓延到胸膜所致。病变以增生为主,在胸膜上形成结核性肉芽组织。病变往往呈局限性,常位于肺尖或肺内病灶邻近的胸膜。因进行呼吸胸廓运动时,患处有针刺样疼痛,在深呼吸或咳嗽时加重。病灶一般经纤维化而痊愈,常造成局部胸膜增厚粘连。

3. 肺结核病经血道播散引起的病变

肺结核病经血道播散可引起以下两型结核病。

(1) 全身粟粒性结核病:当机体免疫力很差,大量结核杆菌短期内侵入肺静脉,随血流播散至全身,可发生急性全身粟粒性结核病,其病理特点是全身多器官,如肺、肝、肾、脑和脑膜、腹膜等处密布大小一致、灰白色、粟粒大小的结核病灶。由于同时有结核性败血症,所以患儿病情危重,有明显的全身中毒症状,如高热、寒战、烦躁、神志不清等。如果结核杆菌少量多次侵入肺静脉,进入体循环,则结核病灶大小不一,新旧各异,称为慢性全身粟粒性结核病。

(2) 肺粟粒性结核病:淋巴结中的干酪样坏死液化后侵入临近的体静脉系统(如无名静脉、颈内静脉等),结核杆菌由右心播散至两肺,形成肺粟粒性结核病(图18-5)。肺粟粒性结核病病灶的形态与全身粟粒性结核病的相同。

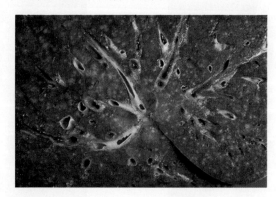

图 18-5　肺粟粒性结核病

注:灰白色点状病灶为粟粒性结核病灶。

此外,在原发性肺结核病时,如有少量结核杆菌经原发灶周围的毛细血管侵入血流,通过左心播散至肺外某些器官,如骨、关节、泌尿生殖器官、神经系统等处,形成了个别或少数结核病灶。当机体抵抗力较强时,病灶中的细菌就会受到抑制,可以潜伏下来,不发生结核病;当机体抵抗力下降时,病灶中的细菌可以生长繁殖,引起相应器官的结核病。这是大多数肺外器官结核病的发病方式。

(二) 肺外结核病

肺外器官的结核病除消化道及皮肤结核可源于直接感染外,多为原发性肺结核病经血道和淋巴道播散到肺外器官,经若干年潜伏后,再繁殖并引起病变。继发性肺结核病引起肺外器官结核病的情况较为少见。

1. 肠结核病

肠结核病可分原发性和继发性两型。原发性者很少见,常发生于小儿,一般由饮用带有结核杆菌的牛奶或乳制品而感染,可形成与肺原发综合征相似的肠原发综合征(肠的原发性结核性溃疡、结核性淋巴管炎和肠系膜淋巴结炎)。绝大多数肠结核病继发于活动性纤维空洞型肺结核,因咽下多菌的痰液所致。病变多发生在回盲部。依其病变特点不同分为两型。

(1) 溃疡型:较多见。结核杆菌侵入肠壁淋巴组织并通过淋巴管蔓延,随之结核结节形成,以后发生干酪样坏死并融合、破溃形成黏膜溃疡。由于肠壁淋巴管分布呈环形,因而溃疡长径多与肠纵轴垂直。溃疡常有多个,一般较浅,边缘很不整齐,溃疡底部为干酪样坏死及结核性肉芽组织,可达肌层。局部浆膜常有纤维蛋白渗出和连接成串的灰白色、粟粒状结节。渗出物机化后可引起局部肠粘连。溃疡愈合后因瘢痕收缩而致肠狭窄,但出血、穿孔少见。临床上交替出现腹痛、腹泻、便秘等症状,久之引起营养不良。

(2) 增生型:较少见。以肠壁大量结核性肉芽组织形成和纤维组织显著增生为其病变特征;肠壁高度肥厚、肠腔狭窄。黏膜面可有浅溃疡或息肉形成。临床上表现为慢性不完全性低位肠梗阻。右下腹可触及肿块,故需与肠癌相鉴别。

2. 结核性腹膜炎

结核性腹膜炎通常由肠结核、肠系膜淋巴结结核、输卵管结核直接蔓延而来,也可为粟粒性结核的一部分,可分为干、湿两型,但通常所见多为混合型。干型结核性腹膜炎的特点为除腹膜上有结核结节外,尚有大量纤维蛋白性渗出物,机化后引起腹腔脏器特别是肠管间、大网膜、肠系膜的广泛粘连。患者常出现腹部包块,触诊时腹壁有柔韧感。湿型结核性腹膜炎则以大量结核性渗出引起腹腔积液为特征。肠管粘连、狭窄少见。

3. 结核性脑膜炎

结核性脑膜炎多见于儿童,由原发性肺结核病经血道播散而来,也见于肺外器官结核病(泌尿生殖道、骨关节结核病)经血道播散至脑膜而发病,还可以是脑实质结核的干酪样坏死液化、破溃至脑膜的结果。

病变以脑底部(如脑桥、脚间池、视神经交叉等处)的软脑膜和蛛网膜以及蛛网膜下腔最为严重,可见蛛网膜混浊、增厚,偶见细小的灰白色结核结节,蛛网膜下腔积聚有大量炎性渗出物,呈灰黄色,混浊而黏稠。镜下观察,渗出物主要有纤维蛋白、巨噬细胞、淋巴细胞,而中性粒细胞一般少见,脑脊液可检测到结核杆菌。

4. 肾结核病

泌尿系统结核多由肾结核开始,常为单侧,结核杆菌主要由原发性肺结核病经血道播散而来。病变大多起始于皮质和髓质交界处或肾乳头内,最初为局灶性结核病变,继而病灶扩大且发展为干酪样坏死,一方面向皮质扩展,另一方面坏死物侵入肾盂,形成空洞。随着干酪样坏死扩大,肾组织遭广泛破坏,肾内可有多数空洞形成,空洞内壁有灰白色或灰黄色干酪样坏死物附着(图 18-6)。由于干酪样坏死物大量从尿排出,尿液中多含有大量结核杆菌,致使输尿管、膀胱相继受累,结核杆菌也可逆行至对侧输尿管和肾。因输尿管黏膜破坏,纤维组织增生,可致管腔狭窄,甚至阻塞;因肾实质血管破坏可出现血尿;大量干酪样坏死物排出时可形成脓尿。

5. 生殖系统结核病

男性生殖系统结核病主要发生在附睾,结核杆菌多由泌尿系统结核直接蔓延而来,血源感染偶见。附睾肿大变硬,常与阴囊壁粘连,可见结核性肉芽肿和干酪样坏死,坏死物液

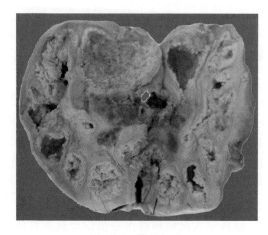

图 18-6 肾结核病

化后可穿破阴囊皮肤,形成经久不愈的窦道。女性生殖系统结核病主要发生在输卵管,多由肺结核病灶内的结核杆菌通过血道播散而来;少数来自腹膜结核。子宫内膜和卵巢的结核病则常为输卵管结核杆菌蔓延的结果。生殖系统结核病为男性不育、女性不孕症的常见原因之一。

6. 骨与关节结核病

骨与关节结核病多由血源播散所致,多见于儿童和青少年,常发生于负重或活动性较大的骨与关节,以脊椎骨、长骨的骨骺端最为多见。病变常始于松质骨及红骨髓,然后上下扩展。病变按其性质分为两型。①干酪样坏死型:以骨质破坏形成干酪样坏死及死骨为特征,坏死物液化后可在骨旁出现结核性脓肿,由于这种"脓肿"实际上是干酪样坏死,没有红、痛、热,故称为"冷脓肿"。②增生型:以形成结核性肉芽组织为主要特征,较干酪样坏死型少见。脊椎结核是骨结核中最常见者,多见于第10胸椎至第2腰椎。病变起自椎体,常发生干酪样坏死,以后破坏椎间盘和邻近椎体。由于病变椎体不能负重而发生塌陷,引起脊椎后突畸形(驼背),可压迫脊髓引起截瘫。脊椎骨的"冷脓肿"大量出现时,可沿脊柱周围软组织往下流注,在远隔部位出现。如腰椎结核可在腰大肌鞘膜下、腹股沟韧带处形成"冷脓肿"。

关节结核多继发于骨结核,由骨再累及附近关节软骨和滑膜。病变处软骨破坏,肉芽组织增生,骨膜增厚,结核结节形成,纤维蛋白渗出。炎症波及周围软组织可使关节明显肿胀。当干酪样坏死穿破软组织及皮肤时,可形成经久不愈的窦道。病变愈复后,由于关节腔内纤维组织增生,致使关节强直。

7. 淋巴结结核病

淋巴结结核病多见于儿童和青年,以颈部淋巴结结核(俗称瘰疬)最为多见,其次是支气管旁和肠系膜的淋巴结。颈部淋巴结结核的结核杆菌多来自肺结核原发病灶中的肺门淋巴结,也可来自口腔、咽喉的结核病灶。病变淋巴结内不仅有干酪样坏死,而且有结核结节形成。淋巴结结核干酪样坏死物液化后可穿破皮肤,形成经久不愈的窦道。肺门、支气管旁的淋巴结结核可由原发性肺结核病遗留病灶恶化而成,也可为继发性肺结核病经淋巴道播散所致。肠系膜淋巴结结核可由肺结核原发病灶经淋巴道逆行播散所致,也可由腹腔内的结核病变(如肠结核、腹膜结核)所致。

五、防治与护理原则

（1）指导患者做好隔离防护，讲究个人卫生，严禁随地吐痰。

（2）为患者制订全面的营养饮食计划，提供高热量、高蛋白、富含维生素的饮食；注意休息，适度进行体育锻炼，增强体质。

（3）督促患者遵医嘱服药，建立按时服药的习惯；解释药物的不良反应，增强患者战胜疾病的信心。

知识链接

继发性结核病治疗的五大原则

要有效治疗继发性肺结核病，必须有一个合理正规的化疗方案，以及合理的杀菌药、科学的用药方法，只有遵循下列五大原则，才能达到理想的效果。①早期：对任何疾病都强调早诊断、早治疗，对结核病也一定要早诊断、早治疗，以免组织破坏，造成修复困难。②联合：无论初治还是复治，患者均要联合用药，联合用药必须要联合两种或两种以上的药物治疗，这样可避免或延缓耐药性的产生，提高杀菌效果。③适量：药物对任何疾病的治疗都必须有一个适当的剂量，这样才能既达到治疗的目的，又不给人体带来毒副作用。④规律：一定要在专科医生指导下规律用药，因为结核杆菌是一种分裂周期长、生长繁殖缓慢、杀灭困难大的顽固细菌。⑤全程：所谓全程用药就是医生根据患者的病情制订化疗方案，确定化疗方案所需要的时间，全疗程一般为一年或一年半，最短不少于6个月或10个月。

第二节 细菌性痢疾

细菌性痢疾（bacillary dysentery）是指由痢疾杆菌引起的一种假膜性肠炎，简称菌痢。病变多局限于结肠，以大量纤维素渗出形成假膜，假膜脱落形成不规则浅表性溃疡为特征。临床表现有发热、腹痛、腹泻、里急后重、黏液脓血便等。食物和饮水的污染可引起细菌性痢疾的暴发流行。全年均可发病，以夏、秋两季多见。好发于儿童，其次是青壮年人，老年患者较少。

一、病因和发病机制

痢疾杆菌是革兰阴性菌。根据抗原结构和生化反应分为福氏、宋内氏、鲍氏和志贺氏菌四类，均能产生内毒素，志贺菌还产生外毒素。

患者和带菌者是本病的传染源。痢疾杆菌从粪便中排出后可直接或间接（以苍蝇为媒介）经口传染给健康人。痢疾杆菌经口入胃后，大部分被胃酸杀灭，仅少部分进入肠道。是否致病取决于机体的抵抗力等多种因素。细菌在结肠内繁殖，直接侵入肠黏膜，在黏膜固有层内增殖。细菌及其毒素引起肠黏膜炎症。

二、类型及病理变化

病理变化主要发生在大肠,尤以乙状结肠和直肠较严重。病变严重者可波及整个结肠甚至回肠下段。很少有肠道以外的组织反应。根据肠道病变特征、全身变化及临床经过的不同,分为以下三种类型。

1. 急性细菌性痢疾

初期表现为急性卡他性炎,黏膜充血、水肿,有中性粒细胞和巨噬细胞浸润,可见点状出血。病变进一步发展,出现黏膜浅表坏死,渗出物中见大量纤维素,与坏死组织、炎细胞、红细胞及细菌一起形成特征性的假膜。假膜首先出现于黏膜皱襞的顶部,呈糠皮状,随着病变扩大可融合成片。大约一周后,假膜开始脱落,形成浅表性、大小不等的"地图状"溃疡(图18-7)。

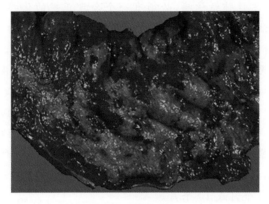

图18-7 细菌性痢疾

临床上由于病变肠管蠕动亢进、痉挛,可引起患者阵发性腹痛、腹泻等症状。炎症刺激直肠壁内的神经末梢及肛门括约肌,导致患者里急后重和排便次数增多,由于血管损伤出血和黏液分泌亢进,排出黏液脓血便,偶尔混有片状假膜。菌体内毒素吸收入血,引起全身毒血症。志贺菌释放的外毒素,可导致水样腹泻等。

急性细菌性痢疾的病程一般为1~2周,经适当治疗,肠黏膜渗出物和坏死组织逐渐被吸收、排出,周围健康组织再生,缺损组织得以修复,大多痊愈。肠出血、肠穿孔等并发症少见,少数病例可转为慢性细菌性痢疾。

2. 慢性细菌性痢疾

菌痢病程超过两个月以上者称为慢性菌痢。多由急性细菌性痢疾转变而来,以福氏菌感染者居多。肠道病变此起彼伏,原有溃疡尚未愈合,新的溃疡又形成,新、旧病变同时存在。由于组织的损伤与修复反复进行,慢性溃疡边缘不规则,黏膜常过度增生形成息肉。肠壁各层有慢性炎细胞浸润和纤维组织增生,使肠壁不规则增厚、变硬,严重病例可发生肠腔狭窄。

临床表现有腹痛、腹胀、腹泻等肠道症状。由于炎症加剧,临床上出现急性细菌性痢疾的症状,称为慢性细菌性痢疾急性发作。少数慢性细菌性痢疾患者可无明显的症状和体征,但大便培养持续阳性,成为慢性带菌者和传染源。

3. 中毒性细菌性痢疾

该型的特征是起病急骤,严重的全身中毒症状,但肠道病变和症状轻微,多见于2~7

岁的儿童。发病后数小时内出现中毒性休克或呼吸功能不全而死亡。患者预后较差。病原菌常为毒力较低的福氏菌、宋冈氏痢疾杆菌。

三、防治与护理原则

（1）饮食选择少渣、易消化食物，避免生冷、多纤维食物；注意卧床休息、腹部保暖。

（2）注意患者排便情况及伴随症状，进行血生化指标的监测；做好患者排泄物、衣物的消毒。

第三节 伤 寒

伤寒（typhoid fever）是指由伤寒杆菌引起的急性传染病，全身单核吞噬细胞系统增生为病变特征，以回肠末端淋巴组织的病变最为突出，可形成伤寒肉芽肿的特征性病变。临床表现为持续性发热、相对缓脉、脾大、皮肤玫瑰疹及中性粒细胞和嗜酸性粒细胞减少等。

一、病因和发病机制

伤寒杆菌属沙门菌，属 D 族，革兰染色呈阴性。其菌体"O"抗原、鞭毛"H"抗原及表面"V_i"抗原都能使人体产生相应抗体，尤以"O"抗原及"H"抗原抗原性较强，故可用肥达反应（Widal reaction）测定血清中的抗体量，作为临床诊断伤寒的依据之一。

伤寒患者或健康带菌者是本病的传染源。细菌随粪、尿排出，污染食品、饮用水等，或以苍蝇为媒介，经口进入消化道而感染。儿童及青壮年人多见。全年均可发病，以夏、秋两季最多。病后可获得稳固的免疫力，很少再感染。

伤寒杆菌在胃内大部分被破坏，是否发病，主要取决于到达胃的菌量。当感染菌量较多时，细菌得以进入小肠并穿过小肠黏膜上皮细胞，侵入回肠末端集合淋巴小结或孤立淋巴小结，不被巨噬细胞完全吞噬、杀灭，在其中生长、繁殖。继而沿淋巴道引流，经胸导管进入血液，引起菌血症。血液中的细菌很快被全身单核吞噬细胞系统的细胞吞噬，并在其中大量繁殖，致肝、脾、淋巴结增大。这段时间患者可没有临床表现，称为潜伏期，约为 10 天。随着细菌的繁殖、菌体裂解，释放的内毒素再次入血，患者出现败血症和毒血症的临床表现。由于胆囊内大量的伤寒杆菌随胆汁进入肠道，侵入已致敏的肠壁淋巴组织，发生强烈的过敏反应导致肠黏膜坏死、脱落及溃疡形成。

二、病理变化及临床病理联系

本病表现为以巨噬细胞增生为特征的急性增生性炎。巨噬细胞内常吞噬有伤寒杆菌、红细胞和细胞碎片，这种巨噬细胞，称为伤寒细胞。伤寒细胞常聚集成团，形成小结节，称为伤寒肉芽肿或伤寒小结（图 18-8）。伤寒肉芽肿是伤寒的特征性病变，具有病理诊断意义。

1. 肠道病变

肠道病变以回肠下段集合淋巴小结和孤立淋巴小结的病变最为常见和明显。在潜伏期之后，按病变发展过程分为四期（表 18-3），每期大约持续一周。

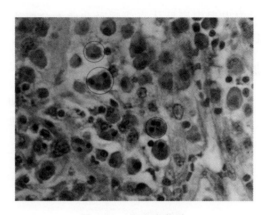

图 18-8　伤寒肉芽肿

表 18-3　伤寒各期的肠道病变及临床病理联系

各　期	潜　伏　期	髓样肿胀期	坏　死　期	溃　疡　期	愈　合　期
时间	10 天左右	发病第一周	发病第二周	发病第三周	发病第四周
肠道病变	细菌侵入肠淋巴小结;菌血症;单核吞噬细胞系统内繁殖	败血症;肠道淋巴组织增生;伤寒小结	胆囊排菌引起肠管变态反应导致组织坏死	坏死组织脱落形成溃疡	获得性免疫力增强,细菌被消灭
临床表现	无明显临床表现	高热、相对缓脉、脾大、皮肤玫瑰疹、白细胞减少、血培养(＋)	大便培养(＋);肥达反应(＋)	肠出血;肠穿孔	症状消失

（1）髓样肿胀期:发病第一周。回肠下段淋巴组织肿胀,隆起于黏膜表面,呈灰红色,质软,形似大脑的沟回;以集合淋巴小结最为显著。

（2）坏死期:发病第二周。隆起表面的肠黏膜坏死。

（3）溃疡期:发病第三周。坏死肠黏膜脱落后形成溃疡,溃疡边缘隆起,底部不平;在集合淋巴小结发生的溃疡,其长轴与肠的长轴平行;孤立淋巴小结处的溃疡小而呈圆形;溃疡一般深达黏膜下层,严重者可深达肌层及浆膜层,甚至穿孔,如侵及小动脉,可引起严重出血(图 18-9)。

（4）愈合期:发病第四周。溃疡处肉芽组织增生将其填平,溃疡边缘上皮再生覆盖而愈合。

由于临床上早期应用有效抗生素,故目前很难见到上述四期典型病变。

2. 其他病变

肠系膜淋巴结、肝、脾及骨髓由于巨噬细胞增生而致相应组织、器官增大。镜检可见伤寒肉芽肿和灶状坏死。心肌细胞可发生细胞水肿和脂肪变性,甚至坏死;肾小管上皮细胞可发生细胞水肿;皮肤出现淡红色小丘疹(玫瑰疹);膈肌、腹直肌和股内收肌常发生凝固性坏死。临床上出现肌肉疼痛和皮肤知觉过敏。慢性感染病例也可累及关节、骨、脑膜及其

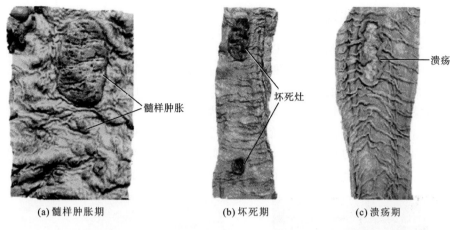

(a) 髓样肿胀期　　　　(b) 坏死期　　　　(c) 溃疡期

图 18-9　伤寒肠道病变

他部位。

三、结局及并发症

本病一般经 4～5 周可痊愈。少数患者可有肠出血、肠穿孔、支气管肺炎等并发症。伤寒杆菌若在胆汁中大量繁殖,即使患者临床痊愈后,细菌仍可在胆汁中生存,随胆汁由肠道排出,一定时期内患者仍是带菌者,个别患者可成为慢性带菌者或终身带菌者。

四、防治与护理原则

(1) 患者应绝对卧床休息,保持舒适体位,腹部保暖,按消化道传染病隔离。

(2) 体温达 39 ℃时配合头部冷敷、温水擦浴等物理降温,避免腹部加压用力,以免引起肠穿孔和肠出血。

(3) 退热后 5～7 天宜食富含营养、半流质的软食,做到少量多餐。

第四节　流行性脑脊髓膜炎

流行性脑脊髓膜炎(epidemic cerebrospinal meningitis)简称流脑,是指由脑膜炎双球菌感染引起的脑脊髓膜的急性化脓性炎症,多为散发,在冬、春季可引起流行。患者多为儿童和青少年者。临床表现为发热、头痛、呕吐、皮肤黏膜淤点和淤斑及脑膜刺激征。

一、病因和发病机制

脑膜炎双球菌属奈瑟菌属,革兰染色呈阴性,具有荚膜,能抵抗体内白细胞的吞噬作用,并能产生内毒素。对寒冷、干燥较敏感,低于 35 ℃、加热至 50 ℃或一般的消毒剂均易使其死亡。该菌可存在于正常人的鼻咽部黏膜,细菌可通过患者的咳嗽、喷嚏等由飞沫经呼吸道侵入人体,但大多数不发病,或仅有局部轻度卡他性炎,成为带菌者。当机体免疫力低下或菌量过多、毒力强时,细菌在局部大量繁殖,引起短期菌血症或败血症。2%～3%机体抵抗力低下患者,病菌到达脑(脊)膜,定位于软脑膜,引起化脓性脑膜炎。化脓菌可在蛛网膜下腔的脑脊液中迅速繁殖、播散,因此脑膜炎症一般呈弥漫分布。

二、病理变化及并发症

根据病情进展,本病一般可分为以下三期。

(1)上呼吸道感染期:细菌在鼻咽部黏膜繁殖,出现上呼吸道感染症状。

(2)败血症期:出现败血症症状,此期血细菌培养可呈阳性。

(3)脑膜炎症期:特征性病变为脑脊膜的化脓性炎症。

① 肉眼观察:脑脊膜血管扩张、充血,蛛网膜下腔充满灰黄色脓性渗出物,覆盖于脑沟、脑回表面,导致结构模糊不清;边缘病变较轻的区域,脓性渗出物沿血管分布(图 18-10(a))。由于渗出物阻塞,脑脊液循环障碍从而引起脑室扩张。

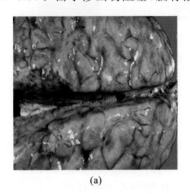 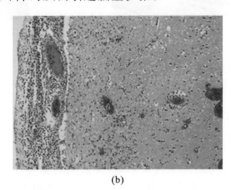

(a) (b)

图 18-10 流行性脑脊髓膜炎

注:(a)脓性渗出物覆盖于脑沟、脑回表面,导致结构模糊不清;

(b)脑实质表面蛛网膜血管扩张、充血,蛛网膜下腔见大量中性粒细胞浸润。

② 镜下观察:蛛网膜血管高度扩张、充血,蛛网膜下腔见大量脓性渗出物(图 18-10(b))。一般脑实质不受累,病变严重者可累及脑实质,称为脑膜脑炎。此期脑脊液中可检测到细菌。

三、临床病理联系

除一般化脓性炎症的全身症状外,中枢神经系统症状尤为明显,主要表现在以下几个方面。

1. 颅内压增高症状

患者出现头痛、喷射性呕吐、视乳头水肿三联征。小儿前囟饱满。这是由于脑膜血管充血,蛛网膜下腔渗出物堆积,蛛网膜颗粒因脓性渗出物阻塞而影响脑脊液的吸收所致。

2. 脑膜刺激征

脑膜刺激征表现为颈项强直和屈髋伸膝征阳性。由于炎症累及脊髓神经根周围的蛛网膜及软脑膜,致使神经根在通过椎间孔处受压,当颈部或背部肌肉运动时可引起疼痛,患者出现颈后疼痛、颈项强直(即保护性痉挛反应)。腰背部肌肉发生保护性痉挛可引起角弓反张(opisthotonus),多见于婴幼儿。由于腰骶节段脊神经后根受到炎症波及而受压,当屈髋、伸膝时坐骨神经受到牵拉出现屈髋伸膝征阳性,也称克氏征(Kernig sign)阳性。

3. 脑脊液的改变

脑脊液压力升高、混浊或呈脓性，细胞数及蛋白质增多，糖减少。经涂片和培养检查可找到脑膜炎双球菌。脑脊液检查是诊断本病的一个重要依据。

4. 颅神经受损及麻痹

第Ⅱ、Ⅲ、Ⅳ、Ⅵ、Ⅶ、Ⅷ对脑神经受损，这是由于脑基底部脑膜炎累及由该处出颅的神经所致。

四、结局和后遗症

由于磺胺类药物及抗生素的广泛应用，大多数患者均能治愈。如治疗不当，病变可转为慢性，可留有以下后遗症。①脑积水：由于脑膜粘连，脑脊液循环障碍所致。②颅神经受损麻痹：主要累及第Ⅱ、Ⅲ、Ⅳ、Ⅵ、Ⅶ、Ⅷ对脑神经，引起相应的神经麻痹征，如斜视、视力障碍、耳聋、听神经及面神经损害等。③脑底部动脉炎致脑缺血及脑梗死。④局限性粘连性蛛网膜炎。

少数病例（主要是儿童）起病急骤，病情危重，称为暴发性流脑，依据其临床病理特点，可分为暴发型败血症和暴发型脑膜脑炎。若抢救不及时可危及生命。

五、防治与护理原则

（1）患者应严格卧床休息，给予清淡流质饮食，注意水、电解质平衡。

（2）密切观察生命体征，注意有无败血症等临床表现；防止中毒性休克发生。

（3）有高热者，应积极配合物理降温；预防肺部感染和压疮发生。

第五节　流行性乙型脑炎

流行性乙型脑炎（epidemic encephalitis B）简称乙脑，是一种由乙脑病毒感染引起的急性传染病，1934 年在日本首次发现，经蚊传播，夏、秋季流行，故又称日本夏季脑炎。本病主要分布于亚洲远东和东南亚地区，儿童尤其是婴幼儿易感。本病起病急、病情重、死亡率高。临床表现为高热、抽搐、嗜睡、昏迷等症状。

一、病因和发病机制

乙脑病毒是嗜神经性 RNA 病毒，外有类脂囊膜，对温度、乙醚、酸等都很敏感。传染源为家畜、家禽，主要是猪，其次为马、牛、鸡、鸭等。库蚊、伊蚊和按蚊是主要的传播媒介。感染乙脑病毒的蚊虫叮咬人体后，病毒在局部组织细胞、淋巴结以及血管内皮细胞内繁殖，然后入血引起短暂病毒血症。虽病毒具有嗜神经性，但能否进入中枢神经系统，取决于机体免疫反应和血脑屏障功能状态。凡机体免疫力强，血脑屏障功能正常，病毒不能进入脑组织致病，成为隐性感染，多见于成人。在免疫功能低下，血脑屏障不健全者，病毒可进入神经系统而致病。由于受感染的神经细胞膜具有抗原性，通过激活体液免疫和（或）细胞免疫及补体系统引起神经细胞损伤，是本病发病的基础。

二、病理变化及后遗症

流行性乙型脑炎可引起脑实质的广泛病变，以大脑皮质、基底核、视丘的病变最为明显。表现为神经细胞变性、坏死,胶质细胞增生和血管周围炎细胞浸润。

肉眼观察:软脑膜充血、水肿明显,脑回变宽、脑沟变浅;切面脑实质可有散在点状出血,可见散在粟粒或针尖大的软化灶,一般以顶叶及丘脑等处最为明显。

镜下观察:①血管钙化和炎症反应:脑实质血管高度扩张充血,脑组织水肿,有时可见小出血灶。以淋巴细胞为主的炎细胞常围绕血管呈套袖状浸润,称为淋巴细胞套(图 18-11(a))。②神经细胞变性、坏死:由于病毒在神经细胞内的繁殖,破坏其结构和功能,导致神经细胞肿胀,尼氏小体消失,细胞质内空泡形成,细胞核偏位等,严重者神经细胞可发生坏死。在变性、坏死的神经细胞周围,常有增生的少突胶质细胞围绕,称为卫星现象。变性坏死的神经元被增生的小胶质细胞或巨噬细胞吞噬的过程,称为噬神经细胞现象。③软化灶形成:病变严重者的神经组织中出现局灶性坏死和液化,溶解后形成大小不等的筛网状软化灶(图 18-11(b))。病灶呈圆形或卵圆形,边界清楚,质地疏松,染色较淡。筛网状软化灶的形成对此病的诊断具有一定的特征性意义。④胶质细胞增生:多位于小血管或坏死的神经细胞附近,主要是小胶质细胞增生形成小胶质结节。

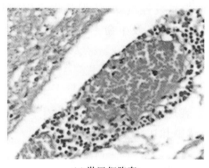
(a)淋巴细胞套

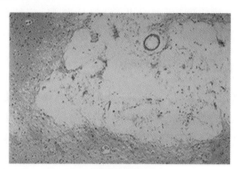
(b)筛网状软化灶

图 18-11　乙脑

三、临床病理联系

本病除毒血症的全身症状外,主要表现为中枢神经系统症状。

1. 颅内压升高症

因脑内血管扩张充血、血流淤滞、内皮细胞受损,可使血管通透性增高,引起脑水肿而致颅内压升高,患者出现头痛、呕吐,严重者可出现脑疝,其中小脑扁桃体疝可以致死。

2. 脑膜刺激征

因脑膜可有不同程度的炎症反应,可出现脑膜刺激征。

3. 脑脊液的改变

脑脊液透明或微混浊,细胞成分中以淋巴细胞为主,糖正常或偏高,蛋白质轻度增高,氯化物正常。少数病例脑脊液检查可呈阴性。

4. 嗜睡和昏迷

嗜睡和昏迷是最早出现的症状,由神经细胞广泛的变性、坏死所致;颅神经受损可出现相应的麻痹症状。

四、结局和后遗症

本病经及时治疗,患者多数在急性期后痊愈。有的患者出现痴呆、语言障碍、肢体瘫痪、颅神经麻痹等症状,经数月后可恢复正常。少数病例由于不能完全恢复而留下后遗症。

五、防治与护理原则

(1) 严格卧床休息,给予清淡流质饮食,注意水、电解质平衡。

(2) 每1~2 h测量体温一次,密切观察生命体征,注意有无脑疝先兆,保持呼吸道通畅,谨防呼吸衰竭发生。

(3) 有高热者,应积极配合物理降温,预防肺部感染和压疮发生。

第六节　常见性传播疾病

性传播疾病(sexually transmitted diseases,STD)是指通过性接触而传播的一类疾病,习惯上仍称为性病(venereal diseases)。传统的性病只包括梅毒、淋病、软下疳、性病性淋巴肉芽肿和腹股沟淋巴肉芽肿。近十余年来性病谱逐渐增宽,其病种已多达20余种,这些疾病不仅引起泌尿生殖器官和附属淋巴结的病变,还可引起全身皮肤和重要器官的病变,甚至威胁生命。本节仅简述常见而重要的淋病、尖锐湿疣、梅毒和艾滋病。

一、淋病

淋病(gonorrhea)是由淋球菌引起的急性化脓性炎症,是最常见的性病。多发生于15~30岁年龄段,以20~24岁最常见。

(一)病因及传播途径

淋球菌是革兰阴性菌,主要侵犯泌尿生殖系统,对柱状上皮和移行上皮有特别的亲和力。感染一般开始于男性前尿道、女性尿道和子宫颈,以后上行扩散,导致泌尿、生殖系统各器官的病变。

成人的泌尿生殖系统淋病,几乎全部通过性接触途径而传染,儿童可通过接触患者用过的衣物等传染。幼女的阴道上皮尚未成熟,因此比成人更容易被污染物感染。分娩时胎儿受母亲产道分泌物感染,可引起新生儿化脓性眼结膜炎。

(二)病理变化及临床病理联系

1. 急性淋病

感染淋球菌2~7天后,生殖道、尿道和尿道附属腺体出现化脓性卡他性炎,尿道口、女性外阴及阴道口充血、水肿,并有脓性渗出物流出。镜下观察,可见黏膜充血、水肿,伴有溃疡形成,黏膜下有大量中性粒细胞浸润。患者有尿频、尿急、尿痛等急性尿道炎症状,局部有疼痛及烧灼感。如不及时进行有效治疗则病变可上行累及后尿道及其附属腺体、前列腺、附睾和精囊,或前庭大腺、子宫颈,引起化脓性炎症。有的还可上行感染肾盂,引起肾盂肾炎。约15%的女性由于经期、流产等诱因作用,可引起子宫内膜炎和急性输卵管炎,并进一步发展为输卵管积脓、弥漫性腹膜炎以及中毒性休克等严重后果。

1%~3%的患者可发生菌血症,出现皮疹,此外,还可发生关节炎、脑膜炎、胸膜炎、肺炎、心内膜炎、心包炎、骨髓炎、肌炎等,严重者可发生淋球菌性败血症。

2. 慢性淋病

感染淋球菌后未经治疗或治疗不彻底,可逐渐转为慢性淋病,表现为慢性尿道炎、前列腺炎和精囊或尿道旁腺炎、前庭大腺炎、慢性子宫颈炎、慢性输卵管炎以及输卵管积水等。尿道炎性瘢痕可导致尿道狭窄,造成排尿困难。输卵管病变可延及卵巢,形成输卵管卵巢积脓或脓肿,病变扩展至盆腔,可导致盆腔炎而引起盆腔器官粘连,患者可因此而不孕。在慢性淋病中,淋球菌可长期潜伏在病灶内,并反复引起急性发作。

（三）防治与护理原则

（1）要求患者切实搞好个人卫生,消毒衣物。

（2）严格遵医嘱用药,以彻底治愈本病。

二、尖锐湿疣

尖锐湿疣(condyloma acuminatum)是指由人乳头状病毒(主要是 HPV6 型和 11 型)感染引起的性病,约 60% 患者由性接触传染,故又称性病疣。目前其发病率居性病第二位,好发于中青年人群,最常发生在 20～40 岁年龄段。临床上主要表现为粉红色或淡白色表面粗糙的丘疹或菜花状赘生物,局部伴有瘙痒、烧灼痛。有关研究表明尖锐湿疣与子宫颈癌、外阴癌、阴茎癌的发病有关,已引起广泛重视。

（一）病因及传播途径

本病主要由 HPV 6、11 型引起。HPV 具有高度的宿主和组织特异性,只侵袭人体皮肤和黏膜,不侵犯其他动物。尖锐湿疣主要通过性接触传播,也可以通过非性接触的间接感染而致病,并且由生殖器部位自体接触可传播到非生殖器部位。患有尖锐湿疣的妇女妊娠分娩时,可感染新生儿而发生喉头疣。

（二）病理变化及临床病理联系

尖锐湿疣的潜伏期通常为 3 个月。本病好发于潮湿温暖的黏膜和皮肤交界的部位,男性常见于阴茎冠状沟、龟头、系带、尿道口或肛门附近,女性多见于阴蒂、阴唇、会阴部及肛周,也可发生于其他部位,如口腔、腋窝等。

HPV 侵入外生殖器破损的皮肤或黏膜后,便在入侵部位引起增生性病变。初起为小而尖的突起,逐渐扩大,呈淡红、暗红或污灰色,质软,表面凹凸不平,呈疣状颗粒,可互相融合形成鸡冠状或菜花状团块(图 18-12)。顶端可因细菌感染而溃烂,触之易出血,根部有蒂。镜下观察,可见上皮增生呈乳头状结构,典型者为细长的尖乳头,表面覆盖的鳞状上皮不全角化,棘细胞明显增生,伴上皮钉突增厚、延长。在棘细胞层或上部可见数目不等、有助于诊断的挖空细胞(koilocyte)。挖空细胞较正常细胞大,细胞质呈空泡状,细胞边缘常残存带状细胞质;细胞核大,居中,呈圆形或椭圆形,染色深,可见双核或多核,电镜下常可见核内病毒颗粒。真皮层内可见毛细血管及淋巴管扩张,大量慢性炎细胞浸润。尖锐湿疣可长得很大,称为巨大型尖锐湿疣,临床表现颇似鳞状细胞癌的,具有组织破坏性,但病理组织学上仍为良性。

（三）防治与护理原则

（1）要求患者切实搞好个人卫生,消毒衣物,树立良好的生活习惯和人生观。

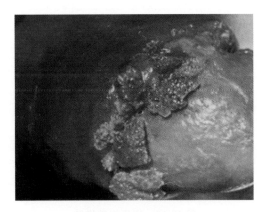

图 18-12　尖锐湿疣

（2）要求患者配合医生治疗，做好手术后的护理。

三、梅毒

梅毒（syphilis）是指由梅毒螺旋体引起的传染病。早期病变主要累及皮肤和黏膜，晚期则累及全身各脏器，特别是心血管和中枢神经系统，其危害仅次于艾滋病。新中国成立后基本消灭了梅毒，但近年来又有新病例发生，尤其在沿海城市有流行趋势。

（一）病因及传播途径

梅毒的病原体是梅毒螺旋体，它在体外的活力低，对理化因素的抵抗力极弱，对四环素、青霉素、汞、砷、铋剂敏感。梅毒患者是唯一的传染源，95％以上通过性接触被感染，少数可因输血、接吻、医务人员不慎受染的直接接触传播（后天性梅毒），也可经胎盘感染胎儿（先天性梅毒）。机体感染梅毒后第 6 周血清出现梅毒螺旋体特异性抗体，有血清诊断价值，但也有假阳性。随着抗体产生，机体对梅毒螺旋体免疫力增强，病变部位的螺旋体数量减少，所以早期梅毒病变有不治自愈的倾向，然而不治疗或治疗不彻底，播散在全身的梅毒螺旋体难以完全消灭，这就是复发性梅毒、晚期梅毒发生的原因。少数人感染了梅毒螺旋体后，在体内可终身隐伏（血清反应阳性，而无症状和病变）或在二、三期梅毒活动，局部病变消失而血清反应阳性，均称为隐性梅毒。

（二）基本病变

1. 闭塞性动脉内膜炎和小血管周围炎

闭塞性动脉内膜炎是指小动脉内皮细胞及纤维细胞增生，使血管壁增厚、管腔狭窄闭塞。小动脉周围炎是指围管性单核细胞、淋巴细胞和浆细胞浸润。浆细胞恒定出现是本病的病变特点之一。

2. 树胶样肿

树胶样肿（gumma）又称梅毒瘤。病灶呈灰白色，大小不一，小的仅在显微镜下才可见到，大的直径可达 3～4 cm，该肉芽肿质韧而有弹性，如树胶而得名（图 18-13）。其组织结构颇似结核结节，中央为凝固性坏死，形态类似于干酪样坏死，但该坏死不如干酪样坏死彻底，尚保存弹力纤维。弹力纤维染色可见组织内原有血管壁的轮廓。坏死灶周围肉芽组织中富含淋巴细胞和浆细胞，而上皮样细胞和朗罕氏巨细胞较少，且必有闭塞性小动脉内膜炎和动脉周围炎。树胶样肿后期可被吸收、纤维化，最后使器官变形，但绝少钙化。

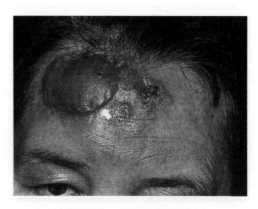

图 18-13　梅毒树胶样肿

梅毒树胶样肿可发生于任何器官,最常见于皮肤、黏膜、肝、骨和睾丸。血管炎病变可见于各期梅毒,而树胶样肿则见于第三期梅毒。

（三）后天性梅毒

后天性梅毒分为三期,第一、二期梅毒称为早期梅毒,有传染性。第三期梅毒又称晚期梅毒,因常累及内脏,故又称内脏梅毒。

1. 第一期梅毒

梅毒螺旋体侵入人体后 3 周左右,侵入部位发生炎症反应,形成下疳(chancre)。下疳常为单个,直径约 1 cm,表面可发生糜烂或溃疡,溃疡底部及边缘质硬,故又称为硬下疳。病变多见于阴茎冠状沟、龟头、子宫颈、阴唇,也可发生于口唇、舌、肛周等处。下疳无痛感,病损范围小,又多位于隐蔽处,故往往被忽视,但其中有大量梅毒螺旋体,传染性极强。病变组织内有闭塞性动脉内膜炎和小动脉周围炎。

下疳发生 1 周后,局部淋巴结肿大,呈非化脓性增生性反应。下疳经 1 个月左右多自然消退,仅留浅表瘢痕,局部肿大的淋巴结也消退,临床上处于静止状态,但体内梅毒螺旋体仍继续繁殖。

2. 第二期梅毒

下疳发生后 7～8 周,体内梅毒螺旋体又大量繁殖,由于免疫复合物的沉积引起全身皮肤、黏膜广泛的梅毒疹和全身性非特异性淋巴结肿大。镜下呈典型的血管周围炎改变,病灶内可找到梅毒螺旋体,故此期梅毒传染性大。梅毒疹可自行消退。

3. 第三期梅毒

常发生于感染后 4～5 年,病变累及内脏,特别是心血管和中枢神经。特征性的树胶样肿形成。树胶样肿纤维化,瘢痕收缩引起严重的组织破坏、变形和功能障碍。

病变侵犯主动脉,可引起梅毒性主动脉炎、主动脉瓣关闭不全、主动脉瘤等。梅毒性主动脉瘤破裂常是患者猝死的主要原因。神经系统病变主要累及中枢神经及脑脊髓膜,可导致麻痹性痴呆和脊髓痨。此外,病变常造成骨和关节损害,如鼻骨破坏形成马鞍鼻,长骨、肩胛骨与颅骨也常受累。

（四）先天性梅毒

先天性梅毒根据被感染胎儿发病的早晚有早发性和晚发性之分。早发性先天性梅毒是指胎儿期或婴幼儿期发病的先天性梅毒。晚发性先天性梅毒的患儿表现为发育不良、智力低下。间质性角膜炎、神经性耳聋及楔形门齿构成晚发性先天性梅毒的三大特征,具有诊断意义。

（五）防治与护理原则

（1）对患者进行隔离治疗,处理好患者的排泄物,以及污染的衣物、器械等;对患者家属进行相关消毒、隔离及预防知识教育。

（2）使患者及家属对该病的基本知识有一定的了解,保持良好的心态,以积极、乐观、健康的生活态度,积极配合治疗及护理。

（3）做好有神经系统、心血管系统病变患者的相关护理。

四、艾滋病

艾滋病是获得性免疫缺陷综合征(acquired immunodeficiency syndrome,AIDS)的简称,是由人类免疫缺陷病毒(human immunodeficiency virus,HIV)感染引起的以严重免疫缺陷为主要特征的致命性传染病。该病自1981年首次报告以来,传播迅速,已遍布全球。目前我国HIV实际感染人群已超过100万。艾滋病的潜伏期为2～10年。总死亡率几乎为100%,90%的患者在诊断后2年内死亡。

（一）病因及传播途径

HIV为单链RNA病毒,已知HIV分为HIV-1和HIV-2两个亚型。患者和无症状病毒携带者是本病的传染源。HIV主要存在于宿主血液、精液、子宫、阴道分泌物和乳汁中。其他体液(如唾液、尿液或眼泪)中偶尔也可分离出该病毒,但迄今为止尚无证据表明能够传播本病。艾滋病的传播途径包括以下三个方面。

1. 性接触传播

艾滋病的本质是一种性病,由性接触感染。同性恋或双性恋男性曾经是高危人群,占报告病例的60%以上,但目前经异性传播已成为世界HIV流行的普遍规律。目前全球HIV感染者中3/4是通过异性性接触感染的。

2. 血液传播

输入被HIV污染的血液或血液制品可导致感染;通过注射针头或医用器械等传播,尤其是静脉注射吸毒者轮流使用未消毒的注射器,极易相互感染;许多医疗器械如内窥镜,若消毒不严,也可造成感染;器官移植等也易感染。

3. 母婴垂直传播

母体的病毒经胎盘感染胎儿,此外,母婴间传播也可发生于分娩时或产后哺乳过程中。

（二）发病机制

现已证实HIV是嗜T淋巴细胞和嗜神经细胞的病毒。它对辅助细胞(CD_4^+)细胞免疫系统有很明显的抑制作用,该系统是该病毒的主要攻击目标,另外,巨噬细胞和单核细胞系统也是具有CD_4^+受体的细胞群,也是靶细胞。HIV由皮肤破口或黏膜进入人体血液,进入后能选择性地侵犯有CD_4^+受体的淋巴细胞,以CD_4^+T淋巴细胞为主。当病毒进入细胞后进行复制,形成大量的新病毒颗粒,新的病毒颗粒以出芽方式溢出CD_4^+T淋巴细胞,同时引起该细胞的溶解和死亡。溢出的病毒再感染其他CD_4^+T淋巴细胞,以造成CD_4^+T淋巴细胞的大量破坏。经历一段时间后,CD_4^+T淋巴细胞进行性下降,出现机会性感染。此外,其他免疫细胞(如单核巨噬细胞、B淋巴细胞和NK细胞等)功能也均有不同程度受损,最后导致整个免疫功能缺陷,发生一系列顽固性机会性感染和肿瘤。

HIV对神经细胞有亲和力,能侵犯神经系统,引起脑组织的破坏,或者继发条件性感染而致各种中枢神经系统的病变。

（三）病理变化

艾滋病的主要病变可归纳为全身淋巴组织的变化、机会性感染和恶性肿瘤三个方面。

1. 全身淋巴组织的变化

早期,淋巴结肿大,淋巴滤泡明显增生,生发中心活跃,有"满天星"现象,其病变类似于由其他原因引起的反应性淋巴结炎。随着病变的进展,滤泡网状带开始破坏,有血管增生,皮质区及副皮质区淋巴细胞减少,浆细胞浸润。以后网状带消失,滤泡分界不清。晚期淋巴细胞几乎消失殆尽,在淋巴细胞消失区常由巨噬细胞替代。最后淋巴结结构完全消失,主要为巨噬细胞和浆细胞。有些区域纤维组织增生,甚至发生玻璃样变性。胸腺、消化道和脾脏淋巴组织萎缩。

2. 机会性感染

多发机会性感染是本病的另一特点,感染范围广泛,可累及各器官。其中以中枢神经系统、肺、消化道受累最为常见。由于严重的免疫缺陷,感染所致的炎症反应往往轻而不典型。如肺部结核杆菌感染,很少形成典型的肉芽肿性病变,而病灶中的结核杆菌却很多。70%～80%的患者可经历一次或多次肺孢子虫感染,在艾滋病患者因机会性感染而死亡的病例中,约一半者死于肺孢子虫感染,这对诊断本病有一定的参考价值。约70%的病例有中枢神经系统受累,主要为弓形虫或新型隐球菌感染所致的脑炎或脑膜炎。

3. 恶性肿瘤

约1/3的患者可发生Kaposi肉瘤,其他常见的肿瘤为非霍奇金淋巴瘤。自艾滋病发现以来,Kaposi肉瘤的发病率明显增高。其临床特点为皮肤出现特发性、多发性、色素性肉瘤,在四肢发生多数大小不同的结节,以下肢多见并广泛累及内脏,结节呈暗蓝色或紫色。该肿瘤起源于血管内皮,有成片的梭形细胞构成的毛细血管样腔隙,其中有红细胞。艾滋病患者中5%～10%的人可发生非霍奇金淋巴瘤。患者表现为淋巴结迅速肿大,淋巴结外肿块,或出现严重的发热、盗汗、体重减轻,有些患者常出现原发于中枢神经系统的淋巴瘤。

（四）临床病理联系

艾滋病潜伏期较长,一般认为经数月至十年或更长时间才发展为艾滋病。近年来世界卫生组织和美国疾病控制中心修订了HIV感染的临床分类,将其分为三大类。

（1）A类：包括急性感染、无症状感染和持续性全身淋巴结肿大综合征。

（2）B类：包括免疫功能低下时出现的艾滋病相关综合征、继发细菌及病毒感染和肿瘤等。

（3）C类：患者已有严重的免疫缺陷,出现各种机会性感染、继发性肿瘤以及神经系统症状等表现。

按艾滋病病程可分为以下三个阶段。

（1）早期（急性期）：感染HIV 3～6周后可出现咽痛、发热、肌肉酸痛等一系列非特异性临床表现。病毒在体内复制,但由于患者尚有较好的免疫反应能力,经2～3周这种症状可自行缓解。

（2）中期（慢性期）：机体的免疫功能与病毒之间处于相互抗衡的阶段，在某些病例中此期可长达数年或不再进入末期。此期病毒复制处于低水平，临床上可以无明显症状或出现明显全身淋巴结肿大，常伴发热、乏力、皮疹等。

（3）后期（危险期）：机体免疫功能全面崩溃，患者有持续发热、乏力、消瘦、腹泻等表现，并出现神经系统症状、明显的机会性感染及恶性肿瘤，血液化验可见淋巴细胞明显减少，CD_4^+ T 淋巴细胞减少尤为显著，细胞免疫反应丧失殆尽，可出现严重后果。

对于艾滋病，目前尚无确切有效的疗法，预后极差，因此预防至关重要。

（五）防治与护理原则

（1）饮食护理：给予患者高热量、高蛋白、高维生素、易消化的食物。

（2）心理护理：多与患者沟通，了解患者的心理状态，保护患者隐私；减轻患者焦虑、抑郁和恐惧的心理，消除部分患者的报复、自杀心态。

（3）隔离：艾滋病患者应在执行血液和体液隔离的同时实施保护性隔离。

知识链接

性病知多少？

较常见的性病有淋病、梅毒、非淋菌性尿道炎、尖锐湿疣、性病性淋巴肉芽肿、非淋病性尿道炎、子宫颈炎、软下疳、生殖器疱疹、滴虫病、乙型肝炎和艾滋病等。其中，梅毒、淋病、生殖器疱疹、尖锐湿疣、软下疳、非淋病性尿道炎、性病性淋巴肉芽肿和艾滋病等 8 种性病被列为我国重点防治的性病。

20 世纪 70 年代末，性病在我国重新出现，并迅速蔓延。如 1980 年全国仅报告 48 例性病，2000 年全国报告性病 859040 例。由于各种原因，存在着性病漏诊和漏报，所以实际上性病患者比报告的数目要多。我国专家估计，实际性病患者数是报告数的 5～10 倍。性病流行已对人们健康和社会发展构成了严重威胁。

第七节 其他病毒性传染病

一、狂犬病

狂犬病（rabies）是指由狂犬病病毒引起的一种人畜共患的中枢神经系统急性传染病。潜伏期多为 1～3 个月，少数长达几年。

（一）病因和发病机制

狂犬病病毒是 RNA 病毒，在 56 ℃ 30 min 或 100 ℃ 2 min 的条件下即可被灭活。一般常用的消毒方法，如日晒、紫外线照射、甲醛及新洁尔灭处理等均能将其杀灭，但狂犬病病毒在 0 ℃ 以下可保持活力达数年。

狂犬病是经带病毒的犬、猫等咬伤或抓伤而使人感染发病的。发病与否以及潜伏期的长短与下列因素有关：①咬伤的部位；②创伤程度；③局部处理情况；④衣服厚薄。狂犬病病毒对神经系统有强大的亲和力,病毒侵入人体后先在伤口处骨骼肌和神经中繁殖,这称为局部少量繁殖期,继而侵入神经末梢,到达脊髓后即大量繁殖,24 h 后遍布整个神经系统。临床表现为伤口疼痛、头痛、发热、不安、怕风、饮水时反射性咽喉痉挛,故本病又称为恐水病(hydrophobia)。后期可发生昏迷和呼吸衰竭。

（二）病理变化

脑和脊髓充血,镜下呈急性弥漫性全脑炎和脊髓炎改变。脑实质充血、水肿,血管周围有淋巴细胞、浆细胞浸润,形成血管套袖现象。神经细胞有不同程度的变性、坏死。可见噬神经细胞现象及胶质小结形成。在神经细胞内出现特征性的包涵体,呈圆形或椭圆形,边界清楚,呈嗜酸性,称为 Negri 小体,在小脑浦肯野细胞内易见,此小体具有病理诊断意义,现已证实为病毒的集落。电子显微镜下可见 Negri 小体内含有杆状的病毒颗粒。

（三）临床病理联系

潜伏期无任何症状,病情缓慢渐进,多数病例在 30 天甚至 4～6 个月后才发病。在狂犬病的早期,患者多有低热、头痛、全身无力、恶心、烦躁、恐惧不安等症状。两三天后由于病毒侵犯了支配吞咽肌和呼吸肌的迷走神经核、舌咽神经核和舌下神经核等,患者进入兴奋期,表现为恐水、怕风,遇到声音、光线、风等刺激时,咽喉部的肌肉即出现痉挛,引起吞咽和呼吸困难,可出现全身瘫痪、呼吸和循环系统功能衰竭、昏迷甚至死亡。

（四）防治与护理原则

凡被犬、猫等动物咬伤、抓伤或伤口被此类动物舔后,无论受伤程度如何,只要有皮肤破损,均应立即遵循彻底(清创要彻底)、迅速(紧急接种)、足量(注射免疫球蛋白要足量)、开放(伤口不缝合或包扎)的原则和采取必要的措施进行处理。本病一旦发病,致死率几乎达到 100%,因此在作出初步诊断后应立即采用高效价免疫血清或单抗及相关综合疗法进行治疗。

（1）隔离治疗:单室严格隔离,专人护理,环境保持安静,卧床休息,禁止一切水、音、光、风的刺激;患者的分泌物、排泄物及其污染物,均应严格消毒。

（2）加强护理:患者常于出现症状后 3～10 天内死亡,致死原因主要为呼吸衰竭及循环衰竭,因此,必须对呼吸系统和循环系统症状及并发症加强监护和适时治疗。

（3）对症治疗:补充热量,注意调节水、电解质及酸碱平衡;对烦躁、抽搐的患者给予镇静剂,必要时做器官切开,给予间歇或正压输氧;心动过速、心律失常、血压升高时,可应用 β 受体阻滞剂或强心剂。

（4）高效价免疫血清与狂犬病疫苗联合应用:取高价免疫血清 10～20 mL 肌内注射,也可取半量肌内注射,其余半量在伤口周围浸润注射,同时进行狂犬病疫苗接种。

（5）抗病毒药物治疗:其他抗病毒药、干扰素、阿糖腺苷和转移因子等可试用。

鉴于本病尚缺乏有效的治疗手段,故应加强预防措施以控制疾病的蔓延。预防接种对防止发病有肯定效果,严格执行犬的管理,可使发病率明显降低。积极开展各种形式的宣传,教育群众遵纪守法,积极配合有关部门做好狂犬病预防工作。

二、流行性感冒

（一）人禽流感

人禽流感(human avian influenza)是指由禽类甲型流感病毒某些亚型的毒株引起的急

性呼吸道传染病。重症病例多出现肺炎、咳嗽、呼吸急促甚至呼吸衰竭,病死率较高。

1. 病因和发病机制

本病的病因是感染禽类的甲型流感病毒,也称禽流感病毒。其中的 H_5 和 H_7 亚型毒株(以 H_5N_1 和 H_7N_7 为代表)能引起严重的禽类疾病,称为高致病性禽流感。目前感染人类的病毒主要是 H_5N_1 型。传染源是患病禽类,人禽流感患者是否传给他人目前尚无证据。传播途径为呼吸道,人群普遍易感,12 岁以下者发病率更高,患病主要是密切接触病、死禽类,散在发病。冬、春季是本病的高发时期。

人禽流感的发病机制与普通流感的发病机制基本一致。病毒进入呼吸道黏膜上皮细胞,在细胞内复制,新的病毒颗粒被不断释放并播散,继续感染其他细胞,被感染的细胞发生变性、坏死,引起炎症反应。

2. 临床病理联系

人禽流感肺炎的病理变化一般呈病毒性间质性肺炎改变。支气管、细支气管及肺间质充血、水肿,大量淋巴细胞、单核细胞浸润。重症病例可有呼吸膜严重损伤,部分细支气管及肺泡上皮坏死、脱落,肺泡腔内可见大量浆液、纤维素、红细胞和中性粒细胞,部分肺泡腔有明显透明膜形成,部分肺泡腔内的渗出物机化,并有灶状肺不张。本病可引起弥散性血管内凝血(DIC)。

本病潜伏期通常为 2~4 天,发病早期类似普通流感,主要为发热、流涕、咳嗽、咽痛、周身酸痛等,体温大多持续在 39 ℃以上,继而出现呼吸急促及明显的肺炎表现,重者呼吸窘迫,进而发生呼吸衰竭,病死率高。目前确定诊断主要依靠权威部门(省级以上)对患者血清进行病原学实验室检测。

3. 防治与护理原则

人禽流感的预防主要是加强对禽类的监测,及时销毁病、死禽类并进行彻底的环境消毒。一旦发病,应严格隔离患者,及时确诊和对患者进行治疗。若患者发生肺炎,则治疗困难,预后较差。

接触或可能接触病、死禽类或禽流感患者的所有人员都应采取相应的防护措施,包括以下原则。

(1)应采取防护措施预防人禽流感的呼吸道传播、消化道传播和接触传播。

(2)进入被传染源污染或可能被污染的区域时应戴医用防护口罩,防止呼吸道传播。

(3)接触患者,疑似患者,疫区内的病、死禽类等传染源及其体液、分泌物、排泄物时均应采用防护措施;接触传染源污染的物品时也应采取防护措施。

(4)既要采取措施预防人禽流感由患者传给医务人员,又要防止由医务人员传给患者。

(5)应根据暴露的危害程度分别采取基本防护、加强防护和严密防护的措施。

(6)对症治疗:应用解热药、缓解鼻黏膜充血药、止咳祛痰药等;儿童忌用阿司匹林或含阿司匹林以及其他水杨酸制剂的药物,避免引起儿童瑞氏综合征。

(7)抗病毒治疗:应在发病 48 h 内试用抗流感病毒药物。

(8)重症患者的治疗:重症患者应当送入重症监护病房进行救治,同时加强呼吸道管理,防止机械通气的相关并发症;出现多脏器功能衰竭时,应当采取相应的治疗措施;机械通气过程中应注意室内通风和医务人员防护,防止交叉感染。

（二）甲型 H_1N_1 流感

甲型 H_1N_1 流感是指由甲型 H_1N_1 流感病毒引起的一种急性、人畜共患呼吸道传染性疾病。本病通过飞沫直接或间接接触传播，临床上主要表现为流感样症状，少数病例病情重，进展迅速，可出现病毒性肺炎，合并呼吸衰竭、多脏器功能损伤，严重的可以导致死亡。

1. 病因和发病机制

甲型 H_1N_1 流感病毒属于正黏病毒科，甲型流感病毒属。甲型 H_1N_1 流感患者及隐性感染者为主要传染源。猪可感染该病毒，目前尚无传染给人类的证据。传播途径：主要通过飞沫经呼吸道传播，也可通过口腔、鼻腔、眼睛等处的黏膜直接或间接接触传播；接触感染者的呼吸道分泌物、体液和被病毒污染的物品也可能引起感染。人群普遍易感，易感人群曾以青壮年人群为主，2009 年 10 月至今以老年人及儿童为主。较易成为重症病例的高危人群：①妊娠期妇女；②有慢性疾病，如慢性呼吸系统疾病、肾病、肝病、血液系统疾病、代谢及内分泌系统疾病者易发病。

2. 临床病理联系

本病的潜伏期一般为 1～7 天，多为 1～3 天。病变通常表现为上呼吸道卡他性炎。临床表现为流感样症状，包括发热、咽痛、流涕、鼻塞、咳嗽、咳痰、头痛、全身酸痛、乏力，部分病例出现呕吐、腹泻、肌肉痛、疲倦、眼睛发红等。体征主要包括咽部充血和扁桃体肿大，肺部体征常不明显，部分患者可闻及湿啰音或有肺部实变体征等。其并发症可见于肺炎、急性呼吸窘迫综合征、肺出血、休克、呼吸衰竭及多器官损伤等，可诱发原有疾病的加重，呈现相应的临床表现。病情严重者可以导致死亡。

确诊本病主要依据临床症状体征和病毒核酸检测，即以 RT-PCR 诊断法检测呼吸道标本（咽拭子、鼻拭子、鼻咽或气管抽取物、痰）中的甲型 H_1N_1 流感病毒核酸，结果呈阳性即可确诊。

3. 防治与护理原则

控制本病的关键在于预防，一旦发病，须严格隔离。本病一般易于治愈。如并发肺炎等则预后较差。

（1）加强对甲型 H_1N_1 流感防控知识及防控措施的宣传，提高公众的防治意识。

（2）加强发热门诊规范管理，严密观察病情，防止疾病交叉蔓延。

（3）宣传轻症流感样病例，避免不必要就医和重症患者及时就医的分类就诊措施，以及就诊时戴口罩等个人防护措施。

三、手足口病

手足口病（hand，foot and mouth disease，HFMD）是指由肠道病毒引起的传染病，本病传染性强，传播途径很复杂，可在短时间内造成较大规模流行，常在幼托机构发生聚集发病现象。4 岁以下幼儿是本病的主要易感人群，易感性随着年龄增长而降低。手足口病一年四季均可发生，3—4 月开始增多，夏、秋季达高峰并易流行。

1. 病因和传播途径

引起手足口病的病原微生物主要为肠道病毒中的柯萨奇病毒、埃可病毒和新肠道病毒。手足口病的传染源为患者、健康带毒者、隐性感染者。传播途径可通过粪-口途径和(或)呼吸道传播。患病期间，口鼻分泌物、粪便及疱疹液具有传染性。

2. 临床病理联系

本病潜伏期平均为27天,没有明显的前驱症状,急性起病,伴随发热,出现手掌、足掌皮下和口腔黏膜下局灶性充血、水肿和浆液渗出。口腔黏膜疹出现比较早,起初为粟粒样斑丘疹或水疱,周围有红晕,主要位于舌及两颊部,唇齿侧也常发生。由于口腔溃疡疼痛,患儿常流涎拒食。手掌或脚掌部出现米粒大小的疱疹,臀部或膝盖偶可受累。手、足、口的病变在同一患者体内不一定全部出现。手、足可出现斑丘疹或疱疹,不痛不痒,斑丘疹在5天左右由红变暗,然后消退;疱疹呈圆形或椭圆形,扁平凸起,内有混浊液体,长径与皮纹走向一致,如黄豆大小,愈合后不留痕迹。部分患儿可伴有咳嗽、流涕、食欲不振、恶心、呕吐、头疼等症状。

手足口病在我国近几年发病率增高,少数患儿可引起脑膜炎、脑脊髓炎、心肌炎和肺水肿等严重并发症。死亡病例逐年增加,脑脊髓炎是重要死因。据对有限的尸检病例观察发现,病变主要位于脊髓、延髓和脑干,可累及基底节,但不累及大脑皮质,病变性质与流行性乙型脑炎的病变除部位不同外,其他基本相同。重症患儿常死于中枢性呼吸衰竭或呼吸肌迟缓性麻痹而致的呼吸衰竭。

3. 防治与护理原则

本病重在预防,一旦发病,须严格隔离患者。处理好患者的排泄物、接触物,防止流行。绝大多数患者为自限性病程,预后良好,不留后遗症。

本病至今尚无特异性预防方法。加强监测、提高监测敏感性是控制本病流行的关键。各地要做好疫情报告工作,幼托机构应做好晨间检查,及时发现患者,采集标本,明确病理诊断,并做好患者粪便及其用具的消毒处理工作,预防疾病的蔓延扩散。流行期间,家长应尽量少让孩子到拥挤的公共场所,减少感染的机会。医院应加强预防,设立专门的诊室,严防交叉感染。在伴有严重并发症的手足口病流行地区,密切接触患者的体弱婴幼儿可肌内注射丙球蛋白预防本病。

能力检测

1. 名词解释:肺原发性综合征、结核球、结核结节、干酪样坏死、原发性肺结核病、继发性肺结核病、伤寒小结、中毒性细菌性痢疾、华-弗氏综合征、卫星现象、软化灶、噬神经细胞现象、血管套袖现象、性病、艾滋病。

2. 肠结核病、伤寒和细菌性痢疾的肠道溃疡各有何特点?为什么?

3. 原发性肺结核病和继发性肺结核病的病变、临床表现及转归有何区别?

4. 流行性脑脊髓膜炎与流行性乙型脑炎病变、临床表现有何不同?

5. 梅毒的基本病变有哪些?

6. 简述尖锐湿疣的病理变化。

7. 病案分析

病史摘要:

患者,林某,男,33岁。

现病史:三年前因肺结核病在结核病医院住院治疗。三个月前又发现心慌、气急、全身无力、食欲不振、腹胀、盗汗,曾去市第一医院住院治疗,当时诊断为"心脏病、肺结核病"。因有腹腔积液,疑有结核性腹膜炎,经治疗,患者病情缓解后出院。十天前发现其颜面水肿,两天来呼吸困难,不能进食,来急诊室就诊。

体格检查:意识不清,全身水肿,以面部为重,大部分水肿处指压痕(＋＋),捻发音(＋);口唇发绀,扁桃体不大;瞳孔等大正圆,对光反射稍迟钝。胸部X线检查:两肺纤维空洞型肺结核。痰液培养:结核杆菌(＋)。血常规:红细胞 $4.5×10^{12}$ 个/L,白细胞 $4.2×10^9$ 个/L。患者经抢救无效死亡。

病理解剖所见:

发育正常,营养不良,全身水肿;颜面、颈部、前胸、肩胛等处均有明显的皮下气肿。开胸前进行水封试验证明右胸腔有气泡。左、右胸腔几乎完全闭锁,为纤维性粘连。腹腔内有 2500 mL 的橙黄色液体。心包与两肺呈紧密的纤维粘连。纵隔内有较多气体。

心:重 280 g,右心室扩大,厚 0.7 cm。

肺:肉眼观察,两肺胸膜纤维性增厚,呈灰白色,脏壁两层粘连,切开肺后见右肺上叶上部一个直径约 3 cm 的厚壁空洞,壁上附有黄白色干酪样物质,右肺中部、左肺门部也有 1～2 cm 直径的空洞各 2～3 个,壁较厚,有干酪样物质附着,两肺下野有多数散在或连片分布的黄白色病灶和红色病灶(镜下见某些部位有肺炎改变)。

肝:重 750 g,体积缩小,质硬,表面切面呈小结节状。

肾:除有死后变化外,镜下尚见部分肾单位萎缩,肾小球透明样变性,左肾重150 g,右肾重 120 g。

脾:重 285 g,被膜有皱褶,切面滤泡不清,镜下见脾窦扩张充血,髓索轻度增厚。

肠系膜淋巴结:稍肿大,有结核病变。

胃:近幽门小弯侧有 5.3 cm×3.0 cm 的溃疡。

请思考:

(1)根据尸检记录所见,本病例有哪些病变?哪些病变互相关联?哪些病变无紧密的关系?

(2)根据上述病变判定本病例患者患一种还是多种疾病?你能诊断哪些疾病?

(3)病变与临床表现间有何联系?产生的机制是什么?

(4)试分析患者死亡的原因。

(孟加榕)

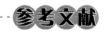

[1]陈杰,李甘地.病理学[M].2版.北京:人民卫生出版社,2010.

[2]李玉林.病理学[M].7版.北京:人民卫生出版社,2008.

[3]步宏.病理学与病理生理学[M].2版.北京:人民卫生出版社,2006.

中英文对照

绪　　论

第一章　疾病概论

第二章　细胞和组织的适应、损伤与修复

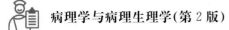

肥大	hypertrophy
干酪样坏死	caseous necrosis
化生	metaplasia
坏疽	gangrene
坏死	necrosis
机化	organization
空洞	cavity
溃烂	erosion
溃疡	ulcer
瘘管	fistula
黏液样变性	mucoid degeneration
凝固性坏死	coagulative necrosis
肉芽组织	granulation tissue
适应	adaptation
损伤	injury
萎缩	atrophy
细胞水肿	cellular swelling
细胞死亡	cell death
纤维素样坏死	fibrinoid necrosis
纤维性修复	fibrous repair
心衰细胞	heart failure cell
修复	repair
液化性坏死	liquefactive necrosis
再生	regeneration
增生	hyperplasia
脂肪变性	fatty degeneration

第三章　局部血液循环障碍

槟榔肝	nutmeg liver
充血	hyperaemia
出血	hemorrhage
出血性梗死	hemorrhagic infarct
肺褐色硬化	brown induration of lung
梗死	infarct
贫血性梗死	anemic infarct
气体栓塞	gas embolism
栓塞	embolism
栓子	embolus
血栓	thrombus
血栓栓塞	thromboembolism

血栓形成	thrombosis
淤血	congestion
淤血性肝硬化	congestive live cirrhosis
脂肪栓塞	fat embolism

第四章　水、电解质代谢紊乱

体液	body fluid
等渗性脱水	isotonic dehydration
低钾血症	hypokalemia
低渗性脱水	hypotonic dehydration
肝性水肿	hepatic edema
高钾血症	hyperkalemia
高渗性脱水	hypertonic dehydration
抗利尿激素	antidiuretic hormone, ADH
脑水肿	brain edema
醛固酮	aldosterone
肾小球滤过分数	filtration fraction, FF
肾性水肿	renal edema
水中毒	water intoxication
水肿	edema
脱水	dehydration
心房钠尿肽	atrial natriuretic peptide, ANP
心性水肿	cardiac edema

第五章　酸碱平衡紊乱

标准碳酸氢盐	standard bicarbonate, SB
代谢性碱中毒	metabolic alkalosis
代谢性酸中毒	metabolic acidosis
呼吸性碱中毒	respiratory alkalosis
呼吸性酸中毒	respiratory acidosis
缓冲碱	buffer base, BB
混合型酸碱平衡紊乱	mixed acid-base disorders
碱剩余	base excess, BE
实际碳酸氢盐	actual bicarbonate, AB
酸碱平衡	acid-base balance
酸碱平衡紊乱	acid-base disturbance
碳酸酐酶	carbonic anhydrase, CA
阴离子间隙	anion gap, AG

第六章　发　　热

发热	fever
过热	hyperthermia
内毒素	endotoxin,ET
内生致热原	endogenous pyrogen,EP
体温调定点	set point

第七章　炎　　症

败血症	septicemia
变质	alteration
出血性炎	hemorrhagic inflammation
蜂窝织炎	phlegmonous inflammation
化脓性炎	suppurative or purulent inflammation
浆液性炎	serous inflammation
疖	furuncle
菌血症	bacteremia
卡他性炎	catarrhal inflammation
脓毒败血症	pyemia
脓肿	abscess
肉芽肿性炎	granulomatous inflammation
渗出	exudation
调理素	opsonin
吞噬溶酶体	phagolysosome
吞噬体	phagosome
纤维素性炎	fibrinous inflammation
炎细胞浸润	inflammatory cellular infiltration
炎症	inflammation
炎症介质	inflammatory mediator
增生	proliferation

第八章　肿　　瘤

癌	carcinoma
癌前病变	precancerous lesions
癌前疾病	precancerous disease
癌肉瘤	carcinosarcoma
癌症	cancer
白血病	leukemia
大肠癌	carcinoma of large intestine
多形性腺瘤	pleomorphic adenoma

恶病质	cachexia
恶性淋巴瘤	malignant lymphoma
非霍奇金淋巴瘤	non-Hodgkin lymphoma，NHL
肺癌	carcinoma of the lung
分化	differentiation
分级	grading
分期	staging
骨瘤	osteoma
骨肉瘤	osteosarcoma
黑色素瘤	melanoma
横纹肌肉瘤	rhabdomyosarcoma，RMS
霍奇金淋巴瘤	Hodgkin lymphoma，HL
基底细胞癌	basal cell carcinoma
畸胎瘤	teratoma
浸润性生长	invasive growth
淋巴道转移	lymphatic metastasis
鳞状细胞癌	squamous cell carcinoma
囊腺瘤	cystadenoma
尿路上皮癌	transitional cell carcinoma
膀胱癌	carcinoma of bladder
膨胀性生长	expansile growth
平滑肌瘤	leiomyoma
平滑肌肉瘤	leiomyosarcoma
肉瘤	sarcoma
乳头状瘤	papilloma
软骨瘤	chondroma
上皮内瘤变	intraepithelial neoplasia，IN
肾细胞癌	renal cell carcinoma
食管癌	carcinoma of esophagus
视网膜母细胞瘤	retinoblastoma
外生性生长	exophytic growth
未分化癌	undifferentiated carcinoma
未分化肉瘤	undifferentiated sarcoma
胃癌	carcinoma of stomach
息肉状腺瘤	polypous adenoma
纤维瘤	fibroma
纤维肉瘤	fibrosarcoma
纤维腺瘤	fibroadenoma
腺癌	adenocarcinoma
腺瘤	adenoma

血管瘤	hemangioma
异型性	atypia
原发性肝癌	primary carcinoma of liver
原位癌	carcinoma in situ
脂肪瘤	lipoma
脂肪肉瘤	liposarcoma
直接蔓延	direct spread
肿瘤	tumor,neoplasm
种植性转移	implantation metastasis

第九章　弥散性血管内凝血

华-弗综合征	Waterhouse-Friderichsen syndrome
裂体细胞	schistocyte
弥散性血管内凝血	disseminated intravascular coagulation,DIC
微血管病性溶血性贫血	microangiopathic hemolytic anemia
希恩综合征	Sheehan syndrome

第十章　休　　克

败血症性休克	septic shock
创伤性休克	traumatic shock
低血容量性休克	hypovolemic shock
多器官功能衰竭	multiple organ failure,MOF
多器官功能障碍综合征	multiple organ dysfunction syndrome,MODS
儿茶酚胺	catecholamine,CA
分布异常性休克	maldistributive shock
感染性休克	infective shock
功能性肾功能衰竭	functional renal failure
过敏性休克	anaphylactic shock
急性呼吸窘迫综合征	acute respiratory distress syndrome,ARDS
器质性肾功能衰竭	parenchymal renal failure
烧伤性休克	burn shock
神经源性休克	neurogenic shock
失血性休克	hemorrhagic shock
失液性休克	dehydrant shock
微循环	microcirculation
缺血缺氧期	ischemic anoxia phase
微循环衰竭期	microcirculatory failure stage
心肌抑制因子	myocardial depressant factor,MDF
心外阻塞性休克	extracardiac obstructive shock
心源性休克	cardiogenic shock

休克	shock
休克肾	shock kidney
血管紧张素 II	angiotensin II, Ang II
血管源性休克	vasogenic shock
淤血缺氧期	stagnant anoxia phase

第十一章 缺　　氧

等张性低氧血症	isotonic hypoxemia
低动力性缺氧	hypokinetic hypoxia
低张性缺氧	hypotonic hypoxia
动脉血氧饱和度	SaO_2
动脉血氧分压	PaO_2
发绀	cyanosis
乏氧性缺氧	hypoxic hypoxia
核黄素腺嘌呤二核苷酸	FAD
静脉血氧饱和度	SvO_2
静脉血氧分压	PvO_2
缺血性缺氧	ischemic hypoxia
缺氧	hypoxia
碳氧血红蛋白	HbCO
血氧饱和度	SO_2
血氧分压	PO_2
血氧含量	CO_2
血氧容量	CO_{2max}
血液性缺氧	hemic hypoxia
循环性缺氧	circulatory hypoxia
氧利用障碍性缺氧	dysoxidative hypoxia
氧中毒	oxygen intoxication
淤血性缺氧	congestive hypoxia
组织性缺氧	histogenous hypoxia

第十二章 呼吸系统疾病

大叶性肺炎	lobar pneumonia
代偿性肺气肿	compensatory emphysema
肺硅沉着症	silicosis
肺泡毛细血管分流	alveolar capillary shunt
肺泡性肺气肿	alveolar emphysema
肺气肿	pulmonary emphysema
肺肉质变	pulmonary carnification
肺性脑病	pulmonary encephalopathy

肺炎	pneumonia
功能性分流	functional shunt
硅肺结核病	silicotuberculosis
硅结节	silicotic nodule
呼吸功能不全	respiratory insufficiency
呼吸衰竭	respiratory failure
间质性肺气肿	interstitial emphysema
间质性肺炎	interstitial pneumonia
解剖分流	anatomic shunt
静脉血掺杂	venous admixture
慢性肺源性心脏病	chronic corpulmonale
慢性支气管炎	chronic bronchitis
慢性阻塞性肺疾病	chronic obstructive pulmonary disease,COPD
死腔样通气	dead space like ventilation
小叶性肺炎	lobular pneumonia
真性分流	true shunt
支气管扩张症	bronchiectasis
支气管哮喘	bronchial asthma

第十三章　心血管系统疾病

瓣膜关闭不全	valvular insufficiency
瓣膜口狭窄	valvular stenosis
充血性心力衰竭	congestive heart failure
低密度脂蛋白	LDL
动脉粥样硬化	atherosclerosis,AS
恶性高血压	malignant hypertension
二尖瓣关闭不全	mitral insufficiency
二尖瓣狭窄	mitral stenosis
风湿病	rheumatism
风湿性心肌炎	rheumatic myocarditis
风湿性心内膜炎	rheumatic endocarditis
风湿性心外膜炎	rheumatic pericarditis
风湿性心脏病	rheumatic heart disease,RHD
甘油三酯	TG
高密度脂蛋白	HDL
高血压病	hypertension
冠状动脉粥样硬化性心脏病	coronary heart disease,CHD
后负荷	afterload
缓进型高血压	chronic hypertension
极低密度脂蛋白	VLDL

急进型高血压	accelerated hypertension
继发性高血压	secondary hypertension
良性高血压	benign hypertension
慢性心瓣膜病	chronic valvular vitium of the heart
前负荷	preload
乳糜微粒	CM
纤维斑块	fibrous plaque
心功能不全	cardiac insufficiency
心力衰竭	heart failure
原发性高血压	primary hypertension
脂纹	fatty streak
粥瘤	atheroma
粥样斑块	atheromatous plaque
主动脉瓣关闭不全	aortic insufficiency
主动脉瓣狭窄	aortic stenosis

第十四章　消化系统疾病

病毒性肝炎	viral hepatitis
点状坏死	spotty necrosis
肝功能不全	hepatic insufficiency
肝功能衰竭	hepatic failure
肝肾综合征	hepatorenal syndrome
肝性脑病	hepatic encephalopathy，HE
肝硬化	liver cirrhosis
海蛇头	caput medusae
坏死后性肝硬化	postnecrotic cirrhosis
假小叶	pseudolobule
假性神经递质	false neurotransmitter
溃疡病	peptic ulcer disease
慢性肥厚性胃炎	chronic hypertrophic gastritis
慢性浅表性胃炎	chronic superficial gastritis
慢性萎缩性胃炎	chronic atrophic gastritis
慢性胃炎	chronic gastritis
门脉性肝硬化	portal cirrhosis
桥接坏死	bridging necrosis
碎片状坏死	piecemeal necrosis
幽门螺杆菌	helicobacter pylori，Hp

第十五章　泌尿系统疾病

急性弥漫性增生性肾小球肾炎	acute diffuse proliferative glomerulonephritis

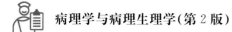

急性肾功能衰竭	acute renal failure, ARF
急性肾盂肾炎	acute pyelonephritis
慢性肾功能衰竭	chronic renal failure, CRF
慢性肾盂肾炎	chronic pyelonephritis
慢性硬化性肾小球肾炎	chronic sclerosing glomerulonephritis
弥漫性膜性肾小球肾炎	diffuse membranous glomerulonephritis
尿毒症	uremia
轻微病变性肾小球肾炎	minimal change glomerulonephritis
肾功能不全	renal insufficiency
肾功能衰竭	renal failure
肾小球肾炎	glomerulonephritis, GN
肾盂肾炎	pyelonephritis
新月体性肾小球肾炎	crescentic glomerulonephritis

第十六章　女性生殖系统疾病

导管内原位癌	intraductal carcinoma in situ
非浸润性癌	noninfiltrating carcinoma
粉刺癌	comedo carcinoma
浸润性导管癌	invasive ductal carcinoma
慢性子宫颈炎	chronic cervicitis
葡萄胎	hydatidiform mole
侵袭性葡萄胎	invasive mole
绒毛膜癌	choriocarcinoma
乳腺癌	carcinoma of the breast
乳腺纤维腺瘤	fibroadenoma of the breast
乳腺增生症	hyperplastic disease of the breast
小叶原位癌	lobular carcinoma in situ
液基细胞学	liquid-based cytology
早期浸润癌	microinvasive carcinoma
滋养层细胞疾病	gestational trophoblastic disease
子宫颈癌	carcinoma of the cervix
子宫颈糜烂	cervical erosion
子宫颈上皮非典型增生	cervical epithelial dysplasia
子宫颈上皮内瘤	cervical intraepithelial neoplasia, CIN
子宫颈息肉	cervical polyp
子宫颈腺囊肿	nabothian cyst
子宫颈原位癌	carcinoma in situ of cervix

第十七章　内分泌系统疾病

甲状腺功能亢进症	hyperthyroidism

弥漫性毒性甲状腺肿   diffuse toxic goiter
糖尿病   diabetes mellitus

第十八章 传 染 病

获得性免疫缺陷综合征   acquired immunodeficiency syndrome,AIDS
继发性肺结核病   secondary pulmonary tuberculosis
尖锐湿疣   condyloma acuminatum
结核病   tuberculosis
结核杆菌   tubercle bacillus
结核结节   tubercle
结核瘤   tuberculoma
狂犬病   rabies
朗罕氏巨细胞   Langhans giant cell
淋病   gonorrhea
流行性脑脊髓膜炎   epidemic cerebrospinal meningitis
流行性乙型脑炎   epidemic encephalitis B
梅毒   syphilis
人类免疫缺陷病毒   human immunodeficiency virus,HIV
人禽流感   human avian influenza
伤寒   typhoid fever
伤寒肉芽肿   typhoid granuloma
伤寒小结   typhoid nodule
神经细胞卫星现象   satellitosis
噬神经细胞现象   neuronophagia
手足口病   hand,foot and mouth disease,HFMD
树胶样肿   gumma
挖空细胞   koilocyte
细菌性痢疾   bacillary dysentery
下疳   chancre
性病   venereal disease
性传播性疾病   sexually transmitted diseases,STD
原发性肺结核病   primary pulmonary tuberculosis

本书写作过程中使用了部分图片,在此向这些图片的版权所有人表示诚挚的谢意！由于客观原因,我们无法联系到您。请相关版权所有人与出版社联系,出版社将按照国家相关规定和行业标准支付稿酬。